AF557080

Heidi Brand & Anne Devillard

# DIE PIONIERE DER HOMÖOPATHIE

im 21. Jahrhundert

*„Ohne Leidenschaft wird in der Geschichte
kein Stein vom anderen gerückt."*

*Ferdinand Lassalle*

Heidi Brand & Anne Devillard

# DIE PIONIERE DER HOMÖOPATHIE im 21. Jahrhundert

Gespräche mit
Jan Scholten, Massimo Mangialavori, Heiner Frei,
Alok Pareek, Frederik Schroyens, Rajan Sankaran,
Resie Moonen, Farokh Master, Klaus von Ammon,
Mahesh Gandhi, Ulrich Welte, Michal Yakir …

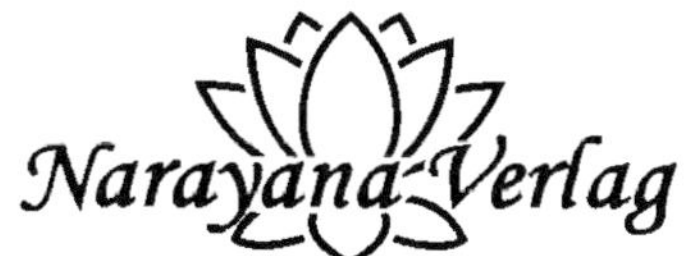

# Inhalt

# Dank

Wir möchten uns bei allen Interview-Partnern sehr herzlich bedanken, die sich viel Zeit für die Gespräche genommen haben und bereit waren, uns in den Kern ihrer Arbeit und ihres Lebens zu führen.

Ein besonderer Dank gilt *Alina Brand* für die Übersetzung der italienischen Passagen des Interviews mit Massimo Mangialavori ins Deutsche, *Laura Westphal* für die achtsame Durchsicht des Manuskripts, *Dr. med. Helge Ruof* für ihr wertvolles Engagement und *Cynthia Ewert* für die gestalterische Umsetzung unseres Skripts.

Vor allem sind wir dem *Narayana Verlag* sehr dankbar für die stets fruchtbare Zusammenarbeit und dafür, dass er aufgrund seines homöopathischen Weitblicks alle weltbekannten Homöopathen nach Deutschland eingeladen hat und immer noch einlädt und ihnen in Form von Kongressen und Publikationen ein breites Forum anbietet.

# Vorwort

„Des Arztes höchster und einziger Beruf ist, kranke Menschen gesund zu machen, was man Heilen nennt." Mit diesem Grundsatz leitet *Samuel Hahnemann* sein „Organon der Heilkunst" ein. Seit der Geburt der Homöopathie vor mehr als 200 Jahren streben engagierte und sich ständig weiterbildende Klassische Homöopathen danach, die Gesetze der Heilung, die *Hahnemann* so präzise und visionär im „Organon" dargelegt hat, zu befolgen und die hohen Ansprüche an die Qualität der homöopathischen Behandlung zu erfüllen.

Seit der Entdeckung des Ähnlichkeitsprinzips: „Similia similibus curentur" – „Ähnliches möge durch Ähnliches geheilt werden" im Jahr 1796, das als Gründungsjahr der Homöopathie gelten kann, hat die „Homöopathische Medizin", wie *Hahnemann* sein neues Heilsystem nannte, nicht aufgehört zu faszinieren, aber auch zu irritieren.

Auch wenn das Heilprinzip, Ähnliches mit Ähnlichem zu behandeln, bereits von *Hippokrates* und *Paracelsus* auf unterschiedliche Weise formuliert wurde, hat *Hahnemann* dieses Prinzip weitestgehend geprüft, es bei der Behandlung von Krankheiten systematisch angewendet und durch die Idee der Arzneimittelgaben in hohen Verdünnungen weiterentwickelt. Bereits zu seiner Zeit löste seine Auffassung grundlegender Heilgesetze heftigsten Gegenwind seitens der Leipziger Fakultät und der damaligen Ärzte-Kollegen aus, die mit ihren Aderlässen, Brech- und Purgiermitteln die Patienten häufig kränker machten, als sie es bereits waren. *Hahnemanns* Erkenntnis, dass Krankheiten nicht nur von schädlichen Stoffen im Körper verursacht werden, sondern vor allen Dingen die Folge einer „Veränderung im Inneren des menschlichen Organismus" sind, war für die damalige Zeit bahnbrechend.

Das Besondere an der Homöopathie ist, dass sie als ganzheitliche Medizin ihr Augenmerk auf den Menschen als Individuum richtet und darauf, wie er sich auf der körperlichen, geistigen und seelischen Ebene ausdrückt. Jeder Mensch ist einzigartig, also ist keine Krankheit wie die andere. Deshalb steht für den homöopathischen Arzt nicht nur die Erkrankung im Mittelpunkt, sondern auch die gesamten Umstände im Leben des Patienten selbst.

Mit seinen Antworten auf die Grundfragen: „Was ist die Ursache von Krankheit? Welche Kraft im Organismus steuert dessen Anfälligkeit für Krankheiten oder erhält ihn gesund?" war *Hahnemann* seiner Zeit weit voraus. Im Vorwort zu „Die chronischen Krankheiten" schrieb er: *„Indem ich aber der Welt diese großen Funde mitteile, bedauere ich es, anzweifeln zu müssen, ob meine Zeitgenossen die Folgerichtigkeit meiner Lehren einsehen, sie sorgfältig nachahmen oder ob sie durch das Unerhörte mancher dieser Eröffnungen zurückgeschreckt, sie lieber ungeprüft und unnachgeahmt, also ungenutzt lassen werden."* Das sind Worte, die an Aktualität nichts verloren haben, betrachtet man die Skepsis bis hin zu massiver Ablehnung, die in Medizin- und Wissenschaftskreisen der Homöopathie heute entgegengebracht wird.

Die Homöopathie hat als Heilsystem ihre Wirksamkeit bei der Behandlung unzähliger Krankheitsfälle im Laufe der Jahre unter Beweis gestellt. Die oftmals vehement geäußerte Kritik kann nicht die zahlreichen klaren Ergebnisse der klinischen und Grundlagenforschung verleugnen, die an europäischen Universitäten in den letzten 20 Jahren durchgeführt wurden – mit Wiederholungen, Vergleichsstudien und Metaanalysen.

Es ist nicht mehr von der Hand zu weisen, dass sich die Homöopathie neben der konventionellen Medizin zu einem festen Standbein in der ärztlichen Versorgung entwickelt hat. Sie wird in 90 Ländern der Erde mit zunehmender Nachfrage der Bevölkerung angewandt. In Indien ist sie in das Medizinstudium integriert und gehört zum festen Bestandteil des Gesundheitswesens. In Afrika gibt es zahlreiche homöopathische Projekte wie in Tansania das „HHA – Homeopathy for Health in Africa". In Europa befindet sich die Klassische Homöopathie in einem ständigen Wachstum. Die Schweiz nahm nach einem Volksentscheid ab 1.8.2017 die ärztliche Homöopathie als Pflichtleistung in die Grundversicherung auf. Die Statistiken der Krankenkassen weisen exzellente Ergebnisse bei der Behandlung von Krankheiten unserer Zeit auf, wie Allergien, Rheuma, Haut- und Autoimmunkrankheiten sowie psychischen Erkrankungen wie Angstzuständen und Depression. Viele Patienten fragen heutzutage ganz selbstverständlich nach einer homöopathischen Behandlung oder nach einer begleitenden homöopathischen Behandlung nach chirurgischen Eingriffen sowie komplementär zu Chemotherapie und Bestrahlung.

Wir können also einen weltumspannenden positiven Trend in der Homöopathie wahrnehmen. Gleichzeitig macht sich eine immer lauter werdende Kritik breit. Aus diesem Grund haben wir uns entschieden, dieses Buch zu schreiben, das die wichtigsten Strömungen der Homöopathie im 21. Jahrhundert vorstellt. Zu Wort kommen hochkarätige homöopathisch praktizierende Ärzte und Therapeuten, die von ihren neuen und bewährten Konzepten und Modellen berichten. Dafür schien uns die Interview-Form die geeignetste zu sein, weil sie den jeweiligen homöopathischen Medizinern ermöglicht, persönlich zu erzählen, wie sie zur Entwicklung ihres Vorgehens gekommen sind und was die wichtigsten Punkte in der Anwendung sind. Sie geben dadurch den praktizierenden Therapeuten sehr wertvolle und nachvollziehbare Informationen an die Hand, die sie nach der Lektüre unmittelbar in die Praxis umsetzen können. Unsere Liste der führenden homöopathischen Persönlichkeiten unserer Zeit ist sicherlich nicht vollständig. Den Fokus unserer Wahl haben wir auf Klassische Homöopathen gelegt, die entweder neue Konzepte entwickelt haben oder denen ein besonderes Verdienst gebührt oder die für ihr Lebenswerk geehrt werden.

Aus *Hahnemanns* Baum sind viele Äste gewachsen, viele verschiedene Ansätze haben sich im Laufe der letzten Jahrzehnte entwickelt. Das Bewährte wurde dabei bewahrt und das Neue erforscht und geprüft. Genauso wie in *Hahnemanns* „Homöopathischer Medizin" die Individualisierung im Zentrum steht, ermöglichen es die neuen bzw. weiterentwickelten Methoden dem Klassischen Homöopathen, die seiner Persönlichkeit entsprechende Vorgehensweise als für ihn besten Weg zu wählen, auf das Similimum im Sinne *Samuel Hahnemanns* zu kommen.

Unser Anliegen ist es, dass der Leser versteht, wie ganzheitlich, ethisch, nachhaltig, zeitgemäß und sogar fortschrittlich die Homöopathie ist und dass diese Heilmethode sowohl in hausärztlichen Praxen als auch in Universitätskrankenhäusern ihren wohl verdienten Platz bereits eingenommen hat.

Nicht zuletzt möchten wir mit unserem Buch zeigen, dass die „Homöopathische Medizin" mit ihrer 200-jährigen Geschichte eine Erfolgsgeschichte ist. Sie hat sich immer weiter behauptet – bis heute!

*Heidi Brand & Anne Devillard*
*München, Juli 2018*

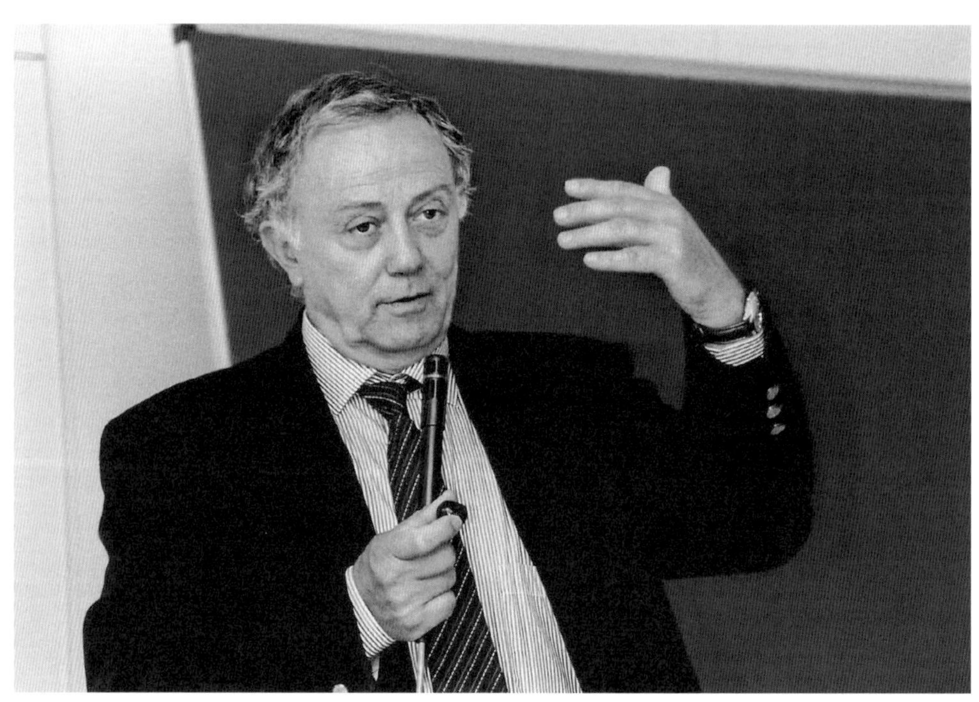

Georgos Vithoulkas

# Eine neue Dimension der Medizin

## Interview mit Georgos Vithoulkas

Die Homöopathie weltweit zu verbreiten und als Wissenschaft zu etablieren ist die Lebensaufgabe, der sich Georgos Vithoulkas (Griechenland) gewidmet hat. 1932 in Athen geboren, ist er mittlerweile weltbekannt für seinen unermüdlichen Einsatz, homöopathische Ärzte mit dem Anspruch hoher Qualität auszubilden. Die Krönung seines umfangreichen Lebenswerkes stellt die Verleihung des Alternativen Nobelpreises am 9. Dezember 1996 in Stockholm dar, eines Preises „zu Ehren von Pionieren in Wirtschaft, Gesundheit, Frieden und Entwicklung".

Seine Bücher wurden in 35 Sprachen übersetzt und haben international starken Einfluss auf die Praxis und die Etablierung der Homöopathie als Medizin.

Seine „Mittelessenzen" haben der Homöopathie eine neue Dimension verliehen. Sie haben zahlreiche Homöopathen inspiriert und sie zu einer differenzierteren Betrachtungsweise motiviert.

Georgos Vithoulkas ist derjenige, der die Homöopathie nach dem Zweiten Weltkrieg im Alleingang aktivierte und verbreitete. Ihm ist ein hohes wissenschaftliches Niveau wichtig, deshalb legt er großen Wert darauf, dass die Homöopathie international auf dem Lehrplan der Universitäten vertreten ist.

In den 1990er-Jahren gründete er auf der griechischen Insel Alonissos ein Ausbildungszentrum, in dem er auf eine anschauliche, lebendige und leidenschaftliche Art und Weise bis heute Tausende Homöopathen geschult hat.

Über Jahrzehnte hinweg nahm G. Vithoulkas an vielen interdisziplinären Kongressen teil und gab viele Impulse, die bis heute wirken. 1996 wurde er vom Europäischen Parlament eingeladen, um die Vorteile der Homöopathie als Heilsystem zu erörtern.

Georgos Vithoulkas leistet eine umfangreiche Öffentlichkeits- und Pressearbeit und tauscht sich mit Enthusiasmus mit vielen konventionellen Ärzten aus. Seine medizinischen, wissenschaftlichen und politischen Argumentationen haben immer einen hohen Anspruch.

Er hat sich immer für die Klassische Homöopathie stark gemacht und sich gegen die Verschreibung von homöopathischen Komplexmitteln eingesetzt. Dies führte zu vielen Kontroversen auch mit homöopathischen Kollegen, dennoch ging Vithoulkas unbeirrt seinen Weg im Dienst der Klassischen Homöopathie weiter. Sein Leben lang begleitet ihn ein ausgeprägtes Verantwortungsgefühl.

Von der „Moscow Medical Academy" (Academy of Medical Sciences) bekam Georgos Vithoulkas den Professorentitel verliehen. Zahlreiche andere Universitäten schlossen sich an. Im Jahr 2000 verlieh ihm der indische Gesundheitsminister die Goldmedaille als „Homöopath des Milleniums“.

Georgos Vithoulkas ist ein großer Visionär. Sein Lebensmotto könnte heißen: „Ein Leben für die Homöopathie.“ Er gehört vielleicht nicht direkt zu den Pionieren des 21. Jahrhunderts, aber ihm gebührt ein Ehrenplatz, denn er war eine herausragende Persönlichkeit der Homöopathie des 20. Jahrhunderts. Letztendlich war er ein entscheidender Lehrer für alle Homöopathen, die wir in diesem Buch vorstellen.

(Die folgenden Interviews wurden von uns in den Jahren 1997 bis 1999 geführt.)

*Herr Vithoulkas, Sie sind einer der anerkanntesten Homöopathen der Welt und Lehrer vieler heutzutage bekannter Homöopathen. Ihr großes Anliegen ist es, die Homöopathie auf einem hohen Niveau zu etablieren. Was war der Grund dieses tiefen Bedürfnisses?*

Das ist eine sehr interessante Frage. Als ich das erste Buch über Homöopathie las, habe ich sofort einen Bezug gespürt. Dann versuchte ich herauszufinden, wo ich diese Methode studieren konnte. Ich schrieb verschiedene Universitäten in verschiedenen Ländern und verschiedenen Sprachen an. Zu meiner großen Überraschung und Enttäuschung stellte ich fest, dass es nirgendwo einen adäquaten Platz gab, wo ich hingehen konnte, um Klassische Homöopathie zu lernen. Nirgendwo konnte ich studieren. Das war 1959. Da wurde mir klar, dass ich etwas für die Homöopathie tun wollte. Während ich Menschen zuhörte und sie behandelte, dachte ich mir: „Wenn ich jedem helfen kann, obwohl ich die Materia Medica noch nicht so gut kenne, was können Menschen ausrichten, die die Homöopathie wirklich beherrschen?“ Sie können in der Tat sehr viel tun! Ich ging nach Indien, aber Indien hatte zu dieser Zeit einen niedrigen Standard. Der Unterricht war furchtbar, Mittel wurden untereinander vermischt, sogar mehrere gleichzeitig gegeben. Da sagte ich mir: „Das ist nicht, was *Hahnemann* uns gelehrt hat.“ Ich besuchte verschiedene Schulen und Lehrrichtungen, und in mir wuchs beständig der Wunsch, mich für die Homöopathie einzusetzen. Ich dachte, da ist etwas, das wirklich wunderbar ist für die Menschheit, und niemand versteht das. Das war zunächst einmal mein Gefühl. Dann kam der Wunsch, die homöopathische Heilkunst zu verbreiten. Ich spürte ganz stark in mir: „Ja, das ist es, was ich will.“ Das war sehr seltsam. Ich war Student auf einer Universität in Indien. Warum sollte ich mir das wünschen? Aber das war mein größter Wunsch.

„Die Homöopathie betrachtet den Menschen als ein Ganzes, das sehr viel mehr als die Summe seiner Einzelteile ist."

*Seitdem ist viel passiert: Sie erhielten Ihre Approbation vom „Indian Institute of Homoeopathy" und gingen als Leibarzt Krishnamurtis mit in die Schweiz, 1970 gründeten Sie die „Athener Klinik für Homöopathie", an der heute fast alle in Griechenland tätigen homöopathischen Ärzte ausgebildet werden, 1976 hielten Sie die ersten internationalen Seminare für Homöopathie, 1995 gründeten Sie die „Internationale Akademie für klassische Homöopathie" auf der Insel Alonissos, die Ärzte und Heilpraktiker aus aller Welt zur Weiterbildung und zum Studium der Homöopathie besuchen. Die letzte hochrangige Anerkennung für Ihr Engagement erhielten Sie 1996 in Stockholm. Es ist ein außerordentlicher Beitrag, den Sie geleistet haben! Was wäre jetzt der nächste Schritt, damit die Homöopathie in der Welt als Wissenschaft anerkannt wird?*

Ich weiß nicht, was man noch tun muss. Vielleicht, wenn ähnlich wie Sie die Medien sich positiv für die Homöopathie einsetzen und geheilte Fälle bekannt machen würden, wenn die Regierungen aus aller Welt die Homöopathie ernst nehmen und sie unterstützen würden. Dann würde ich sagen: „Wunderbar, kommt her, wir diskutieren und organisieren auf einem staatlich anerkannten Niveau die Ausbildung der Homöopathie." Dann wird es Schulen und Universitäten geben, wie sie schon für Mathematik, Medizin, Philosophie usw. existieren. So könnte das Niveau der Ausbildung sehr hoch sein und die Homöopathie endlich einen Platz unter den Wissenschaften beanspruchen, als wirkungsvolle Alternative zur traditionellen Medizin.

## Heilungsmodell nach Naturgesetzen

*Sie haben zahlreiche Bücher über die „königliche Heilkunst", wie Sie die Homöopathie beschreiben, geschrieben, unter anderem „Medizin der Zukunft" und „Die wissenschaftliche Homöopathie", die bisher in 20 Sprachen übersetzt wurden, sowie „Die neue Dimension der Medizin". Was ist für Sie die neue Dimension der Homöopathie?*

Mit diesem Buch wollte ich dazu beitragen, das Konzept der Homöopathie zu klären. Die Grundlage für dieses Buch sind Vorlesungen, die ich in Athen, in Deutschland und in den USA gehalten habe. Es ist nicht die Frucht theoretischer Überlegungen, sondern das Ergebnis 30-jähriger Erfahrung, der Beobachtung und Behandlung von über 150 000 Patienten. Der Titel „Die neue Dimension der Medizin" weist auf ein neues Modell zur Beurteilung von Gesundheit und Krankheit hin. Die Grundlage dieses Modells bilden 48 Grundsätze für ein neues Bewerten von Gesundheit und für ein Heilen der Erkrankungen nach Naturgesetzen, wobei die Zustände von Gesundheit und Krankheit als eng verflochten aufzufassen sind und deshalb die Auffassung von Krankheit als abgetrennt vom Gesamtorganismus aufgegeben werden muss.

„Die Schulmedizin hat durch den jahrzehntelangen, unverantwortlichen Einsatz von chemischen Medikamenten erheblich zum Zusammenbruch unseres Immunsystems beigetragen."

Die Schulmedizin hat nicht nur bei der Aufgabe versagt, Erkrankungen zu verhindern oder wirklich zu heilen, sondern durch den jahrzehntelangen, unverantwortlichen Einsatz von chemischen Medikamenten, insbesondere Antibiotika, erheblich zum Zusammenbruch unseres Immunsystems beigetragen und die Ausbreitung solcher Erkrankungen wie AIDS, Multiple Sklerose, Alzheimer und Krebs ermöglicht. Wir müssen einen Ausweg aus diesem Dilemma finden.

## Eine Energie-Medizin

*Sie haben einem Ihrer Bücher den Titel „Homöopathie – Medizin der Zukunft" gegeben. Inwieweit ist die Homöopathie eine Medizin der Zukunft?*

Homöopathie ist Medizin, Energie-Medizin. Die Erforschung dieses Gebiets ist nicht nur notwendig, um die Funktionsweise des Menschen in all seinen Dimensionen hinsichtlich Gesundheit und Krankheit zu verstehen, sondern sie ist für das Überleben der Menschheit von entscheidender Bedeutung.

„Die Erforschung der Homöopathie ist für das Überleben der Menschheit von entscheidender Bedeutung."

Damals, als die Medizin noch im dunklen Zeitalter war, nahm *Samuel Hahnemann* die wahre Heilkraft wahr und stellte ein System der Medizin vor, das eigentlich nur aus der Sicht von heute anerkannt werden kann.

So ist Homöopathie die Medizin der Zukunft – und so heißt auch ein Buch, das ich 1970 geschrieben habe.

## Eine alles durchdringende Lebenskraft

Homöopathie ist ein Heilsystem, das Selbstheilung mit wenig Hilfe von außen ermöglicht. Diese kleine Hilfe kommt durch das richtig gewählte homöopathische Medikament. Im Gegensatz zu der Idee des Reduktionismus der Schulmedizin, die den menschlichen Körper in seine einzelnen Teile zerlegt und jeden Teil untersucht und erforscht, geht die Homöopathie den Weg der Ganzheitlichkeit. Sie betrachtet den Menschen als ein Ganzes, das sehr viel mehr als die Summe seiner Einzelteile ist. Sie unterscheidet die drei Ebenen Körper, Emotionen und Geist, wobei der Körper das Gefäß, die Schutzhülle für die feinstofflicheren Ebenen des Emotionalen und Mentalen ist. Der Körper ist also ein Energiekomplex, der verschiedenste Energien erzeugt, der aber wiederum durch subtile, feinstoffliche Energien belebt und erhalten wird. Diese Energien, die ihre eigenen Schwingungsfrequenzen haben, bewahren das optimale Gleichgewicht, die Harmonie und die Homöostase des Organismus. Sie werden durch eine Kraft zusammengehalten, der unterschiedliche Namen wie Prana, Chi, Orgon, Bioplasma oder Lebensenergie gegeben wurde.

„Das Erste, das von einer Krankheit angegriffen wird, ist die Lebenskraft. Wenn von außen oder von innen Stress auf den Menschen trifft, dann ist es diese Energie, die als Erste gestört wird."

Das Erste, das von einer Krankheit angegriffen wird, ist diese Lebenskraft. Wenn also von außen oder von innen Stress auf den Menschen trifft, dann ist es diese Energie, die als Erste gestört wird.

## Unterschiedliche Antworten des Organismus auf Reize

*Wie entstehen Krankheiten aus homöopathischer Sicht?*

Jedes menschliche Wesen muss vom Zeitpunkt der Empfängnis an als eine sehr komplexe Energieeinheit mit dem Potenzial zur Evolution (Weiterentwicklung) oder Degeneration (Krankheit) verstanden werden. Der Mensch kann deswegen existieren, weil er fähig ist, mit seiner Umgebung Energien bzw. Informationen auszutauschen. Evolution oder Degeneration geschieht durch äußere oder innere Reize, die nichts anderes sind als Informationen, auf die der Organismus reagiert. Ein Reiz kann auf einen spezifischen Organismus einen negativen Effekt haben (Förderung der Degeneration) oder einen positiven (Förderung der Evolution). Der Wirkungsgrad des Reizes ist direkt proportional zu der Reaktionsfähigkeit des Organismus – abhängig von Vererbungsfaktoren, von unangemessener Behandlung, die der Organismus in seiner Lebenszeit empfangen hat, und von den gegenwärtigen äußeren Umständen. Ein relativ gesundes Individuum befindet sich hinsichtlich seiner zukünftigen Gesundheit immer in einem Zustand „beharrenden Gleichgewichts". Jede Veränderung, sei sie positiv oder negativ, ist abhängig von der Qualität und Intensität des Reizes (Information) und dem Widerstand des Organismus gegen diesen Stimulus.

Krankheit als Prozess der Degeneration tritt nur dann auf, wenn die Schwingungsfrequenzen des krankheitserzeugenden Reizes mit denen des Organismus übereinstimmen (Prädisposition). Krankheiten sind also nichts anderes als die Aktivierung der bestehenden Prädisposition.

## Auf die Sprache der Symptome achten

Ein Organismus unter Stress weist als Endergebnis seiner Abwehr Zeichen und Symptome auf, und zwar um Gleichgewicht und Ordnung maximal zu gewährleisten und sich so davor zu bewahren, in den Zustand des Todes abzugleiten. Zeichen und Symptome sind nützliche Phänomene, die dem Organismus helfen, sich von einem Stresszustand zu erholen. Sie sind nichts anderes als das Bemühen des Körpers, sich selbst zu heilen. Sie geben uns ein Signal, das uns sagen will, dass unser Organismus sich im Ganzen nicht in einem guten Zustand befindet. Deshalb dürfen sie nicht ohne weise Einsicht in die Zusammenhänge unterbunden werden. Sie sollten vielmehr gefördert und verstärkt, statt mit Gewalt unterdrückt werden.

„Zeichen und Symptome sind nichts anderes als das Bemühen des Körpers, sich selbst zu heilen."

Durch diese Symptomatologie, die bei jedem Individuum einzigartig ist, versucht der Organismus, entsprechend seiner ganz individuellen Art, auf einen spezifischen Stress zu reagieren.

## Heilung nach Erstverschlimmerung

*Inwieweit beruht die Homöopathie auf wissenschaftlichen Heilgesetzen?*

Wir Homöopathen haben den Anspruch, dass es bei der Homöopathie um eine Wissenschaft geht, und in der Tat ist sie eine Wissenschaft. Stellen wir uns einen Patienten vor, der alle möglichen Symptome auf den drei Ebenen – physisch, emotional und geistig – aufweist. Nun geben wir dem Organismus ein Medikament, das einen gesunden Organismus dazu bringen würde, genau diese Symptome hervorzubringen, oder einen kranken, noch stärker in diese Richtung zu reagieren. Sie haben zum Beispiel pochendes Kopfweh auf der rechten Seite, das alle drei Tage auftritt und Sie regelrecht lahmlegt. Und Ihr Homöopath kennt ein Medikament, das im gesunden Organismus die gleichen Symptome hervorgebracht hat, und gibt Ihnen jetzt die Medizin. Die Kopfschmerzen werden sich fürchterlich verschlimmern, weil der Organismus noch stärker dagegen reagiert. Das ist, was *Hahnemann* festgestellt hat. Wenn er diese Substanz gab, gab es eine Verschlimmerung, und der Patient war ganz erschrocken. *Hahnemann* zog daraus den Schluss, dass er zu viel gegeben hatte und erhöhte die Verdünnung seiner Medizin, bis die Erstverschlimmerung nur noch milde war.

Nach der Erstverschlimmerung, nach der anfänglichen Zunahme der Symptome geschah dann das Wunder: Der Patient war über Nacht geheilt. Natürlich kann diese Über-Nacht-Heilung nicht bei allen Krankheiten erfolgen, sondern hauptsächlich bei akuten Erkrankungen.

## Verlagerung der Krankheit auf tiefere Schichten

*Allopathische Medikamente wie zum Beispiel Antibiotika, die manchmal zu schnell verschrieben werden, aber auch andere Lebensfaktoren greifen sehr in die Mechanismen unseres Körpers ein. Welche Konsequenzen hat es für uns?*

Das hat unübersehbare Konsequenzen für die Zukunft der Gesundheit der Menschheit. Das Entstehen einer Unmenge degenerativer chronischer Krankheiten zeigt, dass sich das gesamte Gesundheitswesen in die falsche Richtung entwickelt. Die Erkenntnis jener Gesetze sollte deswegen nicht nur für Mediziner, sondern für alle Wissenschaftler von äußerster Dringlichkeit sein.

Die Krankheiten des heutigen Menschen befinden sich überwiegend auf der mentalen und emotionalen Ebene. Ängste, Phobien, Depressionen, mentale Abirrungen sind heute extrem verbreitet. Haben wir vielleicht nicht nur eine Verantwortung für die Zerstörung unserer Umwelt, sondern auch für die falsche Art, wie wir mit Krankheiten umgehen?

„Haben wir vielleicht nicht nur eine Verantwortung für die Zerstörung unserer Umwelt, sondern auch für die falsche Art, wie wir mit Krankheiten umgehen?"

All diese Jahre über haben wir versucht, die Symptome zu unterdrücken, zum Beispiel massives Kopfweh durch Schmerztabletten. Der Schmerz wird zwar reduziert, aber der ganze Organismus – da die ursprüngliche Störung ja nicht beseitigt ist –, wird einen anderen Ausgleich finden: Entweder wird das schon bestehende Symptom noch größer und schwerer oder der ganze Ausgleichsmechanismus wird sich verlagern und der Mensch erkrankt auf einer tieferen Ebene. Man kann mit Medikamenten eingreifen und scheinbar das Gleichgewicht wiederherstellen. Aber wenn die Symptome auf der physischen Ebene unterdrückt werden, dann werden sie auf die emotionale und mentale Ebene verlagert.

## Mehr geistige Krankheiten in der westlichen Welt

Es gibt eine hierarchische Ordnung, nach der das Geistige auf einer höheren Ebene steht als das Emotionale und das Körperliche. Das Mentale und das Emotionale werden vom physischen Körper geschützt. Früher waren die Krankheiten nur auf der physischen Ebene, während heutzutage die meisten Krankheiten, wie wir schon gesehen haben, auf der mentalen und emotionalen Ebene liegen – insbesondere in der westlichen Welt, wo wir die bestmögliche medizinische Versorgung haben und die Menschen wenig an akuten Krankheiten sterben. Die ganzen Krankheiten wurden auf das zentrale und periphäre Nervensystem verlegt. Deswegen gibt es heute so viele Fälle von Multipler Sklerose, von neuromuskulären Störungen, Epilepsie, Schizophrenie.

„Früher waren die Krankheiten nur auf der physischen Ebene, während heutzutage die meisten Krankheiten auf der mentalen und emotionalen Ebene liegen."

All diese Krankheiten sind westliche Krankheiten, sie existieren so gut wie gar nicht in Ländern wie Afrika, Südamerika und in Asien. Dort gibt es mehr akute Krankheiten und mehr Epidemien. Hier leben wir mit all diesen Krankheiten auf der emotionalen und geistigen Ebene zwar länger, aber welche Qualität hat unser Leben?

*Wie ist Ihre Haltungen zu Impfungen?*

Impfungen können Schäden herbeiführen, die das ganze Leben über nicht mehr zu beheben sind. Deshalb ist es sehr wichtig, die ganzen Faktoren abzuwägen, die ein Kind oder eine Person anfällig für Impfschäden machen. Wenn ein Kind geimpft wird, besteht die Gefahr, dass sein Nervensystem zusammenbricht. Diese Möglichkeit kann mit 16, in der Regel aber zwischen 16 und 23 bis 25 Jahren auftreten. Aber die ursprüngliche Schädigung des Nervensystems ist durch die Impfung im Kindesalter entstanden. Man vermutet beispielsweise einen Zusammenhang zwischen der Hepatitis-Impfung und Multipler Sklerose. Es geht nicht darum, Impfungen pauschal zu verteufeln, sondern zu erkennen, dass gravierende Probleme im Zusammenhang mit Impfungen auftreten können.

## Die Intelligenz des Abwehrsystems

*Was unterscheidet grundsätzlich ein homöopathisches Mittel von einem allopathischen?*

Im Gegensatz zu allopathischen Mitteln greifen homöopathische Mittel nicht willkürlich in die Mechanismen des Organismus ein, da sie seine intelligente Reaktion respektieren. Die homöopathischen Mittel imitieren die Krankheitsprozesse und werden benutzt, um die körpereigenen Abwehrreaktionen des Organismus hervorzurufen. Ein solcher Prozess ist mit der Idee der „Similia“ (des Ähnlichen) verbunden. Das angezeigte Medikament ist in diesem Fall nichts anderes als die dringend notwendige Information auf der feinstofflichen Energieebene, die in denkbar reinster Form das Gleichgewicht des Organismus fördert.

Nehmen wir an, jemand hat einen geliebten Menschen verloren. Zunächst taucht eine innere Störung auf, in erster Linie auf der emotionalen Ebene. Einige Zeit später entwickelt sich dann ein Magengeschwür, ein Hautausschlag oder eine neuromuskuläre Krankheit. Die Störung tritt also zuerst auf der emotionalen Ebene auf, dem Ort der eigentlichen Irritation, und darauf antwortet der physische Körper mit den Tausenden Möglichkeiten des Krankseins. Der Organismus gibt in Form von körperlichen Symptomen Signale, die für unser Überleben absolut notwendig sind. Deshalb müssen wir die Symptome respektieren, denn sie sind dazu da, dass wir sie verstehen.

Nehmen wir ein anderes Beispiel: Der Organismus wird von Bakterien angegriffen. Nach ein paar Tagen vermehren sie sich, und es kommt zu hohem Fieber. Das Fieber ist die allerbeste Antwort des Organismus, um dieser Bakterien Herr zu werden, das heißt, sie zu verbrennen. So steigt das Fieber bis auf 40 °C und mehr. Wenn aber das Fieber 42 °C überschreitet, bedeutet es, dass der Organismus nicht die notwendigen Abwehrkräfte hat, um das Fieber gerade noch an dem Punkt zu halten, wo es seinen Dienst tut, und der Kranke stirbt.

„In unserem Körper gibt es einen komplexen Mechanismus, den wir Abwehrmechanismus nennen, der viel intelligenter ist als jeder menschliche Geist."

In unserem Körper gibt es also einen komplexen Mechanismus, den wir Abwehrmechanismus nennen, der viel intelligenter ist als jeder menschliche Geist. Deswegen darf ein Arzt nicht sagen: „Das Fieber ist nicht gut, wir geben Medikamente, um es zu senken." Die Homöopathie sagt deswegen zuallererst: „Nimm die Signale des Organismus ernst und zeichne die Symptome auf."

## Die Grenzen der Homöopathie sind die Grenzen des Behandlers

*Viele Leute sagen: „Ich habe Homöopathie probiert, das hat bei mir nicht funktioniert." Was würden Sie ihnen antworten?*

Was diese Menschen ausprobiert haben, ist die Behandlungsmethode eines spezifischen Homöopathen, nicht die Homöopathie. Denn das Geheimnis ist das folgende: Um wirkliche Homöopathie zu betreiben, bedarf es einer sehr hohen Kunst, und der Therapeut muss äußerst kompetent, das heißt fachgerecht ausgebildet sein, um das richtige Mittel finden zu können. Nur dasjenige Medikament, das die gleichen Symptome wie die Erkrankung hervorbringen kann, wird wirken, alles andere ist wie Wasser. Der Arzt muss ein tiefes Verständnis für die homöopathische Wissenschaft haben, um den ganzen Heilweg begleiten und die Symptome, die dann auftreten, nachdem er das Medikament gegeben hat, auch richtig deuten zu können. Es ist in der Tat keine leichte Wissenschaft, aber man kann sie lernen und sie kann lebensrettend sein.

„Homöopathie ist ein medizinisches System, von dem die Menschheit enorm profitieren kann."

Deswegen vertrete ich die Meinung, dass eine seriöse und tief greifende Ausbildung der Homöopathen absolut notwendig ist, um die große Wirkungsmöglichkeit der Homöopathie zu demonstrieren.

Homöopathie ist ein medizinisches System, von dem – wenn die Ausbildung richtig ist und es fachmännisch praktiziert wird – die Menschheit enorm profitieren kann.

## Unser spiritueller Teil jenseits von allem

Kommen wir auf die drei Ebenen des Menschen zurück. Sie können als drei Kegel dargestellt werden, die ineinander stehen. Der äußere Kegel ist der physische Körper, der das Emotionale und Mentale enthält. Das Mentale ist der zentralste Kegel. Es gibt aber einen Teil, der frei ist, der vom physischen Körper nicht bedeckt ist. Damit will ich zeigen, dass es etwas in uns gibt, das über den Körper, die Emotionen und den Geist hinausgeht, das jenseits von ihnen liegt. Es gibt einen Teil in uns, der jenseits jeder Art von Therapie liegt. Das ist unser spiritueller Kern, der alles transzendiert, sogar die Homöopathie.

Wir können versuchen, unser Bestes zu tun, aber es kann sein, dass es in uns etwas gibt, das uns davon abhält, vollkommen geheilt zu werden. Vielleicht gibt es einen Sinn für Krankheit? Vielleicht gibt es einen Sinn in unserem Leiden, dass dieses uns etwas zu lehren hat? Und wenn das der Fall ist, kann es sein, dass es uns Behandlern nicht möglich ist, jemanden zu heilen, unabhängig davon, wie fähig oder ausgebildet wir sein mögen. Deswegen staunen wir jedes Mal, wenn durch eine winzige Gabe eines homöopathischen Medikaments tatsächlich Heilung geschieht. Es ist für uns jedes Mal wie ein Wunder.

*Wie würden Sie Heilung definieren?*

Heilung ist die Balance, das Gleichgewicht zwischen den drei Ebenen Körper, Geist und Seele, und zwar in der Art, dass der Mensch sich ganz fühlt, innere Freiheit empfindet und sich wieder mit Gott verbunden fühlt. Letztendlich bedeutet Gesundheit Freiheit! Die wirklich heile Person sucht nicht ständig die Führung von außen, sondern ist eng mit den Naturgesetzen, mit dem Universum verbunden und kann somit nichts Falsches machen.

„Heilung ist die Balance zwischen Körper, Geist und Seele, und zwar in der Art, dass der Mensch sich ganz fühlt und innere Freiheit empfindet."

Es gibt aber Stationen in Richtung Heilung. Wenn jemand zum Beispiel eifersüchtig ist, fühlt er eigentlich, dass es nicht korrekt ist. Eifersucht ist ein krankhaftes Symptom auf der emotionalen Ebene, das einen überkommt, auffrisst und von der eigentlichen spirituellen Rückverbundenheit abhält. Geben wir nun dieser Person *Lachesis* oder *Hyoscyamus,* wird sich die Eifersucht beruhigen, und der Weg zur Spiritualität wird geöffnet. Nehmen wir ein anderes Beispiel: Eine Person, die egoistisch ist, empfindet eigentlich in ihrem tiefen Inneren Unsicherheit. Sie sagt sich: „Ich muss dies und jenes erreichen und diese Position erklimmen." Sich-innerlich-unsicher-Fühlen ist das Symptom, das hinter dem Egoismus verborgen ist. Wenn die innere Unsicherheit dann behandelt wird und die Person mehr Freiheit und inneren Frieden erlangt hat, entsteht eine Balance zwischen Körper, Geist und Seele. Die Person kann dann den Egoismus aus der Distanz betrachten und ihn so bewusst meistern.

## Homöopathie schafft den Zugang zur Spiritualität

*Ist Homöopathie ein spirituelles System?*

Nein, Homöopathie ist kein spirituelles System an sich. Sie schafft keine Spiritualität, sondern gibt die innere Freiheit, zu der eigenen Spiritualität zu gelangen. Das homöopathische Mittel erzeugt also einen Zustand der Öffnung, der dann den Zugang zur Spiritualität ermöglicht. Durch eine homöopathische Behandlung wird man ganzer, innerlich ruhiger und ausgeglichener – und vor allem wieder mit der göttlichen Kraft verbunden.

„Das homöopathische Mittel erzeugt einen Zustand der Öffnung, der dann den Zugang zur Spiritualität ermöglicht."

Wenn wir Schmerzen haben, sind wir in einer Abhängigkeit. Wir denken über die Schmerzen nach; das Einzige, was uns beschäftigt, ist der Schmerz, der immer da ist. Wenn uns durch ein homöopathisches Mittel die Freiheit geschenkt wird, uns gut zu fühlen, können wir entscheiden, was wir mit diesem inneren Frieden machen. Es ist dann unsere Entscheidung, ob wir uns weiterentwickeln und positiv handeln oder ob wir Unsinn machen. Es ist unsere Wahl.

Wenn Menschen hingegen im Leid verstrickt sind, sind sie nicht einmal fähig zu beten, weil sie in der Angst verfangen bleiben und sich nicht konzentrieren können. Wenn ihnen in diesem Moment das richtige Mittel gegeben wird, kann sich ihr Geist sammeln. Dann ist es ihre Entscheidung, ob sie beten oder nicht.

## Absolute Gesundheit gibt es nicht

*Haben Sie jemals in Ihrem Leben eine wirklich geheilte Person im Sinne vollkommener Heilung erlebt?*

Wir müssen vorsichtig sein, wenn Menschen sagen, dass sie völlig gesund sind. Es ist gefährlich, die Heilung an den Reaktionen der Patienten zu messen, denn sie drücken sehr viel Dankbarkeit und Euphorie aus, wenn sie nach einer Besserung wiederkommen. Aber wenn man sie später im Leben erlebt, sieht man, dass sie immer wieder in ähnliche Situationen geraten. Sie leiden vielleicht nicht mehr an Migräne, aber sie sind nicht vollkommen geheilt. In der Tat befinden sie sich in der Spirale der Heilung. Ihre Probleme sind zwar nicht mehr so akut, sie haben zum Beispiel keine Ängste oder Zwänge mehr, aber sie befinden sich nur auf einer Stufe höher in der Spirale des menschlichen Daseins.

Also, die Frage, ob ich jemand wirklich geheilt erlebt habe im Sinne vollkommener Heilung, kann ich nicht mit Ja beantworten. In dem Moment, wo wir inkarniert sind, sind Probleme und Leid Teil unseres Menschseins. Sonst wären wir nicht hier. Deshalb ist absolute Gesundheit etwas, das niemand hat. Können Sie sich jemanden vorstellen, der voller Weisheit und Liebe ist, niemals Fehler begeht, sich immer gut verhält, immer in Kontakt mit anderen Personen, immer in Balance ist? Das ist ein Zustand, der auf dieser Erde nicht existiert. Ich habe viele spirituelle Führer behandelt wie zum Beispiel *Krishnamurti* und viele spirituelle Autoritäten und Religionsoberhäupter getroffen, aber auch bei ihnen konnte ich nicht die vollkommene Heilung wahrnehmen. Ich habe dennoch diese Personen sehr nah an der Vollkommenheit gesehen, sie hatten eine hohe Verbindung zu Gott, aber nicht aufgrund der Homöopathie, sondern aufgrund ihres eigenen spirituellen Bemühens. Sie strahlten Liebe und Weisheit aus. Für mich ist eine wirklich spirituelle Person nicht nur Liebe, nicht nur Weisheit, sondern Liebe *und* Weisheit.

„In dem Moment, wo wir Menschen auf der Erde sind, haben wir unseren Weg zu gehen."

*Wie tief geht dann die Heilung durch Homöopathie?*

Selbst das höchst entwickelte Individuum hat noch etwas, durch das es noch hindurchgehen muss, sonst wäre es kein menschliches Wesen und nicht auf diesem Planeten, sondern in einer anderen Dimension. In dem Moment, wo wir Menschen hier sind, haben wir noch etwas zu überwinden, haben wir noch unseren Weg zu gehen.

*Was würden Sie Menschen empfehlen, um gesund zu leben? Hier interessiert uns vor allem der vorbeugende Aspekt.*

Ich würde empfehlen, dass das, was sie tun, gut für sie selbst sein sollte. Sie können nur wissen, was für sie gut ist, wenn sie es in ihrem Kopf und ihrem Herzen spüren. Aber man sollte nicht nur seinen ganz persönlichen Vorteil sehen, sondern auch die anderen mit einbeziehen. Wenn jemand in die Wettbewerbsspirale gerät: „Ich will an der Spitze sein, es ist mir egal, wen ich dabei auf der Strecke lasse!", dann entsteht Krankheit, denn die Naturgesetze werden missachtet.

## Reif sein für die Heilung

*Widerspricht nicht eine homöopathische Behandlung der transformatorischen Komponente einer Krise? Denn, wenn man das richtige homöopathische Mittel gibt, geht es der Person besser. Wo bleibt dann der Sinn der Krise?*

Ich glaube an Gott, an ein höheres Bewusstsein, das wir Gott nennen. Es ist schwierig, hier die richtigen Worte zu finden, aber es gibt etwas Übergeordnetes, das außerhalb unserer Kontrolle steht.

Man muss bereit sein, innerlich frei zu sein. Leiden bzw. Krankheit bedeutet Abhängigkeit. Wer reif für die innere Freiheit ist, findet den richtigen Homöopathen, der ihm das richtige Mittel gibt. Ich als Homöopath versuche, das Beste für meine Patienten zu tun. Das ist meine Aufgabe. Aber es gibt andere Einflüsse, die einer Heilung im Wege stehen können. Wenn der Patient nicht bereit dafür ist, wird es ihm nicht besser gehen. Nicht nur das Mittel muss stimmen, sondern auch der Zeitpunkt.

*Was bedeutet es, wenn das richtige Mittel zum richtigen Zeitpunkt gegeben worden ist, der Patient aber den Heilungsprozess durch bestimmte antidotierende Substanzen blockiert?*

Dann war es nicht die richtige Zeit. Es kann auch das richtige Mittel und der richtige Zeitpunkt sein, und der Patient ist nicht bereit, durch die Erstverschlimmerung zu gehen. Dann war die Zeit auch nicht reif für eine Heilung.

Für einen Homöopathen ist es wichtig, in diesem Moment demütig zu bleiben. Ich erinnere mich an eine Journalistin in Griechenland, die sehr starke Migräne hatte. Ich gab ihr ein homöopathisches Mittel, das sie auch nahm. Am nächsten Tag reiste sie auf eine andere Insel, wo sie auf das Mittel eine große Hautreaktion bekam. Die Ärzte dort, erschrocken durch die Hautreaktion, gaben ihr Cortison, um die Reaktion zu stoppen. Dann wetterte die Journalistin gegen die Homöopathie, die ihr eine so schlimme Hautreaktion beschert hatte. Tatsache war, dass sie sich geweigert hatte, die therapeutische Hilfe entgegenzunehmen, indem sie den Prozess gestoppt hatte. Eigentlich war sie nicht bereit, geheilt zu werden.

## Mit anderen Heilmethoden Hand in Hand arbeiten

*Was hat Homöopathie, was andere Systeme nicht haben?*

Da ich andere Heilsysteme nicht eingehend studiert habe, kann ich es schwer beurteilen. Ich kenne nur das Potenzial der Homöopathie und die Nebenwirkungen der allopathischen Medizin. Was ich aber glaube, ist, dass es kein System gibt, das die absolute Wahrheit enthält. Die verschiedenen Heilmethoden können sich gegenseitig ergänzen, aber jeder Bereich sollte seinen eigenen Platz in der Arena der Therapien finden. Es kann zum Beispiel sein, dass nach der Einnahme eines homöopathischen Mittels der Patient zum Psychotherapeuten geht, mit ihm etwas bespricht, was schließlich eine Lösung herbeiführt, die zum inneren Wachstum führt. Oder in Fällen von unheilbaren Krankheiten mag eine Unterbrechung mit allopathischen Medikamenten vonnöten sein, wenn die Pathologie zu weit fortgeschritten ist. Andere Therapeuten wie Chiropraktiker und Osteopathen sind gegebenenfalls imstande, eine Blockade zu lösen, wodurch dann das richtige homöopathische Mittel besser wirkt.

Wir alle müssen an einen Tisch kommen und gemeinsam diskutieren, was für den Patienten am besten ist.

„Wir alle müssen an einen Tisch kommen
und gemeinsam diskutieren,
was für den Patienten am besten ist."

Wir müssen eine neue Medizin, eine neue Institution kreieren, in der die verschiedenen Therapien den ihnen gebührenden Platz einnehmen und in der gezielt verordnet wird, was der Patient gerade braucht. Es geht nicht darum, dies oder jenes auszuprobieren, sondern mit hoch ausgebildeten Therapeuten Hand in Hand zu arbeiten.

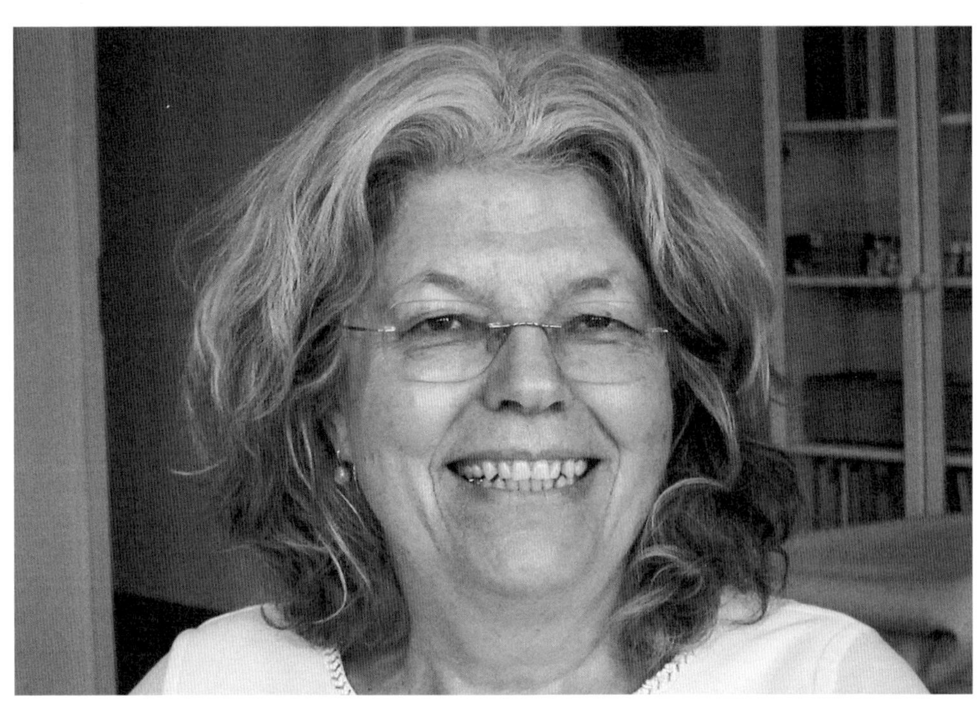

Anne Schadde

# Das Organon
# Die Heilgesetze der Homöopathie

## Interview mit Anne Schadde

Anne Schadde (Deutschland) ist Klassische Homöopathin mit mehr als 30 Jahren Praxiserfahrung. Sie war 1990 Gründungsmitglied des „Homöopathie-Forums“ und der „European and International Councils for Classical Homeopathy“.

Anne Schadde hat sieben Arzneimittelprüfungen durchgeführt und in Büchern veröffentlicht, die in mehrere Sprachen übersetzt wurden. Dazu gehören: Ozon, Lithium carbonicum, Gingko biloba, Cypraea eglantina (Kaurischnecke), Lignum Aquilaria Agallocha (Oud – ein edles Räucherholz), Lapislazuli und der Turmalin, Edelstein des Regenbogens. Sie hat zudem zahlreiche Artikel in nationalen und internationalen Zeitschriften veröffentlicht.

Neben dem Unterricht im „Homöopathie-Forum“ in Gauting ist sie als geistreiche und lebendige Referentin im In- und Ausland gefragt. Mit ihrer inspirierenden Wissensvermittlung und ihren pädagogisch-didaktischen Fähigkeiten versteht sie es, ihre Liebe und Begeisterung für die Homöopathie an die Zuhörer weiterzugeben.

Anne Schadde ist eine Impulsgeberin. Es geht ihr um das tiefe Verstehen und Analysieren einer Krankheitsgeschichte. Durch ihr psychologisches Wissen kommt auch der Begleitung des Patienten eine wichtige Bedeutung zu. Ihre Schüler werden in der Kunst der Differenzialdiagnose geschult, die auf langjähriger Praxiserfahrung beruht.

Anne Schadde ist eine Freidenkerin. Geistiges Gut zu vermitteln ist ihr ein besonderes Anliegen.

*Anne Schadde, Sie sind Klassische Homöopathin, seit 30 Jahren in eigener Praxis tätig und beschäftigen sich seit Jahrzehnten mit dem „Organon“. Es gilt als das wichtigste Vermächtnis, das Hahnemann uns hinterlassen hat. Was lehrt uns das „Organon“ – vor allem heute noch?*

Meine Beschäftigung mit dem „Organon“ begann 1993, als ich einen Vortrag über *Hahnemann* und das „Organon“ in Köthen halten sollte. Mir lag es sehr am Herzen zu verstehen, was hinter dem „Organon“ steckt, das wie ein juristisches Werk mit Paragraphen und unendlich langen Sätzen wirkt und in einer schwer verständlichen alten deutschen Sprache geschrieben ist. Ich fragte mich: „Welcher ‚Geist‘ steckt nun in diesem Werk? Kann dieser Geist für uns lebendig werden, sodass wir an dem Geist teilhaben können, mit dem *Hahnemann* das ‚Organon' schrieb? Gibt es etwas, was uns die klaren Anweisungen noch erhellen kann?"

Prinzipiell liebe ich es, Dinge zu hinterfragen, zu erkennen, aufzudecken. Mich interessiert immer, was sich hinter Worten, Begriffen, Problemen und den Themen des Lebens verbirgt. Das ist auch in der täglichen Praxis von Bedeutung, versuchen wir Homöopathen doch, den Patienten auf einer tieferen Ebene zu verstehen. All das hat *Hahnemann* uns im „Organon" näher gebracht.

Es ist mir ein Anliegen, in jedem jungen Homöopathen ein Feuer zu entfachen, indem er Freude am Lesen des „Organon" entwickelt. Denn mit dem „Organon" vermittelt uns *Hahnemann* die Begeisterung, zum Überwinden einer Krankheit und damit zum „Ganz-Werden" des Menschen beitragen zu können. Im „Organon" kann ich *Hahnemanns* unermüdliches Bemühen wahrnehmen, uns seinen Weg und die Schritte klarzumachen, die das Verstehen der Homöopathie ermöglichen.

Um die Hintergründe nachvollziehen zu können, ist es wichtig, sich erst einmal mit der Zeitqualität von vor 300 Jahren zu beschäftigen, also mit der Zeit der Aufklärung nach der Feudalherrschaft und dem Absolutismus des Mittelalters. *Hahnemann* lebte von 1755 bis 1843. Die von ihm entwickelte Homöopathie ist ein Kind dieser Zeit der Aufklärung, eine um das 17. Jahrhundert in der Geschichte Europas und Nordamerikas beginnende Bewegung. Man wollte sich von den „alten überholten" magischen Traditionen und Ritualen des Mittelalters trennen.

„Schon das Wort ‚Organon' zeigt, dass es sich um ein Werkzeug der Argumentation und des systematischen wissenschaftlichen Aufbaus handelt."

Die medizinische Behandlung damals basierte auf Spekulationen in Bezug auf Erkrankungen und Therapien. *Hahnemann* musste und wollte sich von allen diesen Spekulationen distanzieren. Daher wählte er den Begriff „Organon" für sein Werk. Schon das Wort „Organon" zeigt, dass es sich um ein logisches Werk handelt, ein Werkzeug der Argumentation und des systematischen wissenschaftlichen Aufbaus, ein Grundlagenbuch. Aber es ist noch mehr als das, denn in diesem Werk verbirgt sich eine tiefere Ebene, die alter Weisheiten, eines alten Wissens, das *Hahnemann* von Paragraph zu Paragraph lebendig werden lässt.

## Von rationeller Heilkunde zur Heilkunst

*Heute heißt das „Organon“ „Organon der Heilkunst“. Zu der 6. Auflage schrieb der bekannte Homöopath Jost Künzli: „Heute richtet sich die gesamte Homöopathie viel mehr nach Hahnemann, der wohl einer der größten Ärzte Deutschlands war, wenn nicht der größte.“ Wie kam es dazu, dass Hahnemann den ursprünglichen Titel „Organon der rationellen Heilkunde“ in „Organon der Heilkunst“ änderte?*

Wesentlich ist zu verstehen, dass jedes Wort, jeder Begriff eine Bedeutung hat. So ergibt sich das Wort „Heilkunde“ aus dem Begriff: kundig des Fachgebietes des Heilens zu sein. „Rationell“ bedeutet „zweckmäßig, durchdacht“, beruht auf einem klaren Verstand und nicht auf Aberglauben. Es ging also um die Frage: Wie wendet man die Heilkunde „zweckmäßig“ und „sinnvoll“ am Patienten an? Wie zuvor erwähnt: In der Zeit, in der *Hahnemann* lebte, erhoben die Ärzte Theorien, dass zum Beispiel der Hautausschlag eine Erkrankung des Blutes sei und man daher den Patienten zur Ader lassen müsse, um das Blut zu reinigen. Es wurde purgiert, Brechmittel wurden verabreicht, um den Körper von schädlichen Stoffen zu befreien. Oftmals machte dies den Patienten eher kränker als gesünder. Davon wollte sich *Hahnemann* abgrenzen und zog in den Kampf mit der Ärzteschaft. Er missbilligte öffentlich deren medizinische Praktiken und verurteilte den brachialen Ansatz der damaligen Ärzte.

*Hahnemann* änderte nach der ersten Auflage im Jahr 1810 den Titel „Organon der rationellen Heilkunde“ mit der zweiten Auflage von 1819 in „Organon der Heilkunst“ um. Warum entschied er sich für die Änderung des Titels? Das war die Frage, die ich mir stellte. Und wenn man das „Organon“ genau liest, findet man die Antwort im Text.

„In Bewegung zu sein, sich weiterzuentwickeln, das ist auch eine Botschaft des Organon.“

*Es gab auch noch weitere Auflagen – bis hin zur 6. Auflage – die viel später gedruckt wurden.*

Ja, das ist wesentlich, denn auch das ist Teil des „Organon“. Es ist „organisch“ gewachsen, hat sich mit *Hahnemann* und seinen Nachfolgern bis hin zur 6. Auflage entwickelt. Es ist nicht statisch, sondern in Bewegung, in Entwicklung begriffen. In Bewegung zu sein, sich weiterzuentwickeln, das ist also auch eine Botschaft des „Organon“. Es ist wichtig, die Anweisungen *Hahnemanns* präzise in seinen Ausführungen zu erkennen.

## Die Aufforderung, selbstständig zu denken

*Das „Organon" fängt mit 60 Seiten Einführung an, danach folgen 291 Paragraphen. Diese Paragraphen zeigen eine gewisse Logik, die sich uns erst beim genauen Lesen erschließt. Können Sie uns diese Logik verständlicher machen?*

Ich möchte wieder kurz auf die Zeitqualität hinweisen, also zum damaligen Zeitgeist zurückgehen. Die Epoche der Aufklärung war eine spannende Zeit, die Zeit der großen geistigen Menschen wie *Goethe*, *Schiller*, *Mozart* usw. Sie alle waren mit der Freiheit des Menschen beschäftigt. *Immanuel Kant* (1724–1804) definierte die Aufklärung mit dem Leitsatz „Sapere aude": „Habe Mut, Dich Deines eigenen Verstandes zu bedienen." Daher schrieb auch *Hahnemann* über sein Werk *„Aude sapere"*. Er begann mit „Aude", das heißt: „Traue Dich, wage es …" Dies verriet, dass bis zur Aufklärung die einfachen Menschen sich nicht trauten, eigenständig zu denken. Für sie wurde gedacht, sie sollten nur glauben. Die Macht der Kirche herrschte und jeder Widerspruch war gefährlich. Da *Hahnemann* aber den Begriff „Aude sapere" wählte, sind wir Homöopathen bis in die jetzige Zeit aufgefordert, unseren Verstand einzusetzen und eigenständig zu denken. „Selbst zu denken" – genau das ist das Vermächtnis *Hahnemanns*. Dies ist mir sehr wichtig, denn damit ist auch in der Homöopathie der Geist der Freiheit von großer Bedeutung.

„Selbst zu denken – genau das ist das Vermächtnis Hahnemanns."

*Zurück zum Aufbau des „Organon", beginnen wir mit dem Paragraph 1 …*

*Hahnemann* geht vom Paragraph 1 bis zum Paragraph 3 einen Weg, der das gesamte „Organon" als Ganzes beschreibt. Dann erst kommen die Einzelheiten. Er beginnt damit: *„Des Arztes höchster und einziger Beruf ist, kranke Menschen gesund zu machen, was man Heilen nennt."* Er beginnt also mit der Definition des Heilens.

Mit dem Ende des Paragraphen 1 geht er über zum Paragraph 2 und erklärt, was nun *„Heilen"* bedeutet. Dabei fiel mir auf, dass die Paragraphen des „Organon" miteinander verknüpft sind. Sie sind kettenförmig aneinandergereiht. Jeder neue Paragraph beginnt mit der Aussage des vorherigen. Es ist nicht gleich offensichtlich, aber doch zu verstehen als die Bildung einer „Kette" der Paragraphen. Damit gibt *Hahnemann* uns schon eine weitere wichtige Botschaft: Die „Verbindung", die „Bezogenheit" ist von Bedeutung.

*Hahnemann* wählt seine Worte sehr präzise. So beginnt er den Paragraph 2 anschließend mit *„Das höchste Ideal der Heilung*", damit steigert er es dreifach. Das ist spannend zu erkennen: denn das „Ideal der Heilung" an sich ist schon eine Erhebung, dann das „hohe Ideal" und dann das „höchste Ideal". Mit dieser dreifachen Steigerung fließt der Geist geradezu in das „Organon" hinein.

Und dieses höchste Ideal erfolgt nun *„sanft, schnell und dauerhaft*" auf dem *„kürzesten, zuverlässigsten, unnachteiligsten Wege*" – ein hoher Anspruch! In späteren Paragraphen geht er allerdings zu milderen Formulierungen über.

Weiter geht es nun mit dem Paragraph 3, den *Hahnemann* wiederum in drei Schritte unterteilt: Im ersten Teil gilt es, im Patienten zu erkennen, *„was ist das zu Heilende*", im zweiten Teil geht es um die *„Erkenntnis der Arzneikräfte*" und im dritten um die Anwendung im individuellen Fall. Hier benutzt er das Wort *„anpassen*", wie ein Schuh, der „ideal" passt. All das ist wesentlich zu betrachten: Also zuerst die Erkrankung zu erkennen, dann die heilenden Arzneien zu erkennen und dann richtig anzupassen, das sind drei Schritte.

Wenn nun der Rhythmus der Zahlen eine Rolle spielt, fragte ich mich, welche Bedeutung zum Beispiel die Zahl 3 im „Organon" hat. Die Zahl 3 zu erkennen an der dreifachen Steigerung (*„das höchste Ideal*") und den drei Adjektiven der Definition der Heilung (*„sanft, schnell und dauerhaft*", auf dem *„kürzesten, zuverlässigsten, unnachteiligsten Wege*"). Der Paragraph 3 ist wiederum in die drei oben erwähnten Schritte aufgeteilt. Diese Logik kann nun weitergeführt werden. Die Drei ist die schöpferische Zahl: Vater-Mutter-Kind. Das ist nicht statisch, sondern stellt eine Bewegung dar.

## Die Kunst des Heilens

*Hahnemann führt den Leser von Paragraph zu Paragraph mit großer Genauigkeit. Wenn er einen Paragraph mit einem Gedanken beendet, nimmt er diesen Gedanken im nächsten Paragraph auf und vertieft ihn. Das zieht sich durch den ersten Teil des „Organon" hindurch. So beschreibt er systematisch, was Heilung ist, inklusive der Heilungshindernisse und -begünstigungen. Eine ausgefeilte Präzision erstreckt sich durch das ganze „Organon".*

Genau, und diese Logik muss man erkennen. Nun stellte ich allerdings fest, dass er den Paragraph 3 nicht mit dem Übergang zum Paragraph 4 beendet. Denn er schließt den Paragraph 3 mit den Worten: *„... so versteht er zweckmäßig und gründlich zu handeln und ist ein echter Heilkünstler."* Warum macht *Hahnemann* das? Er gibt uns einen weiteren Hinweis, der für mich erklärt, warum er den Titel des „Organon" bereits in der 2. Auflage änderte. Er beschreibt nämlich vom Anfang des Paragraphen 1 bis zum Ende des Paragraphen 3 den Weg vom „Arzt zum *Heilkünstler*". Er beschreibt nun im gesamten „Organon" die *Heilkunst*.

*Heilkunst – weil das zu Heilende beim Patienten erst mal verstanden werden muss?*

Ja, genau. Nun, was ist Kunst? Was ist Heilkunst? Hier dürfen wir wieder die Zeitqualität nicht vergessen: In der damaligen Zeit hatte Kunst mit Können zu tun. Wir definieren heute Kunst viel mehr mit Fantasie. Aber zur Kunst gehört ein Können, nämlich das Handwerk zu beherrschen. Aus diesem Grund hat *Hahnemann* uns auch das „Organon" gegeben: Wir sollen dieses Handwerk wirklich beherrschen. Wir sollen genau wissen, wie es geht, indem wir genau nachmachen, was er uns im „Organon" aufzeigt. Deshalb fordert er uns auf: *„Macht es genau nach!"*

„Hahnemann hat uns das ‚Organon' gegeben,
um das Handwerk wirklich zu beherrschen."

Zur Kunst gehört neben dem Können auch die Intuition. Für uns Homöopathen bedarf es neben dem Studium der Materia Media also auch der Schulung der Wahrnehmung und der Intuition. So sprechen wir oft von der Kunst der Anamnese, wo dieser Aufgabe Rechnung getragen wird.

Für mich gehört zur Kunst noch das Spiel, denn Spielen setzt Handlungsfreiheit und eigenes Denken voraus. Spielen befreit die innere Wahrnehmung und bringt sie ins Leben. Spiel gibt Raum für eigene Entwicklung. Das sieht man an Kindern, im Spiel entfalten sie sich. Sie tauchen in eine Welt hinein, die in ihnen ist und nicht vom Kopf gesteuert ist. Mit „Spiel" bezeichne ich auch einen schöpferischen Akt, die Möglichkeit, etwas von einer anderen Seite sehen zu können. Ich nenne es die 180-Grad-Drehung: die Welt aus einer anderen Perspektive zu betrachten. 180 Grad ist die Spiegelung. In der Praxis gebe ich dem Patienten oftmals die Möglichkeit, aus einer anderen Perspektive auf seine persönliche Welt zu schauen. Dadurch entsteht eine Distanz. Man schaut auf ein Geschehen und kann ein „Drama" im Leben auch einmal konstruktiver betrachten, nicht immer nur mit Sorge, Kummer, Angst und Verzweiflung. Meine Erfahrung hat gezeigt, dass damit eine Veränderung im Leben geschehen kann.

*Hahnemann* hat mit dem Begriff „Heilkunst" einen großen Bogen gezogen. Natürlich durchzieht er das „Organon" mit vielen Fakten. Denn er hat vordergründig versucht zu verstehen.

*Wie leitet Hahnemann nun zum Paragraph 4 über?*

Ich fragte mich mit Blick auf die Verkettung der Paragraphen, wo die Stelle für die Überleitung vom Paragraph 3 zum Paragraph 4 ist. Sie steht versteckt im Paragraph 3: *„... kennt er endlich die Hindernisse der Genesung in jedem Fall und weiss sie hinwegzuräumen, damit die Herstellung von Dauer sei ...“* Und damit beginnt dann logischerweise der Paragraph 4 mit den *„die Gesundheit störenden und Krankheit erzeugenden und unterhaltenden Dingen“* im Leben des Erkrankten. Damit ist der Übergang zu den weiteren Paragraphen gegeben, denn nach dem Grundgerüst vom Paragraph 1 zum Paragraph 3, das eigentlich alles im Ideal erklärt, braucht es noch weitere Anweisungen.

„Hahnemann hat durch die Beobachtung der Natur die Heilgesetze wirklich erkannt.“

## Genaueste Beobachtung der Naturgesetze

*Das „Organon“ ist das Basiswerk für alle Homöopathen. Es beschreibt die hohe Kunst der Heilung und ist bis heute genauso aktuell und revolutionär wie zu Hahnemanns Zeiten. Warum ist das so?*

Das „Organon“ macht uns *Hahnemanns* Denkart klar: das Denken aus der Beobachtung heraus. Durch genaueste Beobachtung erfuhr und erlebte er das, was er uns vermittelt hat. Er stellte in all seinen Beobachtungen und Versuchen fest, dass auch die Naturheilungen auf Gesetzmäßigkeiten beruhen. So beobachtete er zum Beispiel, dass Kinder, die an einer Hautkrankheit litten und gegen Pocken geimpft wurden, symptomfrei wurden. Die Kuhpockenimpfung rief also Hautausschläge hervor, die einen alten vorhandenen Hautausschlag heilen konnte, da die durch die Impfung hervorgerufene Hauterkrankung der Hauterkrankung des Kindes ähnlich war. Oder er berichtet, wie eine Masernerkrankung einen alten Hautausschlag geheilt hat. So führt er viele Beispiele an und definiert einander „ähnliche“ und „unähnliche“ Erkrankungen. Er setzte also immer alles in einen Bezug zueinander. Letzten Endes kann man sagen, dass *Hahnemann* durch die Beobachtung der Natur die Heilgesetze wirklich erkannt hat, also nicht theoretisch, sondern aus der Erfahrung heraus. Er war immerfort auf der Suche, und die Beobachtung war sein wichtigstes Werkzeug. Daher ist die Homöopathie eine Erfahrungsheilkunde, eine Erfahrungswissenschaft. Und hier kommen wir wieder auf das Thema der Aufklärung zurück: „Glaube nicht nur, sondern erfahre und denke selbst.“

*Das Herausragendste bei Hahnemann war, dass er die Gesetzmäßigkeit hinter der Beobachtung erkannt und mit großer Präzision klare Gesetze formuliert hat. Die außerordentliche Beobachtungsgabe, das klare rationale Denken, die unglaubliche Ausdauer und das unvorstellbare Arbeitspensum gepaart mit einer großen Intuition – alle diese Fähigkeiten machen Hahnemann sehr besonders und sein Werk komplett.*

Von *Hahnemann* wurde berichtet, dass sein Vater ihn in ein dunkles Zimmer einsperrte, um ihn das Denken zu lehren. Damit hat *Hahnemann* gelernt, nach „innen" zu denken, eine Innenschau zu erfahren. Er wollte verstehen, die Dinge nachvollziehen.

## Das innere Wesen der Krankheit

*Sie sprachen vorhin von der präzisen Wortwahl im „Organon". Können Sie uns dazu ein Beispiel geben?*

Ja, ein Beispiel wäre das Wort „vorurteilslos" im Paragraph 6. Was bedeutet „vorurteilslos"? Man liest dieses Wort und hinterfragt es nicht. Aber das ist eigentlich die Aufforderung an den Homöopathen, die Dinge zu hinterfragen – sowohl beim Patienten als auch bei den homöopathischen Heilmitteln.

*Hahnemann* sprach also im Paragraph 6 vom vorurteils*losen* und nicht vom vorurteils*freien* Beobachter. Es war ihm vermutlich bewusst, dass es die Vorurteilsfreiheit gar nicht gibt, sondern dass man immer ein Vorurteil hat und es „los"werden muss. Damit hat er mit einem Wort ausgedrückt, was wir tagtäglich in unserer Arbeit mit Patienten tun müssen: ihre Themen, ihre Probleme, ihre Art, zu denken und zu handeln, ohne Bewertung von außen anzuschauen.

„Der Mensch drückt mit seinem gesamten Körper und seiner psychischen Konstitution die Krankheit aus."

*Hahnemann* spricht auch im Paragraph 6 von der „*Gestalt der Krankheit*". Mit diesem Begriff macht er uns klar, dass der Mensch mit seinem gesamten Sein, seinem gesamten Körper, seiner psychischen Konstitution die Krankheit ausdrückt. Ein geschwächter Patient wird in einer anderen „Gestalt" erscheinen als ein kraftvoller. Daher sind Gesten, Bewegungen jedes einzelnen Menschen Ausdruck der „Gestalt"...

*... und sie drückt sich in jedem seiner Symptome aus ...*

Ja, und in jeder seiner Handlungen, in seinem Äußeren, in all seinen Lebenssituationen, in all seinen Beziehungen, seinen Körperbewegungen, seinen Lebensproblemen, den „Zufällen" in seinem Leben, den Unfällen ... und das muss in das Gesamtbild der Erkrankung einbezogen werden.

*Hahnemann* sagt weiter im Paragraph 7: *„... dieses nach außen reflektierende Bild des innern Wesens der Krankheit ..."*, und genau dieses kann man nur beobachten, denn die Krankheit wird vom inneren Wesen auf die Außenfläche reflektiert, also im Körper ausgedrückt. Der Name einer Erkrankung kann heute im Internet gegoogelt werden. Aber wie die Krankheit im Inneren erlebt wird, das ist für uns Homöopathen von Bedeutung. *Hahnemann* fordert uns auf, das „innere Wesen" einer Erkrankung zu verstehen. Daher hat er auch nicht die „Zufälle" im Leben ausgeschlossen. Das ist für uns Homöopathen von Bedeutung: Warum ist mir das „zugefallen", wieso dieser „Unfall"? Denn alles hat eine Bedeutung im Leben des Menschen.

„Hahnemann fordert uns auf, das innere Wesen einer Erkrankung zu verstehen."

Auch für die homöopathischen Arzneien geht es darum, das „innere Wesen" der Arznei herauszufinden. Sie sind keine materiellen Substanzen mehr, sondern „aus der Materie herausgehobene Energien aus den verschiedenen Naturreichen". Sie sind nach der Potenzierung ab der C12 oder D24 nur noch Schwingung, Energie. Im Grunde repräsentiert die Arznei das „innere Wesen der Arznei". Denn gemäß unserem Leitsatz: „Ähnliches möge durch Ähnliches geheilt werden" muss das „innere Wesen der Arznei" dem „inneren Wesen der Krankheit" entsprechen.

## Die belebende Lebenskraft

*Vom Paragraph 7 können wir jetzt zum Paragraph 9 springen, in dem Hahnemann das Kernthema der Lebenskraft einführt. Die Idee einer alles durchdringenden Vitalenergie, auch Chi oder Prana genannt, bildet bereits seit Jahrtausenden die Grundlage der östlichen Medizin. Hahnemann nannte diese belebende Lebenskraft „Dynamis" und spricht damit etwas an, das wir nicht sehen, aber das unseren Organismus zusammenhält. Das ist für die damalige Zeit sehr besonders!*

Das Wort „Dynamis" stammt eigentlich von der Philosophie des *Aristoteles*. Sie ist „das Vermögen, eine Veränderung eines anderen Gegenstandes oder seiner selbst zu bewirken." So hat die Dynamis mit Bewegung zu tun. Wie *Hahnemann* es im Paragraph 9 ausdrückt, hält sie den materiellen Körper in „Gange". Sie hält ihn am Laufen und verhindert damit den Stillstand: *„Im gesunden Zustande des Menschen waltet die geistartige, als Dynamis den materiellen Körper (Organism) belebende Lebenskraft (Autocratie) unumschränkt und hält alle seine Teile in bewundernswürdig harmonischem Lebensgange in Gefühlen und Thätigkeiten, so dass unser inwohnender, vernünftiger Geist sich dieses lebendigen, gesunden Werkzeugs frei zu dem höheren Zwecke unsers Daseins bedienen kann."*

Damit ist die Lebenskraft kein statischer Zustand, sondern eine Bewegung, die den Organismus belebt. Logischerweise gibt es also auch keine statische Gesundheit, sondern der Paragraph 9 berichtet vom *„gesunden Zustande"*. Das bedeutet, der gesunde Zustand ist ein Augenblick, nämlich der Augenblick, in dem die *„geistartige Dynamis"* (hier verstärkt *Hahnemann* das geistige Prinzip) den materiellen Körper in *„bewundernswürdig harmonischem Lebensgange"* hält.

*Hahnemann* sagt auch, dass diese geistartige Lebenskraft den Körper nur *„verwaltet"*. Das heißt, dass das Ganze beeinflusst werden kann, und damit ist der *„harmonische Lebensgang in Gefühlen und Tätigkeiten"* irritierbar. Denn Gefühle und Tätigkeiten sind bei keinem Menschen immer stabil, sondern von der Psyche beeinflusst. Die Lebenskraft kann dadurch leicht aus der Balance geraten. Den immer gesunden Menschen gibt es nicht. Die Erfahrung machen wir ja auch. Das Leben ist eine fortwährende Bewegung von der Geburt bis zum Tod.

Dennoch kann ein Ungleichgewicht durch die Homöopathie immer wieder ausbalanciert werden. Das ist das Schöne an dieser Heilmethode. Durch sie sind wir in der Lage, uns dem gesunden Zustand immer mehr anzunähern und ihn dann wieder herstellen zu können. Durch die Beschäftigung mit dem Paragraph 9 habe ich erkennen können, wie wichtig es ist, den erkrankten Menschen durch die Probleme seines Lebensweges zu begleiten und das Licht der Hoffnung in ihm aufrechtzuerhalten. Das ist der dynamische Prozess im Leben des Menschen, das Prinzip der Selbstentwicklung als Prozess.

„Durch die Homöopathie sind wir in der Lage, uns dem gesunden Zustand immer mehr anzunähern und ihn dann wieder herstellen zu können."

*Seine Ärztekollegen waren davon nicht begeistert! Sie haben den Begriff Lebenskraft nicht mit einbezogen. Ihnen, die nur Aderlässe und Schröpfen kannten, war eine solche Sichtweise absolut fremd.*

Ja, mit seinen Erkenntnissen war *Hahnemann* seiner Zeit sehr weit voraus. Aber heute noch werden seine Theorien leider missverstanden und immer noch belächelt!

Ich nehme gern das Bild von drei Kreisen, die ineinandergreifen. Der erste Kreis ist der Körper, der zweite Kreis, der in den ersten hineingreift oder besser gesagt, sich überschneidet, ist die Psyche – die ich hier vom Körper trenne, obwohl sie zum Körper gehört, weil sie den Körper betrifft. Der dritte Kreis ist der wichtigste. Er stellt die Lebensenergie, die Lebenskraft, die Dynamik dar, für die wir Homöopathen das Heilmittel auswählen. Denn diese Dynamik beeinflusst Psyche und Körper und lässt den Patienten körperlich oder seelisch erkranken und auch natürlich gesunden.

Die Natur wird von der gleichen geistähnlichen Energie durchdrungen, die in uns vorhanden ist. Diese Energie ist also auch in Pflanzen und Mineralen. Die Heilmittel, die wir verwenden, kommen aus der Natur, sind aber keine Natur mehr, sondern durch den Prozess der Verdünnung und Verschüttelung oder Potenzierung herausgelöste Energie, reine Information.

## Der Geist der Arznei

*Damit kommen wir auf die Herstellungsart der homöopathischen Arzneien. Hahnemann hat nicht Kamille, Gold oder Salz in ihrer ursprünglichen Form verschrieben, sondern die Substanz verschüttelt und potenziert, eine geniale Idee!*

Die Idee der Verdünnung hatte *Paracelsus* bereits gehabt. Er sprach von „gradieren“, womit er meinte: „in die Luft bringen, das heißt, die Arzneien in einen sehr feinen Zustand bringen (von gradus = Grad, Schritt, Tritt, Stufe). *Paracelsus* hat also die Arzneien verrieben und verändert, aber die geniale Idee von *Hahnemann* war, durch die Potenzierung das „Geistartige der Arzneien“ zum Vorschein zu bringen.

„Durch die Potenzierung kommt das ‚Geistartige der Arzneien‘ zum Vorschein.“

Er ist sogar noch einen Schritt weiter gegangen: Nach der Verreibung und der Verschüttelung hat er gesunde Menschen die potenzierten, von der Materie befreiten Arzneien einnehmen lassen, um die Wirkung jenseits des Substanziellen zu erkennen. Er hat nicht die materiellen Substanzen oder Arzneien getestet, wie es heute in der Pharmazie gemacht wird, sondern nur die aus der Materie heraus potenzierten Arzneien. Die Probanden sollten nun herausfinden, ob sie mit dem „Geist der Arznei“ eine Wirkung auf Körper, Psyche und Energie erfahren. Für *Hahnemann* war dieser Prozess sehr wichtig, denn in der Fußnote zum

Paragraph 141 spricht er davon: *„Ferner wird er durch solche merkwürdige Beobachtungen an sich selbst, teils zum Verständnis seiner eignen Empfindungen, seiner Denk- und Gemütsart (dem Grundwesen aller wahren Weisheit: ‚Erkenne Dich selbst'), teils aber, was keinem Arzte fehlen darf, zum Beobachter gebildet."*

Diese Weisheitsworte „Erkenne Dich selbst", die auf dem Tempel von Delphi standen, geben nur einen Hinweis auf die Erkenntnis und mahnen nicht die Veränderung, Verbesserung an oder kritisieren den falschen Zustand. *Hahnemann* gibt uns also eine wesentliche Empfehlung mit auf den Lebensweg: Durch Erkenntnis wird man zum Beobachter ausgebildet und erfährt Weisheit.

## Der geistartige Reiz

*Wir haben jetzt einen großen Sprung gemacht. Als Hahnemann einen Text über die Chinarinde, die damals bei Malaria eingesetzt wurde, übersetzte, dachte er sich: Diese Chinarinde ist sehr giftig. Brauchen wir dieses Gift, diese Vergiftung des Körpers überhaupt? Würde nicht die Information, der Geist der Arznei, reichen, um den Organismus zu einer Heilung zu bewegen? In ihm ist der Schritt von der Ursubstanz zu einer C30 passiert. Wie ist dieser Schritt zu erklären? Warum wirkt die potenzierte Arznei sanfter, nachhaltiger und letztendlich besser als die Ursubstanz?*

Das ist genau das, was wir vorhin gesehen haben: Die Krankheit kommt nach *Hahnemann* immer aus dem „geistartigen" Bereich und zeigt sich dann in Körper und Psyche. Dieser gigantische Schritt muss zuerst verstanden werden. Daraus folgt, dass alle materiellen Substanzen dieser Erde einen geistartigen Hintergrund haben. Daher können nur „geistartige Arzneien", die Lebenskraft, die Dynamis heilen …

„Die Krankheit kommt immer aus dem ‚geistartigen' Bereich und zeigt sich dann in Körper und Psyche."

*Nachhaltig heilen! Nicht nur Symptome wegmachen!*

Genau, denn die Symptome können verschwinden, wenn die Lebenskraft in einen gesünderen Zustand kommt. Wenn Symptome im Außen weggedrückt werden, heißt es noch lange nicht, dass sie im Innen auch weg sind. Das sehen wir in unserer täglichen Praxis. Man kann die Symptome im Außen wegdrücken, nur sind sie nicht wirklich verschwunden, weil sie nicht aus dem energetischen Bereich verschwunden sind.

*Heute beginnt man durch die Quantenphysik, diese Vorgänge wissenschaftlich zu erklären. Es war vorausschauend von Hahnemann zu sagen: Die Erkrankung liegt auf einer anderen Ebene, auf einer anderen Schwingungsfrequenz, also im Geistartigen. Auf dieser Ebene setzen wir mit der Heilung an. Und weiter: Wir müssen dem Menschen nicht diese giftigen Ursubstanzen zufügen wie Digitalis oder Belladonna. Wir können das Gift aus den Substanzen herausnehmen und die Information arbeiten lassen.*

Ja. Ich verwende oft das Beispiel mit *Belladonna*, um das homöopathische Prinzip zu erklären: Wenn man eine Tollkirsche essen würde, würde man Vergiftungssymptome bekommen. Die Prüfung mit potenziertem *Belladonna* zeigte Fiebersymptome, unterschiedliche Entzündungszeichen, Kälte des Körpers und Hitze des Kopfes, Schweiß oder heiße Trockenheit usw. Nun kommt eine Mutter mit einem Kind, das sich verkühlt hat und dann an hohem Fieber, rotem Kopf, Halsentzündung usw. leidet. In diesem Fall kann *Belladonna* helfen.

Was passiert in dem Moment, wenn das erkrankte Kind potenziertes *Belladonna* zu sich nimmt? Der Lebenskraft begegnet in dem Moment die Information von etwas „Ähnlichem", etwas, das den Krankheitssymptomen des Kindes ähnelt. Und damit wird die Lebenskraft angeregt, die eigene Heilfähigkeit zu aktivieren.

In der damaligen Zeit setzte man Reize ein, um den Heilungsvorgang im Körper zu aktivieren. Das ist natürlich auch die Idee der Homöopathie …

„Der Organismus ist immer an Heilung interessiert. Der Mensch ist auf Entwicklung hin ausgerichtet."

*… aber auf einer ganz anderen Ebene.*

Ja! Damals hat man zur Ader gelassen und gehofft, dass durch diesen Reiz der Organismus heilen würde. *Hahnemann* hat auch mit seinen homöopathischen Mitteln einen Reiz gesetzt, aber auf einer geistigen Ebene, wie er es uns im „Organon" ausführlich zeigt. Das heißt, ein homöopathisches Mittel setzt einen geistartigen Reiz. Wie ich schon vorhin sagte: Wenn das Kind bei der fieberhaften Halsentzündung nun *Belladonna* C30 bekommt, dann wacht der Organismus – vorausgesetzt, es ist der richtige Reiz – durch den Reiz auf und kann reagieren, und die Heilung setzt ein. Der Patient muss also auf der geistigen Ebene angestoßen werden, um seine heilenden Kräfte freizusetzen. Damit sagt *Hahnemann* etwas Fundamentales: Der Organismus ist immer an Heilung interessiert. Der Mensch ist auf Entwicklung hin ausgerichtet, auch wenn die Heilung des Körpers nicht immer stattfinden kann. Das war auch vermutlich *Hahnemanns* höhere geistige Schau.

*Hahnemann glaubte an die Intelligenz der eigenen Organisation, und dass es auf dieser immateriellen Ebene ganz wenig braucht, damit der Organismus sich wieder aufrichten kann. Er war davon überzeugt, dass der Organismus eigene Kräfte besitzt, sich zu regenerieren.*

Unbedingt, aber dennoch erkannte *Hahnemann* im Paragraph 4, dass es auch Heilungshindernisse gibt, zum Beispiel, wenn der Erkrankte seine Lebensumstände nicht ändern kann – wie zur Zeit *Hahnemanns* das Leben in feuchten Räumen. Aber auch psychische Probleme, die *Hahnemann* in seinen Ausführungen im Buch zu den chronischen Krankheiten genau definiert, erschweren die Heilung. Er nennt *„Gram und Verdruss die größten Zerstörungs-Mittel des Lebens"*. Der Prozess der Erkrankung läuft dann weiter und kann nicht gestoppt werden – und der Patient wird nicht gesund. So hat *Hahnemann* damals die chronischen Erkrankungen, die heutzutage massiv zugenommen haben, definiert.

## Die zugrunde liegenden Miasmen

*Als sich Hahnemann eingehend mit den chronischen Erkrankungen beschäftigt hat, ist er auf die bahnbrechende Idee der zugrunde liegenden Miasmen gekommen. Er erkannte drei Grundmiasmen, die wir 200 Jahre danach mit Miasmen unseres Zeitalters erweitert haben. Warum hat Hahnemann sie entwickelt?*

*Hahnemann* beschäftigte die Frage, warum Menschen, auch wenn sie durch beste Heilmittel in einen gesunden Zustand kamen, erneut und oft noch schwerer erkrankten. Er fragte sich, was die Ursache für diesen im Grunde chronischen Krankheitsverlauf sein konnte. Und so ging er von einem Urübel aus, einer ererbten Krankheits-Disposition, einer im übertragenden Sinn chronischen Erkrankung, mit der der Mensch schon auf die Welt kommt. Diese formt auch fortan Körper und Seele, hat einen dynamischen Charakter, ist also im homöopathischen Sinne „geistartig".

Er unterschied drei chronische Miasmen: die Psora (psorische Hauterkrankungen), die Sykosis (sykotische Warzenwucherungen) und die Syphilis (syphilitische Zerstörungen). Wir dürfen nun in der Homöopathie nie das große Konzept vergessen: Es geht nicht allein um die Erkrankung des Organismus, sondern um die sich dahinter befindende geistartige Psora oder Sykosis oder Syphilis. Wir dürfen in der Homöopathie niemals Materie und Energie verwechseln. So wie wir wissen, dass jede Erkrankung zuerst den energetischen Charakter hat, der dann Körper und Psyche formt.

*Hahnemann sagt, dass der Mensch diese Erkrankungen aus der Vererbung mitbringt. Hinzu kommt, was er noch in diesem Leben erwirbt.*

Ja, all das kann das dynamische Prinzip beeinflussen. Wir dürfen nie vergessen, dass die Dynamis die wesentliche Schaltstelle ist, das dynamische Prinzip. Denn es ist immer die Empfänglichkeit auf der „geistartigen" Ebene, die eben nicht materieller Natur ist, die erkranken lässt. So ist die Empfänglichkeit für eine Erkrankung vorher da, erst dann wird der Körper krank. So wie ein Kind auch erst dann erkrankt, wenn die Lebenskraft in einen schwächeren Zustand geraten ist, wenn „die Gefühle und Tätigkeiten", die im Paragraph 9 erwähnt werden, irritiert sind.

„Es ist immer die Empfänglichkeit auf der geistartigen Ebene, die erkranken lässt."

## Die Individualisierung des Krankheitsfalles

*Welche Paragraphen im „Organon" berühren Sie persönlich und sind für Sie in Ihrer Praxis für die Verschreibung einer Arznei wesentlich?*

Ein wesentlicher Paragraph ist für mich der Paragraph 83 *„Diese individualisierende Untersuchung eines Krankheits-Falles, wozu ich hier nur eine allgemeine Anleitung gebe und wovon der Krankheits-Untersucher nur das, für jeden Fall Anwendbare beibehält, verlangt von dem Heilkünstler nichts als Unbefangenheit und gesunde Sinne, Aufmerksamkeit im Beobachten und Treue im Aufzeichnen des Bildes der Krankheit." Hahnemann* hat den für die damalige Zeit sehr wichtigen Begriff der Individualisierung eingeführt. Der „Krankheits-Untersucher" muss unten drunter suchen und nur das Anwendbare und nicht alles, was den Patienten betrifft, behalten. Das ist ein wesentlicher Punkt in der Behandlung des Patienten. Auch die Worte *„Unbefangenheit und gesunden Sinne"* sind wichtige Voraussetzungen.

„Hahnemann hat den für die damalige Zeit sehr wichtigen Begriff der Individualisierung eingeführt."

*Hiermit erklärt Hahnemann die Vorurteilslosigkeit ...*

Ja, das meint er damit. Und wichtig ist für mich, wie gesagt, die Individualisierung. Die Voraussetzung, um individualisieren zu können, ist, dass der Heilkünstler sich selbst in einem Prozess der Individualisierung befindet. Denn nur so kann er sich auf *„gesunde Sinne und Unbefan-*

*genheit"* verlassen, ohne gleich von Meinungen und Verurteilungen beeinflusst zu werden. *„Aude sapere"* ist die Aufforderung, sich seines eigenen Verstandes zu bedienen. All das sind Grundvoraussetzungen für den Krankheits-Untersucher.

*Können wir zu dem wichtigen Paragraph 153 kommen?*

Von den Paragraphen 1 bis 70 geht es im „Organon" um die theoretischen Grundlagen und von 71 bis 291 um die Praxis der Homöopathie.

Während der Paragraph 83 beschreibt, was die Aufgaben des Homöopathen sind, beschreibt der Paragraph 153 die Voraussetzungen für die Wahl des passenden Heilmittels. Der Paragraph 153 erklärt die Präzision des Ähnlichkeitsprinzips, auf welche Symptome Wert gelegt werden soll, nämlich auf die *„auffallendern, sonderlichen, ungewöhnlichen und eigenheitlichen Zeichen und Symptome des Krankheitsfalles."*

Wenn ein Patient ein ganz spezielles, ungewöhnliches Symptom zeigt, dann ist es von Wichtigkeit, denn es ist Ausdruck des Individuellen. Die Gestalt der Erkrankung, die Haltung des Menschen der Krankheit gegenüber, also wie er mit ihr umgeht – all das sind wesentliche Punkte, um mich dem Patienten und dem Wesen seiner Krankheit zu nähern.

In meiner mehr als 30-jährigen Praxis schaue ich fortwährend, wo das Individuelle im Patienten ist und wie ich dies in ein passendes Heilmittel umsetzen kann. Hinzu kommt, dass jeder Mensch, der sich individuell verstanden fühlt – das heißt, von dem Heilkünstler gespiegelt wird – beginnen kann, auf einen Entwicklungsweg zu gehen.

„Jeder Mensch, der sich individuell verstanden fühlt, kann beginnen, auf einen Entwicklungsweg zu gehen."

*Hahnemann erklärt dies Schritt für Schritt …*

Er nimmt den Homöopathen bei der Hand. Daher ist es so beglückend, das „Organon" zu lesen. Man spürt eine Energie, die einen an die Hand nimmt, aber gleichzeitig freilässt …

## Das geistige Prinzip kann nicht zerstört werden

*Die Homöopathie wird in den letzten Jahren immer mehr angegriffen. Je beliebter sie wird, desto massiver gestaltet sich der Kampf gegen sie. Machen Sie sich Sorgen darüber, dass die Homöopathie-Kritiker immer lauter werden?*

Ich habe einen Leitsatz: „Das, was auf geistigen Prinzipien beruht, kann niemals zerstört werden." Man kann also im Außen alles zerstören, aber man kann nie etwas Nicht-Materielles zerstören. Das dynamische

Prinzip bleibt, auch wenn die Angriffe groß sind. Diese Angriffe können auch eine gewisse Zeit einen Stillstand unseres Berufsstandes hervorrufen, aber damit geht das geistige Prinzip der Homöopathie nicht verloren. Und es geht um die ganze Erde. Wenn wir die Welt als einen Organismus verstehen – wie den einzelnen Menschen vom Beginn des Lebens bis zum Tod –, so ist auch die Welt in Bewegung und Entwicklung. Natürlich sind auch Gegenkräfte vorhanden, aber auch sie können Katalysatoren für die geistige Entwicklung darstellen. Der Sinn dahinter ist das „Erwachen" des modernen Menschen. Der Mensch lernt, zu „erkennen". Diese Aufforderung ist wesentlich, um ein anderes Bewusstsein zu erreichen.

„Das, was auf geistigen Prinzipien beruht, kann niemals zerstört werden."

Diese Bewegung und Wandlung gilt auch für die Materie und die Wissenschaft. Wandlung ist der wichtigste Teil des Lebens, die Dynamik des Lebens. Wandlung führt zur Weiterentwicklung. Wahrscheinlich hätte *Hahnemann* auch noch weiter an seinem „Organon" gefeilt, denn nichts ist wirklich statisch, sondern alles ist in Bewegung.

## Neue Arzneimittelprüfungen für den Menschen von heute

*Hahnemann hat von Selbstversuchen gesprochen. Sie haben sieben Arzneimittelprüfungen geleitet und veröffentlicht. Was hat Sie zu diesen Prüfungen geführt?*

*Hahnemann* prüfte die Chinarinde, weil er Fragen zu den Aussagen der damaligen Zeit über die Wirkung der Chinarinde hatte. Er nahm es nicht einfach so hin, sondern stellte Fragen, war neugierig. Man sollte also nie aufhören zu fragen, dies ist ein weiterer Grundsatz. *Hahnemann* prüfte auch *Mercurius*, Quecksilber, weil es zur Behandlung der Syphilis-Erkrankung eingesetzt wurde, und fragte sich, welche Symptome potenziertes *Mercurius* erzeugen würde. Er potenzierte und prüfte auch *Lycopodium. Lycopodium*, weil inert, erfüllte gute Trägervoraussetzungen in Pillen für giftige Substanzen wie Digitalis usw. Die Menschen nahmen damals dadurch viel *Lycopodium* zu sich. Nun fragte sich *Hahnemann*: Welche Symptome entstehen durch potenziertes *Lycopodium*? Zusammenfassend kann man sagen, dass er auf die Themen, Bedingungen, Gifte, Verunreinigungen der damaligen Zeit schaute. Daher fragte ich mich, ganz in der Tradition *Hahnemanns*, im Geist des „Organon", in den Anfängen der 1990er-Jahre: „Was ist in dieser Zeit von Bedeutung?" „Was schädigt den Menschen, macht ihm Probleme?" Damals war die zerstörte Ozonschicht ein großes Thema. *Ozon* reicherte sich auf der

Erde an und vergiftete die Menschen, machte sie krank. Die materielle Bedeutung konnte ich verstehen, aber was ist die geistige Energie hinter *Ozon*? Das habe ich versucht herauszufinden.

*Daraus wurde ein Buch, und es folgten weitere ...*

So ging ich den Weg weiter. Nach ein, zwei Jahren fragte ich mich: „Was ist jetzt die Zeit-Qualität?“ Es begegneten mir Patienten, die wegen manischer Depression mit *Lithium*-Salzen behandelt wurden. *Lithium*-Salze wurden erst nach dem Zweiten Weltkrieg in der Medizin eingesetzt. Ich erlebte auch die Nebenwirkungen an den Patienten durch die Behandlung mit diesen Salzen. Damals war *Lithium* in der Homöopathie nicht wirklich erforscht, also wollte ich herausfinden, was der Geist in potenziertem *Lithium carbonicum* uns erzählen konnte.

Als ich mich vor vielen Jahren mit *Hahnemanns* Herstellung der Arznei *Causticum* beschäftigte, war ich erstaunt, welch alchemistischer Prozess hinter *Causticum* steckte. Nun begab ich mich auf die Suche nach einer Substanz, die durch einen alchemistischen Prozess gegangen ist. Mit dem Apotheker entschieden wir uns für die Verreibung eines Räucherholzes, nämlich des edelsten Räucherholzes der Welt, des Adlerholzes, in der Tradition der Sufis „Oud“ genannt. Die Verreibung fand im Augenblick des Verglühens des Holzes statt. Es ging nicht um die Potenzierung des verbrannten Holzes, sondern um den alchemistischen Prozess selbst, in dem Augenblick, als aus dem Holz der Duft frei wurde, der zu den Kostbarkeiten der Räucherzeremonien gehört. Die homöopathische Prüfung nun zeigte uns auf, wie die Arznei *Ligum Aquilaria Agallocha* für den heutigen Patienten wertvoll sein könnte.

„Alles wird immer im Leben gespiegelt, darauf kann man vertrauen.“

Eine wesentliche Prüfung war auch noch die Prüfung der Kauri-Schnecke (*Cypraea*) im Jahr 2000, als es um die Diskussion vom Wechsel der DM hin zum Euro ging. Wie war dieses Geld-Phänomen zu verstehen? So wollte ich mich mit einem Ur-Geld beschäftigen. Dieses Ur-Geld war die Kauri-Schnecke, eine Art Tauschgeld. So fand – was ich später entdeckte – zum selben Zeitpunkt (zeitliche Synchronizität) noch eine Ausstellung im Museum „Natur und Mensch“ in München mit dem Titel: „Wollt Ihr Euros oder Kauris?“ statt. Das war die „Qualität der Zeit“. So wird immer alles im Leben „gespiegelt“, darauf kann man vertrauen.
Meine letzte Prüfung war 2009 die Prüfung des *Turmalins*, des Edelsteins des Regenbogens. Die Entscheidung für dieses Mittel hatte verschiedene Gründe. Ein Grund war meine Beschäftigung mit *Goethes* „Märchen“, eine nicht leicht zu verstehende Erzählung. *Goethe* spricht

von einer neuen Zeit und schreibt von der Jahrtausendwende, vom Brückenbau zur Jahrtausendwende. Nun gab es zu *Goethes* Zeit gar keine Jahrtausendwende, was meinte er wohl? Meinte *Goethe* vielleicht den Übergang in das 21. Jahrhundert? *Goethe* schreibt von Edelsteinen, denn sie bauen die Brücke hin zur neuen Welt.

Der Apotheker der Enzian-Apotheke in München, *Walter Schmitt*, brachte mich auf den *Turmalin*. In all den Jahren und mit all meinen „Versuchen", die Tradition der alten Homöopathen weiterzuführen und unsere Materia Medica durch neue Arzneien zu erweitern, stand mir *Walter Schmitt* als Apotheker und beständiger Freund zur Seite. Auch diese Anweisung gab *Hahnemann*: Alle Verreibungen und Verschüttelungen mit den Erfahrungen eines Apothekers zu bereichern. Im *Turmalin*, dem Edelstein des Regenbogens, ist das Licht eingesperrt. Die Farben des Regenbogens sind im Inneren versteckt. Der *Turmalin* ist aufgrund seiner verschiedenen chemischen Elemente das komplexeste Mineral der Erde. Er formt mit seinen vielen Farben einzigartige Naturkunstwerke. *Turmaline* haben einen Bezug zum Licht des Erdinnern. Man hatte erst Anfang des vergangenen Jahrhunderts die entsprechenden Werkzeuge zur Verfügung, um den Stein zu schneiden. Damit kam erst vor 100 Jahren das Licht zum Vorschein, und der Stein gewann an Bedeutung und an Wert. Durch eine Verreibung und Verschüttelung des Steines und die folgenden Berichte und Erlebnisse der Probanden mit der potenzierten Arznei erfuhr ich viel über den „Geist" der Edelsteine. Sie bringen versteckte oder verborgene Anteile des Unbewussten ans Tageslicht, da die Erkenntnisse der heutigen Zeit noch tiefere Prozesse ermöglichen.

## Das Erbe Hahnemanns

*Hahnemann* gab den Impuls *„dieses nach außen reflectirende Bild des innern Wesens der Krankheit, d. i. des Leidens der Lebenskraft ..."* („Organon" Paragraph 7) zu erkennen. Dem sind neben den großen Homöopathen *Allen, Clarke, Kent* noch andere Wissende wie zum Beispiel *Rudolf Steiner, Sigmund Freud, Carl Gustav Jung* gefolgt und haben die Welt mit ihren Erkenntnissen bereichert, sodass wir im 21. Jahrhundert weitere Schritte gehen können, um dem erkrankten Menschen die ihm gemäße Hilfe geben zu können. Durch *Hahnemann* mit seinem „Organon" wurden diese Wege initiiert.

Zusammenfassend kann ich sagen: Ich führe gerne unsere Tradition im Geiste *Hahnemanns* weiter, inspiriert durch die erweiterten Erkenntnisse der Homöopathen der vergangenen Jahrhunderte nach *Hahnemann* und der kreativen Homöopathen unserer Zeit, die die Homöopathie zu dem geführt haben, wo wir heute stehen: im Zeitgeist des Augenblicks. Das Erbe *Hahnemanns* habe ich ganz bewusst und mit viel Freude und Liebe angetreten.

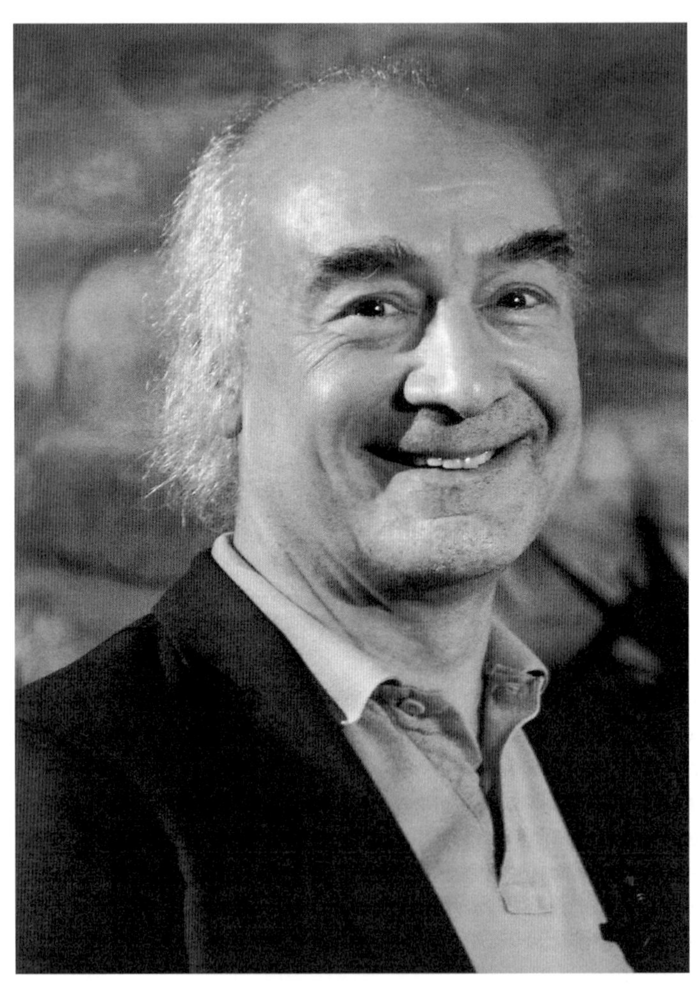

Dr. Jan Scholten

# Die Systematik in der Homöopathie

## Interview mit Dr. Jan Scholten

Dr. med. Jan Scholten (Niederlande) ist einer der führenden Homöopathen unserer Zeit und hat durch sein einmaliges Talent, in Systemen zu denken, die moderne Entwicklung der Homöopathie maßgeblich geprägt. Seine bahnbrechenden Entdeckungen im Bereich des Periodensystems und der Pflanzenfamilien machen aus ihm einen wahren Pionier.

Auf der Basis des „Periodischen Systems der Elemente" des russischen Chemikers Dmitri Mendelejew entwickelte Jan Scholten seine Elementen-Theorie, die die Beziehung zwischen den Elementen des Periodensystems und homöopathischen Arzneimitteln darlegt. In der gleichen Reihenfolge wie die Elemente im Periodensystem werden alle mineralischen Mittel der Homöopathie durch Serien und Stadien erfassbar gemacht. Aus ihrer Position im Periodensystem heraus erkannte Jan Scholten die Themen der einzelnen Arzneien – entsprechend der menschlichen Entwicklungsstadien von der Geburt bis zum Tod – und legte damit den Grundstein für die homöopathische Interpretation des Periodensystems. Sein System bietet ein enormes Potenzial für treffsichere Verschreibungen.

In einer großartigen Denkarbeit hat Dr. Scholten Jahre später die Struktur des Periodensystems auf Pflanzen übertragen, um diese systematisch zu klassifizieren. Während heute Scholtens Elementen-Theorie ganz selbstverständlich von vielen Homöopathen angewendet und somit in deren Verschreibung integriert wird, ist das Pflanzensystem noch im Begriff, sich in der Praxis zu bewähren.

Jan Scholten ist es ein großes Anliegen, sich mit Arzneien bzw. Arzneigruppen auseinanderzusetzen, die dem Zeitgeist entsprechen, wie beispielsweise den Lanthaniden. Jedes Jahr begibt er sich auf eine weite Reise in entfernte Teile des Erdballs wie zum Beispiel Madagaskar, wo er in ausgewählten Homöopathen-Gruppen zwei, drei Wochen lang Arzneimittel aus Substanzen, die dort vorkommen, verreibt.

Seit mehr als 40 Jahren widmet sich der Arzt, Chemiker und Philosoph Jan Scholten der homöopathischen Forschung und Verreibung. Mit großer Akribie und gleichzeitiger Leichtigkeit prüft er seine Ideen bis auf den Grund. Er hat die Fähigkeit, das neu Entdeckte auch wieder infrage zu stellen und gegebenenfalls zu bestätigen oder zu verwerfen. Sein Fleiß und seine Demut berühren sowohl seine Kollegen als auch die Studenten, die mit ihm in Kontakt kommen. Last but not least besitzt er die innere Größe, die Arbeitsweise bzw. die Konzepte seiner homöopathischen Kollegen anzuerkennen und für sich stehen zu lassen.

Er ist als Denker und Entwickler seiner Zeit weit voraus.

*Herr Dr. Scholten, in den letzten 20 Jahren hat sich die Verschreibungsart und -tiefe in der Homöopathie sehr verändert. Ihr Name steht für die homöopathische Interpretation des Periodensystems. Darin sind Sie Pionier und legten somit einen Meilenstein im Verständnis der mineralischen Arzneien. Wie kamen Sie dazu?*

Das kann ich nicht so eindeutig sagen, es hat sich allmählich entwickelt. Fragt man sich, was das Wesentliche eines Mittels ist und ob man es mit anderen Mitteln vergleichen kann, kommt man automatisch in die Einordnung der Naturreiche, und diese sind wichtig für die Homöopathie. Man fängt an zu suchen, zum Beispiel: Gibt es Ähnlichkeiten zwischen *Calcium* und *Kalium*? Und Unterschiede? So kommt man ganz von selbst auf das Periodensystem. Das ist die natürliche Einteilung der Elemente in eine Gruppe.

Als Chemiker habe ich immer die Vorstellung, dass das, was chemisch wichtig ist, auch homöopathisch relevant ist und somit eine entsprechende Wirkung haben muss.

„Als Chemiker habe ich die Vorstellung, dass das, was chemisch wichtig ist, auch homöopathisch relevant ist."

## Pionierarbeit – Die homöopathische Interpretation der chemischen Elemente

*Es gibt im Periodensystem sieben Reihen und achtzehn Spalten. Wie kamen Sie auf die Idee, die Reihen mit bestimmten Lebensthemen zu assoziieren und die Spalten so einzuteilen, wie wir sie heute verwenden?*

Die Reihen ergeben sich aus dem Periodensystem heraus – aus der Natur. Sie gibt das vor. Was die Themen angeht, sind sie mir erst allmählich klar geworden. Zuerst hatte ich die *Gold*- und *Silberserie*, also die fünfte und sechste Reihe, entdeckt. Langsam wurde mir immer deutlicher, dass in diesen Reihen bestimmte Themen sichtbar waren: bei der *Silberserie* das Thema der Darstellung, der Kreativität und bei der *Goldserie* das Thema der Schwere, des Leiter-, Führerseins. Das konnte ich erkennen. Aber natürlich tauchten auch Probleme auf. So fragte ich mich am Anfang: „*Barium* hat keine Leiterfunktion, obwohl es in der *Goldserie* steht. Wie kann ich also dieses Mittel verstehen?" So ergaben sich Fragezeichen, die ich erst später, als ich die Idee über die

Stadien bekam, lösen konnte. Und dann habe ich mir gedacht: „Jetzt passt es wieder!" In *Barium* ist nämlich auch das Thema des Leiterseins vorhanden, nur ist es hier die Verneinung davon. So ist *Barium* zwar kein Anführer, aber es passt trotzdem in die Reihe, weil es eine Führerrolle ablehnt. Es hat eine Weile gedauert, bis ich das begriffen hatte.

Mit den Stadien ging es ebenfalls so. Es war ein Einfall und dann wurden die Gedanken immer klarer. Die Stadien sind wie ein Hoch- und Heruntergehen. Das kam ganz natürlich und war schön zu begreifen. Ich hatte das Gefühl: „Das ist es!" Es war ein richtig euphorisches Gefühl, weil die Antwort so einfach war. Aber sie kam erst nach langer Beschäftigung damit.

## Die sieben Reihen: Sieben Lebensabschnitte und -prozesse

*Könnten Sie bitte die Bedeutung der sieben Reihen genauer erklären?*

Die Reihen sind Lebensthemen. Sie geben die Entwicklung des ganzen Lebens wieder – von der Zeugung bis zum Tod. Die erste Reihe ist die *Wasserstoffserie* (mit *Hydrogenium* und *Helium*). Sie entspricht der Zeit vor der Geburt. Das Thema ist Sein oder Nichtsein, an der Welt teilnehmen oder nicht, das heißt sich inkarnieren oder nicht. Die zweite Reihe ist die *Kohlenstoffserie* (von *Lithium* bis *Neon*) mit dem Kohlenstoff (*Carbon*) als zentralem Atom. Sie entspricht der Kindheit und der Frage: „Wer bin ich?" Das Kleinkind lernt zu unterscheiden zwischen „ich" und den anderen. Es geht also in dieser Serie um die Entwicklung der Individualität.

„Die Reihen sind Lebensthemen. Sie geben die Entwicklung des ganzen Lebens wieder – von der Zeugung bis zum Tod."

Die dritte Reihe ist die *Siliciumserie* (von *Natrium* bis *Argon*), benannt nach dem zentralen Atom *Silicium.* Sie steht im Zusammenhang mit dem Teenageralter. Hier geht es um Beziehungen in erster Linie mit der Familie, aber später auch mit anderen.

Bei der vierten Reihe, der *Eisenserie* (von *Kalium* bis *Krypton*), geht es um Arbeit und Aufgabe. Eisen (*Ferrum*) ist zwar nicht das zentrale Atom, aber das bekannteste Element dieser Reihe. Hier geht es um den zweiten Teil der Pubertät und das frühe Erwachsenenalter. Während dieser Zeit nimmt man über das Studium oder die Arbeit seinen Platz in der Gesellschaft ein und lernt, eine Aufgabe zu erfüllen.

Die fünfte Reihe ist die *Silberserie* (von *Rubidium* bis *Xenon*), benannt nach dem bekanntesten Metall dieser Reihe, dem Silber (*Argentum*). Sie entspricht dem mittleren Lebensalter, wenn man seine Aufgaben aus eigenem Antrieb und mit eigenen Ideen und Kreativität führt.

Die sechste Reihe ist die *Goldserie* (von *Caesium* bis *Radon*) mit Gold (*Aurum*) als dem bekanntesten Metall in dieser Reihe. Das zentrale Thema ist Macht, Führung, Verantwortung und die dazu gehörende Lebensphase ist die des reifen Alters.

Schließlich kommt die siebte Reihe, die *Uranserie* (von *Francium* bis *Plutonium*), genannt nach *Uranium*, dem bekanntesten Element der sogenannten *Aktiniden*. Die Reihe entspricht den alten weisen Menschen, deren Macht aus der Tiefe kommt und die im Verborgenen die Menschheit beeinflussen und steuern.

Das war jetzt eine grobe Zusammenfassung der verschiedenen Reihen und ihrer Bedeutung. Wie gesagt, es fing mit Ideen an, die immer präziser und klarer wurden.

Die Schwere und Leiterfunktion der *Goldserie* war bereits am Anfang deutlich. Die Performance, das Etwas-schaffen-Wollen der *Silberserie* war auch ganz deutlich, aber dann habe ich mich immer gefragt: „Was enthält diese Serie noch?“ Im Allgemeinen fängt man in der Homöopathie mit dem an, was sich nach außen zeigt, also mit den Beschwerden, den Symptomen. Dann sucht man nach dem eigentlichen Thema, das dahinter steht, das aber schwerer zu begreifen ist. So habe ich in der *Silberserie* zuerst die Themen „Gedanken, Ideen, Wissenschaft und Kunst“ gesehen und erst dann verstanden, dass damit immer ein Nach-außen-bringen-Müssen verbunden ist. Somit ist der Auftritt, die Performance nur ein Ausdruck, aber nicht der Grund.

In der *Eisenserie* habe ich zuerst das Thema der Pflicht und der Arbeit erkannt. Aber dann wusste ich nicht, wie sich die Lebensthemen und -abschnitte auf die drei oberen Reihen übertragen ließen. Das Periodensystem ist ein so präzises System, sodass die Serienthemen auch für die oberen Reihen Anwendung finden sollten. Auf diese Weise wurde es auch für die dritte Reihe, die *Siliciumserie*, ziemlich schnell deutlich, dass sie mit Beziehungen und Familienmitgliedern zu tun hatte. *Muriaticum* hat mit Mutterschaft, *Sulphur* mit Partnerschaft, *Phosphorus* mit Geschwistern und Freunden, *Silicium* mit Vaterschaft und *Natrium* mit Beziehungen zu tun.

Was aber viel schwieriger war, war die zweite Reihe, also die *Kohlenstoffserie*. Am Anfang hatte ich noch nicht den Einfall, dass die Reihen die ganze Lebensentwicklung wiedergeben. Also habe ich mich gefragt, was das Wesen von *Carbon*, dem Kohlenstoff, in der Homöopathie ist. Es hat eine Weile gedauert, bis ich herausgefunden habe, dass das gemeinsame Thema der Elemente der ersten Reihe das „Ich“, die

Entwicklung des Individuums ist. Später kam dann das Thema der Kindheit dazu – und alles passte zusammen.

## Die achtzehn Stadien – vom Aufstieg zum Verfall

*Das Verstehen der Reihen als Entwicklungs- und Werdeprozess – sozusagen als Lebensprozess – ist die eine Seite des Periodensystems. Dazu kommen achtzehn Spalten. Können Sie diese bitte erklären?*

Die Interpretation der achtzehn Spalten war ein schwierigerer Prozess. Von vielen Reihen kannten wir nur wenige Mittel. Von der *Goldserie* kannten wir *Platinum, Aurum, Mercurius* und *Plumbum.* In der *Silberserie* hatten wir noch weniger Mittel: *Palladium, Argentum, Cadmium* und *Strontium.* Ich habe mich viel mit dem Periodensystem beschäftigt und habe es lange in mich einwirken lassen, bis mir plötzlich diese Idee kam: Die Stadien stellen die Entwicklung vom Wachstum bis zum Untergang innerhalb der Serien dar. Ich hatte ein Gefühl von Stimmigkeit. Es war eine Art von Wissen, das man nicht erklären kann, aber man fühlt es, man spürt es.

Dann musste ich alles richtig einordnen. Zunächst habe ich versucht, die Lösung anhand von Fallvergleichen zu finden, und allmählich wurde mir deutlich, wie alles funktioniert.

„Die Stadien stellen die Entwicklung vom Wachstum bis zum Untergang innerhalb der Serien dar."

Das *Stadium 10* entspricht der Mitte. Es ist der Höhepunkt. Von da aus lassen sich die anderen Stadien herleiten.

Im *Stadium 1* (Anfang) ist man ganz zu Beginn eines Entwicklungsprozesses. Man weiß noch nicht genau, was man tun will, aber man ergreift die Initiative. Im *Stadium 2* (Bewerten) wägt man ab, was man tun will. Hier fragt man sich, worum es überhaupt geht. Im *Stadium 3* (Vergleichen) fängt man an zu suchen und fragt sich, wofür man sich entscheiden soll. Man sucht nach seinen Talenten und den Möglichkeiten, um sie zu verwirklichen. Im *Stadium 4* (Gründen) entschließt man sich wirklich, etwas zu tun und beginnt mit der Planung. Im *Stadium 5* (Vorbereiten) fragt man sich, wie man am besten seine Pläne umsetzen kann und welche Fähigkeiten einem zur Verfügung stehen. Im *Stadium 6* (Beweisen) stellt man sich der Herausforderung mit der Einstellung: „Wie immer es auch ausgeht, ich muss es tun." Im Stadium 6 hat man etwas gelernt und im *Stadium 7* (Üben) muss man durch Übung das Gelernte erweitern. Im *Stadium 8* (Durchsetzen) muss alles zusammengebracht und etwas aufgebaut werden, um es richtig zum Erfolg zu führen. Im *Stadium 9* (Realisieren) ist es der letzte Schritt, es fehlt nur noch die Unterschrift oder das Diplom. Und wenn das erreicht ist, sind wir im *Stadium 10* (Gipfel) angelangt, im Erfolg, auf dem Höhepunkt. Im *Stadium 11* (Konservieren) muss das Erreichte erhalten werden. Im *Stadium 12* (Verteidigen) möchte man das Erreichte weiter behalten, aber es wird zunehmend schwierig, weil alle Faktoren, die es zerstören können, bereits vorhanden sind und es führt zu Uneinigkeiten und Streit. Im *Stadium 13* (Reduzieren) kann man nicht mehr mitgehen. Man hat immer noch Streit und muss sich zurückziehen. Im *Stadium 14* (Gleichgültigkeit) muss man sich ganz zurückziehen. Man kann nicht mehr streiten, man ist zu schwach, um weiter zu kämpfen. Man hat die Sache nicht mehr in der Hand und kann eigentlich nicht mehr viel tun. Im *Stadium 15* (Verlust) ist es dann das Ende. Alles, was man aufgebaut hat, muss aufgegeben werden. Im *Stadium 16* (Erinnerung) hat man alles verloren, es bleiben nur noch Erinnerungen. Im *Stadium 17* (Loslassen) muss man endgültig alles aufgeben, was sehr schwerfällt. Aber wenn man es getan hat, dann kommt die Ruhe.

Und hier sind wir im *Stadium 18* (Ruhe) angelangt. Es ist das Stadium des Endes einer Serie und gleichzeitig das Stadium der Pause, bevor ein neuer Zyklus beginnt.

Also um es zusammenzufassen: Die achtzehn Spalten sind Stadien in einem Zyklus. Der Zyklus reicht vom Anfangen und Errichten eines Projektes zum Erfolg und Gelingen bis hin zum Verfall und Abbruch. Er beschreibt gleichsam den Aufgang, den Erfolg und den Untergang eines Landes, eines Unternehmens oder dergleichen. Jedes der achtzehn Stadien entspricht einer Stufe vom Aufstieg zum Verfall über den Gipfel.

„Der Achtzehn-Stadien-Zyklus reicht vom Errichten eines Projektes zum Erfolg bis hin zum Abbruch."

Die Stadien sind prinzipiell für die verschiedenen Serien gleich, aber man muss darauf achten, dass die ersten Serien weniger Stadien haben als die letzten. Betrachten wir die ersten Serien mit zwei oder acht Stadien, so kommen stets mehr dazu, bis zu achtzehn Stadien in den späteren Serien. Es ist, als ob die Entwicklung in den späteren Serien immer differenzierter wird.

## Differenziertere Verschreibung

*Es braucht ziemlich viel Erfahrung, die Reihen und Spalten richtig zu bestimmen. Jetzt gehen Sie aber noch einen Schritt weiter und verbinden die Mittel, wie zum Beispiel Natrium silicatum. Selten verordnen Sie heute noch einzelne Substanzen.*

Auch „große Mittel“ wie *Sulphur* oder *Phosphorus* passen in das ganze System, sie stellen keinen Widerspruch dar. Aber natürlich hat sich meine Auffassung im Laufe meiner Entdeckungen geändert. Nach meiner Erfahrung ist der Anwendungsbereich der Polychreste so, wie wir sie kennen, viel zu ausgedehnt. In der Vergangenheit erwartete man von ihnen, dass sie alle möglichen Probleme abdecken, die aber zu anderen Mitteln gehört hätten, welche wir aber noch nicht kannten. Die Polychreste sind viel zu groß, zu viel wird reingepackt, was nicht dazugehört. Deshalb verschreibe ich fast keine Polychreste mehr. *Sulphur* zum Beispiel verschreibe ich nur noch selten, dafür aber viele *Sulphur*-Verbindungen wie *Aurum sulphuricum, Argentum sulphuricum* oder unter den Lanthaniden *Lanthanum sulphuricum, Neodymium sulphuricum.* Ich denke, dass wir in der Vergangenheit viele Fälle mit *Sulphur* behandelt haben, die ein anderes Mittel erfordert hätten. Es hat vielleicht gewirkt, aber nicht so gut, nicht in der Tiefe, bis alle Symptome verschwinden.

„Eine Heilung bedeutet für mich, dass das Problem sich in Nichts auflöst. Es besteht nicht mehr.“

*Mit den Themen des Periodensystems zu arbeiten, ermöglicht es, viel tiefer und viel differenzierter zu verordnen!*

Ja, es ist viel differenzierter. Und wenn man das richtige Mittel gibt, geht es ganz tief.

*Was bedeutet Heilung für Sie im Vergleich zu vor 20 Jahren?*

Die Bedeutung ist die Gleiche, aber ich hatte am Anfang meiner Praxis wenig Erfolg, weil ich damals nicht haargenau das richtige Mittel verordnen konnte. Auch wenn die Patienten zufrieden waren, war ich es nicht. Ich empfand, dass es keine richtige Heilung war.

Eine Heilung bedeutet für mich, dass das Problem sich in Nichts auflöst. Es besteht nicht mehr. Die Patienten vergessen, dass sie es hatten, und wenn man sie nach ein bis zwei Jahren in der Konsultation fragt: „Können Sie das noch mal erzählen, wie das alles war?“, dann antworten sie: „Das weiß ich nicht mehr, lesen Sie mal vor – hatte ich das?“ So ist das Problem auch in der Erinnerung zu einem großen Teil verschwunden. Das ist Heilung.

## Ein Freigeist im Dienst der homöopathischen Forschung

*Jan Scholten, Sie sind Wissenschaftler, genauer gesagt Chemiker, Philosoph und Arzt. Wie sind Sie zur Homöopathie gekommen?*

Eigentlich war es mehr oder weniger Zufall. Nachdem ich mit meinem Medizinstudium fertig war, habe ich überlegt, was ich noch tun könnte. Ich zog in Erwägung, Psychiatrie zu studieren, aber das Studium hatte fünf Jahre Wartezeit. Hausarzt zu werden fand ich auch schön, zumal es eine Wartezeit von nur einem halben Jahr hatte. Ich überlegte, mich bis zum Beginn der Ausbildung der Alternativmedizin zuzuwenden. Während des Studiums waren in mir Zweifel an der herkömmlichen Medizin hochgekommen. Ich fragte mich: „Ist es richtig, wie die Ärzte dort so vorgehen?"

Ich kann mich noch erinnern, dass ich mich während des Studiums eine Weile mit Onkologie beschäftigen musste, weil es Teil des Lehrprogramms war. „Kann man wirklich mit Chemotherapie heilen?", fragte ich mich. Nachdem ich Onkologen die Frage gestellt hatte: „Wenn du selbst Krebs hättest, würdest du dich einer Chemotherapie unterziehen?", antworteten die meisten von ihnen: „Nein, ich denke nicht." Das entsprach meinem Gefühl und der Gewissheit, dass ich eine solche Therapie weder bei mir noch bei meinen Familienmitgliedern einsetzen würde. Ich stellte zudem fest, dass die Arbeit in einem Krankenhaus für mich nicht geeignet war. Das passte einfach nicht zu mir. „Als Hausarzt wiederum könnte ich mehr Menschen begleiten", dachte ich. „Und dieses halbe Jahr Freizeit würde mir die Gelegenheit geben, mich mit Akupunktur, Kräuterheilkunde und Homöopathie zu beschäftigen." Ich fing zunächst mit dem Studium der Akupunktur an, weil ich dachte, sie hat mehr mit Medizin zu tun als die Homöopathie, die für mich eher vage und keine richtige Medizin war. Aber dann, als ich mich der Homöopathie zuwandte und Fälle von Menschen las, deren Beschwerden sich nach der Einnahme eines homöopathischen Mittels besserten und die sich 20 Jahre jünger fühlten, erkannte ich: „Wenn das möglich ist, dann ist es wahre Heilkunst! Ich möchte als Arzt auf diese Art und Weise heilen und nicht Symptome unterdrücken." Trotz anfänglicher Zweifel entschied ich mich, diese Heilmethode gründlich zu studieren.

Als das halbe Jahr Wartezeit vorüber war, bekam ich einen Anruf, dass ich mit der Hausarztausbildung beginnen könnte. Aber dann zögerte ich, bis es für mich ganz klar wurde: „Ich möchte nur Homöopathie machen!" So ist es gekommen.

*Bei wem haben Sie gelernt?*

Es gab in Holland eine homöopathische Schule für Ärzte. Wir hatten auch noch einige Homöopathen aus der alten Generation als Lehrer. Ich kann mich noch an Herrn *Vrijlandt* erinnern, einen Homöopathen, der nur in Holland bekannt war. Er war über neunzig und behandelte noch Patienten, zwar nicht mehr viele, aber er lebte für die Homöopathie. Es war schön!

*Was hat Sie damals an der Homöopathie fasziniert, das Sie heute noch fasziniert?*

Sie induziert die richtige Heilung! Und natürlich auch später hat mich das System interessiert, um verstehen zu können, woher die Krankheiten kommen. Eigentlich trägt die Homöopathie zu mehr Verständnis bei. Sie hilft zu verstehen, wie Menschen wirken, was die Probleme sind, wie diese sich auf den Körper auswirken. Das Schöne an dieser Heilkunst ist, dass Körper und Seele nicht getrennt sind, im Gegensatz zur konventionellen Medizin, die sie als zwei verschiedene Ebenen betrachtet, die nichts miteinander zu tun haben. In der herkömmlichen Medizin hat die Seele sogar keinen Platz mehr. In der Homöopathie dagegen wirken beide zusammen und beeinflussen sich gegenseitig. So wird der Mensch wieder ein Ganzes, eine Einheit.

„Homöopathie induziert die richtige Heilung. Der Mensch wird wieder ein Ganzes, eine Einheit."

*Vor Ihrem Medizinstudium haben Sie Chemie und Philosophie studiert. Inwieweit haben diese beiden Fächer Sie beeinflusst?*

Es ist schwer zu sagen. Eigentlich war ich mein ganzes Leben auf der Suche. Fünfzehn Jahre lang habe ich verschiedene Fachbereiche studiert, ohne zu wissen, was und wohin ich wollte. Dann kam die Homöopathie, und auf einmal war mir klar: „Das ist, was ich machen muss!"

*Ihr Chemiestudium war aber sicherlich ein Antrieb, später über das Periodensystem der Elemente zu forschen und Ihr Modell zu entwickeln. Hätten Sie ohne diese chemischen Kenntnisse trotzdem die homöopathische Theorie der Elemente entwickelt?*

Ich hätte es auch getan. Für das von mir später entwickelte Pflanzensystem habe ich ja auch keine Botanik studiert.

*Aber Ihre systematische Klassifikation des Pflanzenreiches war die Folge Ihrer Entdeckungen über die homöopathische Anwendung der Elemente des Periodensystems.*

Wie ich mich selbst wahrnehme, habe ich grundsätzlich eine Art wissenschaftlicher Haltung. Ich hätte also die Theorie der Elemente auch ohne Chemiestudium entwickelt. Eigentlich hat mich meine Haltung zur Chemie und Philosophie geführt, und nicht umgekehrt.

Bestimmt haben diese beiden Bereiche meine Forschungen beeinflusst, aber ich habe mich nicht als einen Chemiker oder einen Philosophen gesehen, sondern viel mehr als einen „homo universales". Ich hatte Freunde, die Soziologie und Pädagogik studierten, und las auch ihre Bücher. Auch *C. G. Jung* und *Sigmund Freud* gehörten zu meinen Lektüren. Ich habe eigentlich immer alles studiert.

*War der bekannte belgische Homöopath Alfons Geukens einer Ihrer Lehrer?*

Ich habe an vielen seiner Seminare teilgenommen. Drei Jahre lang gab er in Holland fünf Seminare im Jahr, die von vielen Homöopathen besucht wurden. *Geukens* hat eine große Rolle gespielt. Er hat sogar die Homöopathie von *Georgos Vithoulkas* nach Holland gebracht und Seminare von ihm in Belgien organisiert, wo ich auch war. Er hat mich also sehr beeinflusst.

„Georgos Vithoulkas gab mir mit den Essenzen der homöopathischen Mittel als Erster das Gefühl, Mittel in ihrem Kern zu verstehen."

*Haben Sie auch bei Georgos Vithoulkas gelernt?*

Ja, er war ein wichtiger Teil meines homöopathischen Weges. Seine Lehre entsprach der nächsten Stufe auf diesem Weg. Die erste war das Lernen der homöopathischen Gesetze und der Repertorisation. Dazu kam die Verfeinerung der Repertorisationskunst durch die akribische Arbeit von *Jost Künzli* und seinen Ergänzungen. Schließlich gab mir *Georgos Vithoulkas* mit den Essenzen der homöopathischen Mittel als Erster das Gefühl, Mittel in ihrem Kern zu verstehen, anstatt nur Listen von Symptomen zu lernen. Seine Lehre hat mich sehr beeinflusst und begeistert. Seine Entdeckungen stellen prinzipiell einen großen Meilenstein in der Entwicklung der Homöopathie dar.

## Das Hauptproblem einkreisen

*Auch Sie haben Meilensteine in der Geschichte der modernen Homöopathie gesetzt! Erstens mit der Verwendung der Elemente des Periodensystems in der Homöopathie, die heute für viele Homöopathen in ihrer Praxis nicht mehr wegzudenken ist. Dann mit der Entdeckung der Lanthanide als homöopathische Mittel und schließlich mit der umfangreichen wissenschaftlichen Klassifikation der homöopathischen Pflanzenmittel. Jetzt konkret: Wie gehen Sie bei einer Erstanamnese vor?*

Meistens fange ich mit der Hauptbeschwerde an, selbstverständlich unter der Berücksichtigung der Modalitäten, also was bessert, was verschlimmert das Symptom? Dann folgen die Fragen: „Was ist passiert, als die Beschwerde aufgetaucht ist? Wann hat es angefangen und was passierte im Leben des Patienten zu diesem Zeitpunkt? Welche Probleme hatte er? Welche Sorgen?“ In achtzig Prozent der Fälle tauchen die Symptome direkt nach dem Erscheinen des Problems auf.

Die Situation, in der eine Krankheit entstanden ist, ist grundsätzlich sehr wichtig, um den Kranken und die Krankheit verstehen zu können. Es ist sehr effizient, die Mittel mit den Entstehungsumständen zu verbinden. Ausgehend vom Problem kann man dann das Mittel verschreiben. Es kann schnell gehen und man kann eigentlich innerhalb von fünfzehn Minuten das richtige Mittel finden. Es gibt jedoch Fälle, bei denen die Patienten nicht mehr genau wissen, wann das Problem aufgetaucht ist. Ebenfalls bei angeborenen Krankheiten bei Kindern ist es schwieriger.

„Alle Beschwerden, alle körperlichen Krankheiten sind ein Ausdruck von seelischen Problemen. Die Seele formt den Körper und nicht umgekehrt.“

Aber prinzipiell ist es ganz einfach: Die wichtigsten Fragen kreisen die folgenden Punkte ein: Wo befinden sich die Beschwerden? Woher stammen sie? Was ist das Hauptproblem? Was kann der Patient nicht verarbeiten? Meiner Meinung nach sind alle Beschwerden, alle körperlichen Krankheiten ein Ausdruck von seelischen Problemen. Die Seele formt den Körper, und nicht umgekehrt. In der konventionellen Medizin denkt man, man bekommt eine Krankheit und man wird dann depressiv. Aber ich habe in der Praxis festgestellt, dass es umgekehrt ist: Man ist depressiv, weil man etwas nicht verarbeiten kann, zum Beispiel einen Verlust, und dann meldet sich der Körper. Das sieht man auch im Prozess einer Heilung. Der Heilvorgang findet auf diese Art und Weise statt. Der Körper heilt also nach, er folgt dem inneren Leben des Menschen.

## Heilung heißt loslassen

*Was bedeutet daraus folgernd Krankheit für Sie?*

Ich denke, dass Menschen eine körperliche Krankheit bekommen, wenn sie etwas seelisch nicht verarbeiten können und dann wegstecken. Der Körper drückt es in etwa so aus: „Halt, hier ist etwas. Das kannst du nicht unterdrücken!"

*Hier musst du hinschauen!*

Ja. Aber viele Menschen haben die Neigung, dieses Etwas nicht anschauen zu wollen und zu verdrängen. Dieser negative Teil in der Psyche ist, was *C. G. Jung* den Schatten nennt ...

*... der oftmals nach außen projiziert wird.*

Ja, dann wird das Negative in der Außenwelt gesehen und nicht in sich selbst. Viele Menschen sind sich dessen nicht bewusst. Aber wenn man ihnen das richtige homöopathische Mittel gibt, können sie dann ihre krankmachenden Verhaltensmuster loslassen und sie sind wieder frei. Das ist für mich Heilung. Der Mensch hat die Möglichkeit zur Veränderung, zum Loslassen alter Probleme und zum Kreieren neuer Möglichkeiten. Das ist also die Ebene, wo Krankheiten bewältigt werden können. Heilung heißt also loslassen! Wenn man den homöopathischen Gesetzen folgt, gibt es eigentlich keine theoretischen Grenzen. Sie existieren aber in der Praxis, denn es gibt vieles, was wir nicht heilen können. Aber dann wissen wir warum: Vielleicht liegt es daran, dass wir das richtige Mittel noch nicht gefunden haben oder dass Blockaden vorhanden sind, die in unseren Augen nicht heilbar sind. Eine Blockade spiegelt eine Persönlichkeit wider, was wiederum einem homöopathischen Mittel entspricht. Und wenn man das richtige Mittel verschreibt, kann man beobachten, dass die Blockade verschwindet.

Nach meiner Erfahrung und allem, was ich in meiner langjährigen Praxis beobachten konnte, kann ich jetzt versichern: Je mehr Mittel man kennt und versteht, desto mehr kann man heilen. In der Vergangenheit stellte beispielsweise die Behandlung von Autoimmunkrankheiten ein schwieriges Problem dar. Wir hatten bei unseren Verschreibungen wenig nachhaltige Erfolge. Aber seitdem ich die Lanthanide als homöopathische Mittel einsetze, erlebe ich die Heilung von vielen dieser Fälle.

*Auch von Multipler Sklerose?*

Ja, auch wenn die Behandlung dieser Erkrankung schwieriger ist. Aber andere Autoimmunkrankheiten wie Colitis ulcerosa oder Morbus Crohn sind gut heilbar, ebenso chronische rheumatische Erkrankungen. Irgendwann bin ich zu dem Schluss gekommen, dass die Entwicklung von neuen Mitteln notwendig ist, um besser heilen zu können.

„Irgendwann bin ich zu dem Schluss gekommen, dass die Entwicklung von neuen Mitteln notwendig ist, um besser heilen zu können."

Das hatte ich bereits erkannt, als ich die Seminare von *Georgos Vithoulkas* besuchte. Er präsentierte immer schwierige Fälle. Es kam einmal vor, dass, obwohl ein Homöopath fünfzig Mittel verschrieben hatte, nichts gewirkt hatte. Dann kam *Vithoulkas* durch seine Methode zu einem kleinen Mittel, das er selbst nicht kannte. Und nachdem wir in der Materia Medica die Richtigkeit des Mittels geprüft hatten, konnten wir feststellen, dass alles passte – und das Mittel hat auch die Beschwerden geheilt. Ich habe mich dann gefragt, ob wir vielleicht bei den Fällen, die angeblich unheilbar sind, das richtige Mittel nicht kennen. So habe ich weiter geforscht. Ich war immer der Überzeugung, dass alles, was besonders ist, sich auch durch eine besondere Krankheit ausdrücken muss. Wenn wir dieser besonderen Krankheit in unserer Praxis begegnen, können wir sie nicht heilen, weil wir das passende Mittel noch nicht kennen. Man muss eigentlich alle Mittel entwickeln, um alle Krankheiten heilen zu können. Daraufhin habe ich mit der Erforschung der Lanthanide als homöopathische Mittel angefangen.

„Der Mensch hat die Möglichkeit zum Loslassen alter Probleme und zum Kreieren neuer Möglichkeiten."

## Erkenne dich selbst!

*Wir verdanken Ihrem Pionier- und Forschergeist ausgeklügelte Modelle, die eine große Hilfe in der homöopathischen Praxis darstellen. Was treibt Sie in der Tiefe an?*

Ein großer Teil meiner Suche ist ein Verstehen-Wollen: Ich will verstehen, wie die Welt ist, was es bedeutet, ein Mensch zu sein. Eigentlich will ich mich selbst verstehen, auch in Wechselwirkung mit der Umwelt und anderen Menschen – was ich in meiner Praxis tue. Die Homöopathie ist im Grunde eine Methode, die uns hilft zu verstehen, wie die Welt ist und welche unterschiedlichen Ausdrucksformen es geben kann. Das Schöne ist, dass alles von der Natur vorgegeben ist: die Elemente, die Pflanzen. Ich habe einmal eine Diskussion mit einem Freund, der Psychologe ist, gehabt. Nachdem er mein Buch „Homöopathie und die Elemente“ gelesen hatte, haben wir über mehrere Mittel gesprochen, und er hat versucht zu verstehen, was sie kennzeichnet. Er erkannte: „Die Differenzialdiagnose ist in der Homöopathie viel genauer als in der Psychologie. Hier muss man sehr präzise sein. Es reicht nicht zu sagen, dass man eine Depression hat. Denn Depression ist in der Homöopathie kein Symptom an sich. Es zeigt lediglich an, dass jemand krank ist. Für die Differenzierung ist es unwichtig.“

Im Pflanzenreich ist es genau so: Schaut man alle Pflanzen an, so sind am Anfang mehr oder weniger fast alle gleich, abgesehen von den Bäumen, die sich selbstverständlich von den anderen Pflanzen unterscheiden. Aber die kleinen Pflanzen sind alle auf den ersten Blick ziemlich ähnlich. Dennoch, je mehr man sie studiert, desto mehr erkennt man ein differenzierteres Erscheinungsbild. Ja, ich bin tatsächlich ein Forscher!

*Was, wer inspiriert Sie? Woher schöpfen Sie diese Kraft?*

Vielleicht kann ein anderer es besser sagen als ich. Was ich spüre, ist der starke Antrieb, mich selbst und die Welt zu entdecken. Ich denke, dass die Homöopathie auch etwas für die Welt beitragen kann. Ein Patient, dem ich ein Mittel verschrieben hatte und den ich nach einem Jahr wieder traf, sagte: „Ich bin ein besserer Mensch geworden.“ Meines Erachtens sind alle Menschen gut. Wir alle wollen eigentlich anderen nur Gutes tun und Liebe geben. Das liegt in unserer menschlichen Natur. Aber wir sind in unserer Persönlichkeit oft so gefangen, dass wir mit Ängsten, Zweifeln, Zwängen und mit allen möglichen Reaktionen reagieren und anderen etwas zufügen. Wir sind irritiert und werden aggressiv. Oder wir denken, dass, wenn wir jemandem etwas geben, es missbraucht wird. Durch diese fortwährend negativen Gedanken können wir ihnen nicht mehr freiwillig unsere Wärme und unsere Liebe schenken.

Mithilfe der Homöopathie können wir Menschen wieder näher zu sich selbst und ihrem Inneren bringen und sie zu besseren Menschen machen. Und das macht auch die Welt besser.

„Mithilfe der Homöopathie können wir Menschen wieder näher zu sich selbst und ihrem Inneren bringen.“

*Und das empfinden Sie als Ihre Mission?*

Als einen Teil davon, ja.

*In einem Seminar haben Sie gesagt: „Solange Menschen noch Ziele haben … Die Heiligen haben keine Ziele mehr." Was empfinden Sie als Ihr Ziel in der Homöopathie?*

Als ich mein erstes Buch „Homöopathie und Minerale" geschrieben habe, habe ich eine Meditation darüber gemacht, wie es mit der Homöopathie und meinem Beitrag dazu weitergehen wird. Bereits damals habe ich geahnt, dass das Nächste, was ansteht, die Veröffentlichung eines Buches zum Thema Homöopathie und Pflanzen sein würde. Mit der Theorie der Pflanzen, die ich in diesem Buch beschreibe, öffnet sich das ganze Feld des Pflanzenreiches für die Homöopathie. Wir bekommen dadurch viel mehr Möglichkeiten zum Heilen – wie es auch mit den Mitteln aus dem Periodensystem der Fall war. Alle Minerale sind jetzt verfügbar bzw. verständlich gemacht worden. Man kann sie verstehen, ohne sie vorher verschrieben zu haben. Nehmen wir zum Beispiel *Europium fluoratum*. Auch wenn ein Homöopath dieses Mittel noch nicht kennt, kann er durch die Klassifikation von *Europium* und *Fluor* und mit der dahinterstehenden Theorie der Elemente das Wesen dieses Mittels verstehen und es mit Erfolg verschreiben.

„Alle Minerale sind jetzt verständlich gemacht worden. Man kann sie verstehen, ohne sie vorher verschrieben zu haben."

So geschieht es auch mit den Pflanzen. Allerdings ist das Pflanzenreich vielschichtiger und viel komplexer als das Mineralreich. Hinzu kommt, dass die Verwandtschaften im Pflanzenreich nicht so sicher wie im Mineralreich sind. Aber dank der modernen APG-Klassifikation ist eine viel übersichtlichere Klassifizierung der Pflanzen möglich geworden – im Vergleich zu einer Anordnung nach dem Alphabet, wie es in den meisten Pflanzenbüchern üblich ist. Diese neue Klassifikation verschafft uns einen ähnlichen Überblick wie bei den Arzneien im Periodensystem der Elemente, erkennbar durch Serien und Stadien. Das schafft einen systematischen Zugang zur Auswahl der pflanzlichen Arzneien.

Ich habe meinem Buch den Titel „Wunderbare Pflanzen" gegeben. Denn ich finde Pflanzen wunderbar – wunderbar anzuschauen und zu erleben, wunderbar in ihrer Heilkraft, die sie uns seit frühester Zeit zur Verfügung stellen. Sie sind unsere wahren Heiler!

*Neben der Forschung ist also Heilen Ihr übergeordnetes Ziel?*

Ja, Heilung ist eigentlich die Folge vom Verstehen. Im bekannten indischen Epos *Mahabharata* wird an einer Stelle die Frage gestellt: „Was ist die größte Sünde in der Welt?" Worauf der Prinz antwortet:

„Unverständnis“, also das Nicht-Wissen. Alle Fehler in der Welt sind die Folge von Nicht-gut-Verstehen – nicht gut verstehen, wie die Welt ist, wie man selbst ist. „Erkenne dich selbst!“ – das ist die Grundaufforderung aller traditionellen spirituellen Lehren. Das ist das Erste, was zu tun ist.

*Steht hinter Ihrer Forschung eine religiöse bzw. spirituelle Praxis? Oder folgen Sie einfach Einfällen und führen sie aus?*

Der Meister, der mich am meisten inspiriert, ist *Ramana Maharshi*. Er ermahnt: „Sei, was du bist!“ Das ist eigentlich das Gleiche. „Frag dich nur, wer du bist.“ Das ist das Einzige, was wir tun müssen. Es darf aber nicht theoretisch bleiben, sondern muss erlebt, erfahren werden. Im „Ich“ steckt das Göttliche. Im Bewusstsein dessen, was ich bin, erfahre ich das Göttliche.

„Im Bewusstsein dessen, was ich bin, erfahre ich das Göttliche.“

*Das heißt, Sie führen einen Dialog mit sich selbst?*

Das ist eigentlich kein Dialog, sondern eine Art meditativen Zustands …

## In der Schatzkammer der Erkenntnisse

*Was hilft Ihnen in Ihren Forschungen? Nehmen Sie selbst Mittel ein bzw. behandeln Sie sich selbst?*

Meistens behandle ich mich selbst. Es kann auch passieren, dass ich mich mit anderen Homöopathen austausche. Aber mir selbst Mittel zu verschreiben, hat mir prinzipiell bei meiner Forschung sehr geholfen. Ich habe auch Arzneimittelprüfungen durchgemacht. Um sich selbst zu erkennen, muss man versuchen, sich mit Objektivität zu beobachten.

Auch Patienten gegenüber muss man die gleiche Haltung haben: Man muss objektiv bleiben und den Menschen, der vor uns steht, ohne Vorurteile anschauen, um zu erkennen, was das Hauptproblem ist. Bei sich selbst ist es zwar schwieriger als bei einem Patienten, doch mit Übung und mit der Zeit wird man immer genauer in der Selbstbetrachtung. Das ist eine Art Selbstentdeckung. Hierfür ist die Homöopathie ein gutes Medium.

*Sollten wir nicht als Therapeuten bereits in unserem Leben erfahren haben, was der Patient, der vor uns steht, gerade erlebt? Denn es ist viel schwieriger, jemanden in einem Prozess zu begleiten, den man selbst nicht durchgemacht bzw. wovor man Angst hat.*

Das ist bekannt. Meine Erfahrung mit der Homöopathie ist aber auch, dass man durch das Behandeln von anderen sich selbst entwickelt. Man wird sozusagen dazu gezwungen. Bei jedem Patienten, den man nicht behandeln kann, muss man sich fragen: „Gibt es ein anderes Mittel, das ich noch nicht kenne?" Oder: „Vielleicht verstehe ich den Patienten nicht, weil ich mich selbst nicht verstehen kann, weil ich an dieser Stelle einen blinden Fleck habe?" Der eigene Schatten hindert uns daran, den Patienten richtig zu sehen. Es ist mir passiert, dass ich Patienten hatte, gegen die ich eine Abneigung spürte, zumindest eine Irritation. Ich habe gemerkt, dass es dann sehr schwierig war, sie zu behandeln. Denn solange man eine Abneigung gegen jemanden hegt, sieht man ihn nicht richtig. Man sieht nur das Negative, aber nicht, woher es kommt. Wenn man diese Person aber versteht, kann man sie nur schön finden. Wissen heißt vergeben. Das ist auch der Fall mit den Patienten. Man kann einen nur richtig sehen, wenn man in ihm das Gute erkennt.

„Man kann einen Menschen nur richtig sehen, wenn man in ihm das Gute erkennt."

*Heilung kann im Grunde ohne eine liebende Haltung dem Patienten gegenüber nicht stattfinden. Liebe ist vorurteilsfrei und schafft eine Öffnung.*

Ein mit mir befreundeter Psychotherapeut hat mir gesagt: „Ich habe etwas von dir übernommen, das ist dein ‚Ja, ja – ja, ja'. Du sagst immer: ‚Ja, ja – Ja, ja!' Das wirkt so gut!" Ich hatte vorher darüber nie nachgedacht. Aber als ich mich dabei ertappte, dachte ich: „Oh ja, das drückt ein Akzeptieren dessen, was ist, aus. Man sagt Ja zu dem, was da ist."

*Erlangen Sie Ihre Erkenntnisse durch Rückzug und viel Zeit, wo Sie mit sich selbst sind und die nächsten Schritte entwickeln? Also eine Zeit der Meditation und der Stille?*

Im Zustand der Meditation und in der Stille kann man alles entdecken. Denn die Gedankenwelt hält alle Ausdrucksformen parat, die sich dann nach außen manifestieren. Man kann alles in der Gedankenwelt entdecken, ohne sich irgendwohin zu begeben.

*Man braucht nur zu lauschen und das umzusetzen, was hochkommt.*

Ja, umsetzen und darauf achten, dass man mit seinen eigenen Gedanken nicht in einer bestimmten Richtung geht. Man muss also frei sein und sich auf das Problem fokussieren. Ob es sich um einen Patienten oder um eine Pflanze handelt – man muss seine ganze Aufmerksamkeit auf das Thema richten. Dann irgendwann kommt ein Ergebnis.

„Ob es sich um einen Patienten oder um eine Pflanze handelt – man muss seine ganze Aufmerksamkeit auf das Thema richten."

Ich habe einen schönen und inspirierenden Dokumentarfilm über *Andrew Wiles* gesehen, einen Mathematiker, der den Großen Fermatschen Satz bewiesen hat. 200 Jahre lang konnte keiner das mathematische Rätsel entschlüsseln. Jahrelang war *Andrew Wiles* mit dem Beweis beschäftigt. Jeden Abend ging er in seinen Keller und hat darüber nachgedacht. Der Interviewer hat ihn dann gefragt: „Wie sind Sie denn vorgegangen?" Und *Andrew Wiles* antwortete: „Das ist, als würde man in ein Zimmer gehen, das ganz dunkel ist. Man stolpert über Gegenstände, einige fallen um. Alles geht schief, weil man nicht weiß, wo die Sachen stehen. Aber nach einer Weile macht man sich innerlich ein Bild dessen, was es in diesem Zimmer gibt, und es passieren weniger Unfälle. Mit der Zeit entwickelt man ein noch größeres Gefühl. Und plötzlich, nach einer langen Weile kommt man an den Lichtschalter." Ich dachte mir: „Ja, so ist es. Das ist meine Erfahrung. Man braucht nur das Zimmer zu betreten und am Ende wird man herausfinden, was sich dort befindet."

*Und dann kommt die Orientierung.*

Ja! Und jeder von uns kann es tun. Denn die Gedankenwelt ist frei für jeden.

## Die Lanthanide – „Ich bin mein eigenes Gesetz!"

*Wenden wir uns jetzt der Welt der Lanthanide zu. Mit den Lanthaniden haben Sie eine völlig neue Mittelgruppe entdeckt, die den Arzneischatz der Homöopathie entscheidend bereichert. Was sind Lanthanide und warum sind sie so wichtig für die Homöopathie?*

Die Lanthanide gehören zur *Goldserie*. Sie sind Metalle der Seltenen Erden, aber im Gegensatz zu dem, was diese Bezeichnung suggeriert, kommen sie gar nicht so selten vor. Doch man kann sie nicht sehen, weil sie in anderen Substanzen verborgen und schwer zu isolieren sind.

„Lanthanide" bedeutet so viel wie „verborgen". Deshalb habe ich meinem Buch den Titel „Geheime Lanthanide" gegeben. Das Geheime, das Verborgene ist auch ein Schlüssel zu ihrer Verwendung in der Homöopathie.

Eigentlich ist die Selbstentdeckung, von der ich vorher gesprochen habe, ein Lanthanid-Thema. Ein weiteres Schlüsselwort für die Lanthanide ist die Selbstbestimmung, die Autonomie („Auto" aus dem Griechischen „autos": selbst und „nomie": „nomos", Gesetz). Lanthanid-Fälle sind Menschen, die ein starkes inneres Bedürfnis nach Unabhängigkeit haben und ihren eigenen Weg gehen wollen. „Eigen" und „selbst" sind Grundwörter für die Lanthanide und drücken aus: „Ich bin mein eigenes Gesetz."

Um richtig unabhängig zu werden und seinen eigenen Weg zu gehen, muss man herausfinden, was der eigene Weg ist. Dafür muss man sich nach innen in das Feld der Selbstentdeckung begeben.

Dieser Wunsch nach Freiheit und Unabhängigkeit ist ein Hauptthema unserer Zeit. Deshalb kann man sagen, dass die Lanthanide zu tun haben mit dem Übergang von einer altmodischen Form der Gesellschaft (in der die Menschen nicht frei sind und wegen unterschiedlicher Kulturen und Religionen miteinander streiten), hin zu einer neuen Form, wo jeder Mensch gleich ist und sich für die ganze Welt verantwortlich fühlt. Lanthanid-Menschen streben nicht nur die eigene Freiheit an, sondern auch die Freiheit für die anderen. Es ist also keine egoistische, sondern eine verantwortliche Freiheit. Man kann eigentlich sagen, dass die französische Revolution bereits ein Lanthanid-Thema war, ebenfalls die Hippie-Bewegung in den 1960er-Jahren, wo es um den Kampf um Freiheit ging, ausgedrückt durch die Forderung nach freier Liebe, aber auch nach Freiheit im Allgemeinen.

*Es sieht so aus, dass die Lanthanide für die heutige Homöopathie bald genauso wichtig sein werden, wie sie es seit Jahrzehnten für die moderne Technik geworden sind!*

Ja, alle Lanthanid-Themen sind Themen unserer heutigen Zeit. Es stimmt, dass sie mit unserer modernen Elektronik viel zu tun haben. Zum Beispiel in allen Computern gibt es viele Lanthanide, auch die Farben im Fernsehen sind mit Lanthaniden gemacht.

„Alle Lanthanid-Themen sind Themen unserer heutigen Zeit."

Eigentlich entsprechen alle Homöopathen Lanthanid-Themen. Denn man wird Homöopath, weil man auf der Suche ist. Es geht auch für sie um Selbsterfahrung, Selbsterkenntnis. Das ist eine spirituelle Suche. Man wird Homöopath, weil man in der Tiefe verstehen will, wie Menschen sind und wie man selbst ist.

Ein weiteres Thema ist die Selbstkontrolle im Sinne von Selbstbestimmung, also im positiven Sinn. Der negative Ausdruck davon sind Obsessionen, auch eine Art von Kontrolle. Das kann sich durch obsessive Aktionen zeigen, aber auch durch Krankheitsbilder wie Anorexia oder Bulimie, die auch eine Art forcierter Selbstkontrolle, eine kranke Form also, darstellen.

*Und die Autoimmunerkrankungen ...*

Ja, auch die Autoimmunkrankheiten gehören dazu. Hier kommt zudem die Verwirrung: Was ist meines und was gehört dem anderen?

## Das Pflanzensystem – vielschichtig und nuanciert

*Könnten Sie uns jetzt ein paar Hintergründe liefern, warum Sie diese Struktur im Pflanzenreich entwickelt haben? Warum macht es Sinn, dieses System zu studieren? Was sind die Vorteile?*

Der Vorteil einer guten Klassifikation ist, dass sie die Unterscheidung vereinfacht, weil sie auf wesentlichen Merkmalen basiert. Das Periodensystem ist dafür ein gutes Beispiel. Es beruht auf der Atomzahl, welche die Reihenfolge der Elemente angibt. Wasserstoff mit dem leichtesten Atom hat die Ordnungszahl 1 und die Anordnung aller anderen Elemente ergibt sich aus dem Gewicht von Wasserstoff. Auch deren chemische Eigenschaften werden berücksichtigt.

Als ich mich mit dem Periodensystem eingehend beschäftigt habe, konnte ich erkennen, dass die Klassifikation verschiedene Themen deutlich macht, die mit Lebensprozessen verbunden sind. Eine gute Klassifikation ermöglicht es, zum Wesen, zur Essenz eines Elements, einer Pflanze zu gelangen. Hat man die Essenz erkannt, kann man auch viel genauer ein homöopathisches Mittel verschreiben. Und was sehr wichtig ist: Eine gute Klassifikation ermöglicht, Arzneimittelbilder durch ihre Position in diesem System vorherzusagen. Das bedeutet, dass man nicht unbedingt ein Mittel vorher kennen muss, um es verschreiben zu können.

Bei den Pflanzen ist die Klassifikation viel schwieriger, weil das Pflanzenreich wesentlich komplexer und vielschichtiger ist als das Mineralreich.

*Carl von Linné* hat angefangen, den Pflanzen einen Namen zu geben und Familien zu erkennen. Es hat sich dann im Laufe der Jahrzehnte weiterentwickelt. In den letzten Jahren des 20. Jahrhunderts gab es Botaniker wie *Arthur John Cronquist* oder *Armen Takhtajan*, die neue Klassifikationsmöglichkeiten aufgestellt haben. Sie haben versucht, alle Pflanzenfamilien miteinander in Verbindung zu setzen und daraus ein

Gesamtbild herzustellen. Diese verschiedenen Klassifikationsvorschläge haben vieles gemeinsam, weichen aber auch in vielen Aspekten voneinander ab.

> „Bei den Pflanzen ist die Klassifikation viel schwieriger, weil das Pflanzenreich wesentlich komplexer als das Mineralreich ist."

Ende des letzten und Anfang dieses Jahrhunderts hat sich eine Gruppe von Botanikern zusammengeschlossen und die „Angiosperm Phylogeny Group" gegründet. Die APG-Klassifikation wird von den meisten Botanikern als die beste anerkannt. Für mein Pflanzensystem habe ich die jüngste Version verwendet, die APG3-Klassifikation, die auf dem Fundament der DNA-Analyse aufbaut. Andere Daten wie äußere Erscheinungen und chemische Analyse dienen meistens als Bestätigung. Das APG-System ist eigentlich das neue Periodensystem für das Pflanzenreich.

Was man sehen kann – und damit habe ich bereits 1996 angefangen – ist, dass Pflanzenfamilien Themen aufweisen. Betrachtet man beispielsweise die Familie der *Asteraceae,* haben die Korbblütler allgemein das Thema Trauma, Verwundet-Sein. Ihre Unversehrtheit ist verletzt. Die *Asteraceae* haben auch fast alle Blutungen in ihrem Pflanzenbild. Eine Verletzung findet statt, und es fängt an zu bluten. Wir kennen es bereits von Mitteln wie *Arnica* oder *Calendula,* aber wenn man richtig schaut, haben die Korbblütler es fast alle. Dieses Thema findet man auch bei den Lanthaniden. Als ich mich dann der chemischen Analyse der Pflanzen zugewendet habe, kam heraus, dass die *Asteraceae* einen hohen Gehalt an Lanthaniden aufweisen. Und beide – auch die Lanthanid-Menschen – haben eine Abneigung gegen Ärzte. Der *Arnica*-Patient sagt: „Ich bin gesund, ich benötige keinen Arzt." Der eigentliche Grund ist: „Ich will keinen, der mich verletzt. Ich bin ja bereits verletzt. Lasst mich in Ruhe, mein Körper kann es selbst besser."

*Die chemischen Inhaltsstoffe sind also auch wichtig bei Ihrer Analyse der Pflanzenfamilien?*

Die *Solanaceae,* die Nachtschattengewächse, zum Beispiel sehen ähnlich aus. Das ist eine „alte" Pflanzenfamilie, die man vor sehr langer Zeit entdeckt hat. Bei den Nachtschattengewächsen ist deren Ähnlichkeit überdeutlich. Später haben wir herausgefunden, dass die Inhaltsstoffe auch ähnlich sind, wie beispielsweise Hyoscin und Solanin. Also ähnliche Pflanzen weisen ähnliche Inhaltsstoffe auf. Im Laufe meiner Forschungen habe ich auch herausgefunden, dass sie sehr oft einen hohen

Gehalt an Lithium haben. Hier haben wir wieder eine Verknüpfung mit dem Periodensystem. Wenn man *Lithium* kennt, erkennt man, dass die *Solanaceae* vieles vom *Lithium*-Thema zeigen: Sie sind sehr impulsiv, jedoch nur im Tun. Etwas Kindliches ist auch dabei. Das *Lithium*-Thema und das Psychotische in Form von manisch-depressiv finden wir auch auf eine andere Art bei den *Solanaceae*. Später haben wir herausgefunden, dass die DNA auch ähnlich ist. So sieht man, dass die Ähnlichkeit in der äußerlichen Form zu Ähnlichkeit in Inhaltsstoffen, in mineralischen Stoffen, in DNA und in der Wirkung auf die Menschen leitet.

*Wie fangen Sie an? Und ab wann gehen Sie in die Verästelung der Pflanzenfamilien?*

Zunächst muss ich erkennen, dass es sich um einen „Pflanzenfall" handelt, also dass der Patient eine pflanzliche Arznei benötigt.

Pflanzenfälle sind komplexer, vielschichtiger als Mineralfälle. Ihre vielseitige Sicht gibt ihnen mehr Aspekte und Facetten als bei den Mineralfällen. Bei Pflanzenpatienten ist alles etwas vage, gerundet, ohne scharfe Ecken und Kanten. Das ist der deutlichste Unterschied zum Mineralreich, wo alles gerade und geradeheraus ist.

„Die vielschichtige Sicht der Pflanzenfälle gibt ihnen mehr Aspekte als die Mineralfälle."

Sie sprechen auch nicht eindeutig von einem Problem, sondern von mehreren verschiedenen, die miteinander verknüpft sind. Pflanzenfälle sehen nicht nur eine Seite, sie haben mehrere Einsichten über ihr Problem im Gegensatz zum Mineralreich, wo alles klar und strukturiert ist und wo Patienten eine einseitige Sicht haben. Wenn sie von ihrem Problem sprechen, ist es immer das gleiche Thema, das zurückkommt. Bei den Pflanzen gibt es immer andere Seiten, und wenn sie erzählen, kommen sie von einem Problem auf das andere. Sie beschreiben ihren Zustand auf emotionale Art und Weise. Ihr Problem ist auch ein emotionales Problem. Mineralpatienten dagegen beschreiben ihre Beschwerden und Symptome als Fakten.

Pflanzenfälle sind auch feinfühliger und passen ihr Verhalten an, indem sie den Standpunkt der anderen berücksichtigen. Es ist für sie wichtig, sich auf ihre Mitmenschen einzustellen. Sie sind zarter und rücksichtsvoller als die Mineralpatienten.

*Im Periodensystem haben wir die menschlichen Entwicklungsschritte – von der Geburt bis zum Tod. Das sind die sieben Reihen. Wie kann man dieses System bei den Pflanzen anwenden?*

Um sich mit der „Theorie der Pflanzen“ bzw. mit dem Pflanzensystem, wie ich es entwickelt habe, vertraut zu machen, muss man die Serien und Stadien aus dem Periodensystem verstehen. Wie wir gesehen haben, stellen die sieben Serien sieben Grundthemen des Lebens dar und die achtzehn Stadien zeigen, wie man mit dem Problem umgehen kann.

In der Klassifikation der Pflanzen erkennt man die achtzehn Stadien als Unterscheidungsmerkmal der Arten einer Familie. Die Familie gibt ein Thema vor, und die einzelnen Spezies oder Arten zeigen, wie sie dieses Thema angehen, wie sie mit ihm umgehen.

Auch bei einem Pflanzenfall versuche ich herauszufinden, auf welcher Ebene sich das Problem befindet. Das Feld oder die Themen zeigen, wo das Problem liegt, und das ist mit den Serien des Periodensystems verknüpft. Bei den Pflanzen spricht man von sieben Phasen – und nicht Serien, um die Begriffsverwirrung zu vermeiden. Die Einteilung in achtzehn Stadien bleibt.

Wie im Periodensystem können wir im Pflanzensystem das Wesen einer spezifischen Pflanzenfamilie, die homöopathisch noch nicht bekannt ist, vorhersehen.

„Wir können im Pflanzensystem das Wesen einer spezifischen Pflanzenfamilie, die homöopathisch noch nicht bekannt ist, vorhersehen.“

*Welche Überlegung hat Sie zum Beispiel bei der Pflanze Lavendel oder Rosmarin zum jeweiligen Stadium geführt?*

Rosmarin entspricht zum Beispiel dem Stadium 11 (Behalten). Auch von der Mythologie ist Rosmarin die Pflanze der „remembrance“, des Erinnerns, des Festhaltens. Die Erinnerungen festhalten. Ich hatte einen Asthma-Patienten, der viele Freunde hatte und sie alle unbedingt behalten wollte. Ich habe ihm *Rosmarinus officinalis* gegeben und sein Asthma hat sich deutlich verbessert.

*Hat man mit dem Pflanzensystem eine so gute Trefferquote wie mit dem Periodensystem?*

Wenn man das System richtig anwendet, kann man mit Vertrauen verschreiben. Mit jedem Fall versteht man das System etwas besser. Es beeinflusst sich gegenseitig. Mithilfe der Materia Medica verschreibt man ein Mittel, aber der vorliegende Fall bringt wiederum etwas Neues, das die Materia Medica ergänzt. Die Materia Medica verbessert dann die

Klassifikation und die Klassifikation beeinflusst wiederum die Materia Medica. Durch diese Interaktionen von Informationen entsteht ein System, das immer genauer wird.

*Verschreiben Sie jetzt mehr Pflanzen als vor zehn Jahren?*

Ja, natürlich. Nicht nur in der Homöopathie ist man immer geneigt, nur das zu sehen, was man kann. In der Vergangenheit, als die Polychreste in den Fokus der Aufmerksamkeit gerieten, haben wir sehr oft Polychreste verschrieben.

Ein Kollege von mir, der noch viel mit Polychresten arbeitet, sagt, er möchte keine neuen Mittel lernen, sondern erst die altbewährten Arzneien beherrschen. Es gebe da noch so viel zu lernen. Meiner Erfahrung nach ist es aber umgekehrt: Versteht man das System, kann man an viel mehr Mittel denken und sie verordnen. Eigentlich ist es viel leichter als mit der klassischen Methode. Zum Beispiel für *Europium fluoratum* brauche ich keine Materia Medica, um das Mittel zu verschreiben. Ich brauche nichts dafür zu lernen. Nur das Verständnis des Systems genügt, um es mit ziemlich großer Sicherheit zu verschreiben.

*Sie sprechen viel über die Essenz, dass die ganze Persönlichkeit eines Menschen eine Essenz ausdrückt. Nach Ihrer Erfahrung ist es ein guter Weg, die Sätze, die die Patienten äußern, zu hinterfragen, bis man zu einer Essenz kommt. Können Sie uns über das, was Ihnen dabei in der Praxis wichtig ist, erzählen?*

Ich versuche immer, das Symptom zu begreifen und zu erkennen, was das Grundproblem ist und wovon alle anderen Probleme stammen. Wenn man das getan hat, kann man in einem Satz das Grundproblem benennen, und dann versteht man den ganzen Fall. Das ist es eigentlich, was ich suche.

„Ich versuche immer, das Symptom zu begreifen und zu erkennen, was das Grundproblem ist."

Im mineralischen Reich kommt oft die Lösung von selbst. Denn man kann es eigentlich direkt übersetzen, man kann es in ein Mittel übersetzen. Im Pflanzenreich ist es komplexer. Ich finde es eigentlich viel schöner zu begreifen, was das eigentliche Problem ist, anstatt nur Symptome für eine Verschreibung zu verwenden, ohne wirklich zu verstehen, was man tut.

## Heilung heißt, frei zu werden

*Wir würden gern zu Ihrer Auffassung der Heilung zurückkehren. Es gibt Richtungen aus der Tiefenpsychologie, aus der Familienaufstellung, aus vielen Therapierichtungen, die sich seit Jahrzehnten mit Traumata, mit tiefen seelischen Wunden beschäftigen. Welche Kraft besitzen Globuli, um solche tiefe Beschwerden zu heilen? Wie haben Sie es in Ihrer Praxis erlebt?*

Eigentlich wissen wir nicht genau, wie eine homöopathische Arznei bei der Heilung hilft. Was wir aber sagen können, ist, dass Arzneien eigentlich nicht heilen, sondern die Menschen heilen sich selbst. Und das tun sie immer. Das ist das Schöne daran. Denn der Therapeut kann keine Verantwortung für den Patienten übernehmen, er kann ihm lediglich dabei helfen, frei zu werden.

„Arzneien heilen eigentlich nicht, sondern die Menschen heilen sich selbst."

Auf viele Arten kann man Heilung induzieren. Aber man muss dem Patienten bewusst machen, was das grundlegende Problem ist. Und wenn dies gelingt, dann heilt er sich selbst. Weil er einsieht, was er falsch macht bzw. gemacht hat, und erkennt, dass es keinen Zweck hat, so weiter zu handeln. Dann ändert er seine Haltung.

Dies kann durch Psychotherapie, Hypnosetherapie oder ein Gespräch angeregt werden, aber auch durch ein homöopathisches Mittel. Durch das Ähnlichkeitsgesetz „Ähnliches wird durch Ähnliches geheilt" reicht man dem Patienten sozusagen einen Spiegel, in dem er sich sieht. Er sieht, was er tut, und denkt: „Ah, so brauche ich nicht mehr zu handeln."

*Und Sie haben erlebt, dass es passiert?*

Das sagen auch viele Patienten: „Jetzt ist es deutlich, dass es nicht stimmt, was ich bis jetzt getan habe." „Jetzt sehe ich, dass es nicht gut ist, ich mache es anders." Zum Beispiel sagt ein Patient, der eine schwierige Frau hat: „Sie ist immer noch so kritisch, aber ich bin nicht mehr so gestresst davon."

*Als Therapeuten erleben wir, dass Menschen auch im fortgeschrittenen Alter immer wieder mit den gleichen Themen konfrontiert sind. Zum Beispiel mit dem Gefühl, nicht genug geliebt zu werden. Menschen sterben damit, weil sie es in ihrem Leben nicht lösen konnten. Wenn jetzt ein differenziertes Mittel wie beispielsweise eine Natrium-Verbindung gegeben wird, ändert sich dann allein durch diese Arznei dieses Muster? Empfindet der Patient nach der Mittelgabe zum Beispiel: „Ich bin vielleicht nicht so geliebt worden, aber ich gehe jetzt anders damit um.“?*

Sehr oft passiert, dass, wenn eine Beziehung auseinandergeht, der eine Partner sich einen neuen Partner aussucht, und zwar den gleichen Persönlichkeitstyp. Das ist eine unbewusste Wahl. Bei einer Trennung sucht man in der Regel am Anfang die Schuld beim anderen. Der andere muss sich ändern. Das sind immer die anderen: Die anderen tun dies, die anderen tun das. Heilung bedeutet aber, dass man versteht, dass man selbst der Verursacher ist. Gäbe es keinen Anlass, könnten die Menschen um uns herum handeln, wie sie wollen, man würde im Gleichgewicht bleiben. Das ist eigentlich die Umschaltung, die in der Heilung sehr wichtig ist: Statt beim anderen das Problem zu suchen, holt man es zu sich selbst zurück. Nur so kann man etwas ändern. Frei ist man nur innerlich. Man muss verstehen, dass jeder eigentlich seine eigene Welt kreiert.

„Die Umschaltung ist in der Heilung sehr wichtig: Statt beim anderen das Problem zu suchen, holt man es zu sich selbst zurück.“

*Das heißt, nach Heilung kommt Freiheit?*

Ja.

*Und Sie haben es erlebt, dass mit dieser differenzierten Verschreibung eine Befreiung von tiefen und lang zurückliegenden Themen zustande kommt und dass sich ein „Lebenstrauma“ löst?*

Ja! Nur dass bei alten Menschen die Heilung langsamer verläuft. Alles geht langsamer im hohen Alter, bei Kindern wiederum kann es rasch gehen – auch bei Kindern mit schwerwiegenden Problemen. Aber das hängt auch davon ab, wie tief die Störung im Organismus eingeprägt ist.

Ich habe zwei Zwangsstörungsfälle gehabt. Bei dem einen war es sehr tief, am Rande einer Psychose. Es hat Monate, Jahre gedauert, bis die Beschwerden verschwanden. Beim anderen Fall war es viel oberflächlicher, nach einem Monat waren die Zwänge fast weg. Dieser Aspekt ist also wichtig: Wie tief sitzt die Störung im Organismus?

*Absolut faszinierend ist, dass diese Heilung ohne andere Heilmittel stattfindet. Die Patienten müssen nicht zu einem Psychotherapeuten gehen, sondern die Heilung erfolgt mithilfe einer potenzierten Substanz, und zwar „schnell, sanft und tiefgründig", wie Hahnemann es im „Organon" beschreibt. Man muss nicht das Muster an seine Kinder und die nächsten Generationen weitergeben!*

Das ist das Schöne daran! Ich bin mit *Hahnemann* vollkommen einverstanden. Eine gute Heilung ist sanft, leicht, sie geht von selbst. Die Patienten bestätigen es auch. Wenn man sie fragt: „Wie geht es Ihnen? Was hat das Mittel gebracht?" „Nichts!" „Wieso? Ist es nicht besser geworden?" „Doch, ich habe mein Leben geändert!" Das geht von selbst. Das ist auch die Art und Weise, wie der Körper sich selbst heilt: Man schneidet sich und die Wunde heilt von selbst. Nur wenn eine Blockade vorhanden ist, oder wenn etwas eingeengt ist, kann die Heilung nicht mehr stattfinden. Löst man aber die Einengung, findet die Heilung von selbst statt.

„Eine gute Heilung ist sanft, leicht, sie geht von selbst."

*Das richtige Mittel löst also die Einengung, den Widerstand.*

Es geht um Loslassen. Wenn man das Gefühl hat: „Es muss so sein, ich muss das haben, ich muss etwas tun", ist es eine Art von Krampf. Wenn man es nicht mehr haben muss, dann ist es weg.

## Das Eine, das uns inspiriert

*Sie haben in einem Ihrer Seminare geäußert, dass Schönheit, Einfachheit und Wahrhaftigkeit zusammengehören und dass das Hässliche nicht wahrhaftig sein kann. Könnten Sie uns mehr darüber sagen?*

Es war die Einleitung, als ich mit dem Studium der Homöopathie angefangen habe. Ich hatte einerseits die vielen Heilungsfälle gelesen, auch wie die Menschen immer jünger, fröhlicher und freier wurden. Ich habe wahrgenommen, dass nicht nur die Beschwerden verschwinden, sondern auch das eigentliche darunterliegende Problem. Ich fand das sehr schön. Auch das Heringsche Gesetz zum Heilungsverlauf war für mich stimmig. Es zeigt, dass der Verlauf einer Krankheit keine zufällige Abfolge von Symptomen ist, sondern dass eine Heilung von innen nach außen erfolgt oder von lebenswichtigen Organen zu weniger lebenswichtigen

Organen, in umgekehrter Reihenfolge des Auftretens der Krankheit und von oben nach unten.

Alles passte zusammen und ergab Sinn. Und auf der anderen Seite gab es die Materia Medica mit ihrer Vielzahl von Symptomen ohne jegliche Struktur – was für mich keinen Sinn machte, weil man sie dadurch sehr schwer lernen konnte. Das war für mich das Unschöne dran.

Der bekannte Mathematiker und Wissenschaftler *Henri Poincaré* sagte bereits: „Wenn etwas nicht schön ist, kann es nicht wahr sein." Die *Einstein*-Formel $E = mc^2$, also Energie ist gleich Masse mal Lichtgeschwindigkeit zum Quadrat, entspricht für mich Schönheit, Einfachheit und Wahrheit. Alle drei kommen immer zusammen. Wissenschaftler sind eigentlich sehr religiös, weil sie nach dem Einen suchen, das alles erklärt. In der Religion würden wir es Gott nennen. Sie suchen nach dem Einen, wovon alles stammt. Das ist eine religiöse Suche.

„Wissenschaftler sind eigentlich sehr religiös, weil sie nach dem Einen suchen, das alles erklärt."

*Werner Heisenberg, einer der bedeutendsten Physiker des 20. Jahrhunderts, hat den gehaltvollen Satz ausgesprochen: „Der erste Trunk aus dem Becher der Naturwissenschaft macht atheistisch, aber auf dem Grund des Bechers wartet Gott."*

Ja, das ist die gleiche Aussage.

*Und damit beantworten Sie die vorherige Frage: dieses Eine, das hinter Ihnen steht, das Sie beseelt.*

Mein Buch über „Geheime Lanthanide" habe ich „dem Einen, der uns alle inspiriert" gewidmet. Dieses Eine steht hinter jedem Menschen!

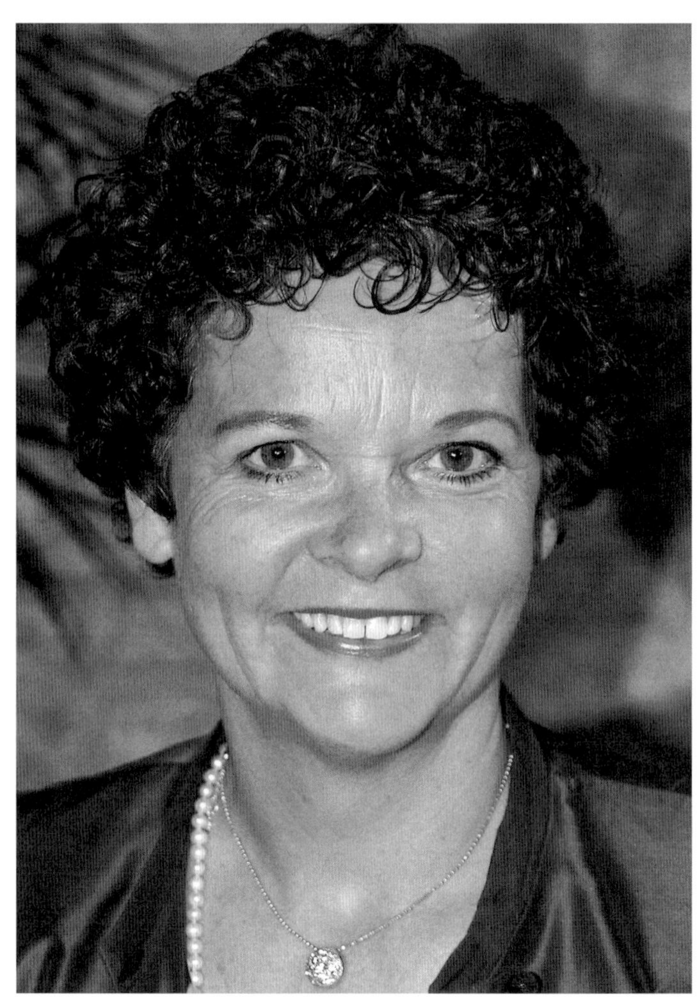

Dr. Resie Moonen

# Die Lanthanide
# und die Erkrankungen von heute

## Interview mit Dr. Resie Moonen

Dr. med. Resie Moonen (Niederlande und Belgien) ist eine beeindruckende homöopathische Ärztin. Sie führte von 1985 bis 2017 mit großer Leidenschaft zwei Allgemeinpraxen in Holland und in Belgien. Seit 2017 arbeitet sie als Konsiliarärztin im historischen Zentrum von Maastrich. Sie wirkt zudem mit großem Engagement in Nepal, wo sie in Kliniken ihr homöopathisches Wissen vermittelt.

Resie Moonen ist eine beliebte und geschätzte Dozentin und erhält auf internationalen Kongressen regelmäßig Standing Ovations.

Durch ihre mittlerweile 32-jährige Tätigkeit mit breitgefächerter klinischer Erfahrung vermittelt sie ihr Wissen mit großer Begeisterungsfähigkeit an ihre Schüler und Studenten. Ihre Seminarteilnehmer schätzen ihre klaren Fallbeschreibungen und -analysen sowie die Art ihrer Behandlung, weil zu spüren ist, dass dies von Herzen kommt. Durch ihre ausgezeichneten Zusammenfassungen können jegliche Themen, über die sie referiert, vertieft, und auch praktische Ratschläge vermittelt werden.

Resie Moonen, die seit Jahrzehnten in engem Kontakt mit Jan Scholten steht, hat die wunderbare Gabe, sein Modell des Perioden- und Pflanzensystems so verständlich zu vermitteln, dass es deutlich und begreifbar wird und direkt in die Praxis umgesetzt werden kann.

Jeder, der sie kennt und erlebt hat, ist von der Aufmerksamkeit, menschlichen Wärme und Feinfühligkeit, mit der sie Fälle aufnimmt und präsentiert, beeindruckt. Ihre mitreißende und Vertrauen einflößende Art hilft den jungen Ärzten dabei, sich der Aufgabe, ein gewissenhafter klassischer homöopathischer Arzt zu werden, gewachsen zu fühlen.

Resie Moonens Begeisterungsfähigkeit ist wirklich ansteckend.

*Frau Dr. Moonen, Sie sind bekannt für Ihre umfangreiche homöopathische Erfahrung, die Sie besonders klar und mitreißend einem aufmerksamen Publikum auf internationalen Homöopathie-Kongressen weitergeben. Wie kamen Sie zur Medizin und später zur Klassischen Homöopathie?*

Eine interessante Frage! Mein Vater war Landwirt und besaß einen Bauernhof mit Tieren. Er bat mich immer wieder um Hilfe, wenn es Probleme mit den Tieren gab, zum Beispiel wenn bei einer Kuh eine Sectio caesarae, also ein Kaiserschnitt, durchgeführt werden musste. In diesem Fall braucht der Veterinär jemanden, der zum Schluss des Eingriffs beim Nähen des Schnittes assistiert. Bereits mit zehn Jahren wurde ich Tag und Nacht gerufen, um mitzuhelfen. Ich kann mich ganz genau an diesen Augenblick erinnern: Ich war zwölf und wurde wieder mal darum gebeten, einer Kuh beim Gebären beizuwohnen. Für mich stand bis dahin immer fest, dass ich Tierärztin werden wollte, aber in jener Nacht dachte ich: „Wenn ich diese Kuh einmal fragen könnte, wie sie sich dabei fühlt, dann wäre es viel besser." Ich weiß noch ganz genau, dass ich in diesem Augenblick beschloss, keine Veterinär-, sondern Humanmedizinerin zu werden. Denn so, stellte ich mir vor, könnte ich die Menschen fragen: „Wie fühlen Sie sich?" „Wie fühlt es sich dabei an?"

Am nächsten Morgen kündigte ich bereits beim Frühstück meinen Eltern an: „Ich werde Ärztin!" Sie waren erstaunt, weil Sie die ganze Zeit davon ausgegangen waren, dass ich Tierärztin werden wollte.

Ich habe im Jahr 1978 mit dem Medizinstudium an der Universität von Maastricht in Holland angefangen. Bereits im zweiten Jahr haben wir eine sogenannte „Granula-Gruppe" gebildet, die neben dem regulären Lehrplan ein Curriculum über alternative Medizin organisierte. Wir haben beispielsweise einen anthroposophischen Arzt sowie einen Akupunkteur und einen homöopathischen Arzt als Vortragende eingeladen. Zu jedem schulmedizinischen Modul kombinierten wir ein alternativmedizinisches Modul. Wir waren eine Gruppe von etwa 30 Medizinstudenten. Fast alle aus dieser Gruppe haben nach dem Ende ihres Studiums Komplementärmedizin praktiziert. Damals nannten wir es Alternativmedizin.

*Wann haben Sie eine Ausbildung als Homöopathin begonnen?*

Als ich 1984 mit meinem Medizinstudium fertig war, habe ich gleich mit der homöopathischen Ärzteausbildung in Wageningen in der Nähe von Utrecht angefangen. Am Ende des zweiten Jahres hatte ich bereits eine eigene Praxis und habe gleichzeitig die Hausarztausbildung an der Universität von Leuven absolviert. Ich praktiziere Homöopathie also seit mehr als 30 Jahren!

*Was für eine tief gehende Erfahrung! Sie sind unter anderem für Ihr klares Verständnis der homöopathischen Anwendung des Periodensystems und insbesondere der Gruppe der Lanthanide geschätzt. Welcher Lehrer hat Sie hier maßgeblich beeinflusst?*

Ganz eindeutig *Jan Scholten*. Von Anfang an, also als *Jan Scholten* mit der homöopathischen Interpretation des Periodensystems angefangen hat, war ich dabei. Mir war sofort bewusst, dass es etwas Einmaliges war. Der Hinweis von *Jan*, dass es im Periodensystem eine bestimmte Reihe gibt, nämlich die Lanthanide, die bei Autoimmunkrankheiten bedeutsam ist, hat mich besonders interessiert. Denn im Laufe meiner Praxis habe ich festgestellt, dass Autoimmunkrankheiten, insbesondere die Autoimmun-Arthritis, die Arthritis psoriatica oder auch die Autoimmun-Thyreoditis, schwer mit Homöopathie zu behandeln sind. Ich habe mir gedacht: „Vielleicht haben wir nun mit den Lanthaniden ein neues Werkzeug zu Verfügung, um den betroffenen Patienten zu helfen."

„Mir war sofort bewusst, dass die homöopathische Interpretation des Periodensystems etwas Einmaliges war."

*Können Sie uns mehr über die Lanthanide erzählen? Sie werden „Geheime Lanthanide" genannt, warum?*

Wir denken oft, dass Lanthanide seltene Minerale sind. Man nennt sie auch „Seltene Erden". Aber dies ist nicht der Fall. In Afrika beispielsweise finden wir umfangreiche Lanthanid-Minen. Dort gibt es genauso viel Lanthanide wie Kupfer oder Silber. Es hat aber lange gedauert, bis die Chemiker alle Lanthanide als einzelne Metalle erkannt haben und bemerkt, dass Lanthanide verschiedene Metalle sind. Bei *Neodymium* und *Praseodymium* beispielsweise hat man erst vor 130 Jahren herausgefunden, dass es sich um zwei verschiedene Metalle handelt.

Man kann die Lanthanide als die Minerale der neuen Generation betrachten. Ohne sie wäre unsere moderne Technologie nicht denkbar. Kein Mobiltelefon, kein Computer, kein Laptop oder Laserpointer wird ohne Lanthanide hergestellt. Auch in unseren Hybridfahrzeugen finden wir sie. Sie werden also mittlerweile für zahlreiche Errungenschaften der modernen Zeit verwendet und nehmen immer mehr Raum in unserer homöopathischen Praxis ein.

*Warum denken Sie, dass die Lanthanide besonders jetzt homöopathisch relevant sind? Kommen sie als homöopathische Arznei infrage, weil wir von ihnen in der Ursubstanz unmittelbar umgeben sind und sie dadurch eine Wirkung auf uns haben?*

Ja, wir werden regelrecht davon umringt. Unsere moderne Welt ist ohne Lanthanide nicht mehr vorstellbar.

„Unsere moderne Welt ist ohne die Lanthanide nicht mehr vorstellbar."

## Äußere und innere Freiheit

*Was ist das Besondere an den Menschen, für die ein Lanthanid infrage kommt? Was kennzeichnet diese Reihe des Periodensystems?*

Die Schlüsselwörter für die Arzneien der Lanthanid-Gruppe sind zweifellos „selbst" und „Autonomie". Menschen, die Lanthanide brauchen, sind autonom. Sie wollen selbst ihre Entscheidungen treffen. Es sind sehr sensible und sehr wache, kluge, strahlende Persönlichkeiten.

Sie haben ein starkes Verlangen nach Freiheit und Unabhängigkeit. Dieses Bedürfnis zeigt sich sogar in den Träumen: Sie haben das Gefühl zu fliegen oder erleben sich frei wie ein Vogel. Deshalb fragt man sich manchmal, ob der Patient ein „Vogelmittel" braucht. Obwohl die Lanthanide Schwermetalle sind, haben sie das Verlangen nach der Leichtigkeit des Seins. Dieses Bedürfnis nach Unabhängigkeit ist so ausgeprägt, dass sie eine Abneigung haben, dominiert zu werden. Sie arbeiten also nicht gern unter der Autorität einer anderen Person. Sie wollen ihr eigener Chef sein und ihre Arbeit so gestalten, wie sie wollen. Sie sind auch oft sehr kreativ und innovativ. Sie denken nicht in Schablonen, sondern der Kontakt mit ihrem Inneren ermöglicht es ihnen, auf eine intuitive Art und Weise zu denken und zu produzieren. Sie sind dadurch unkonventionell.

„Lanthanid-Menschen wollen die innere Welt entdecken und sind tiefgründige Denker."

Selbsterkenntnis, Selbstkontrolle, vor allem Kontrolle über ihr inneres Selbst kennzeichnet Lanthanid-Menschen. Sie suchen nach der Wahrheit und haben prinzipiell eine Abneigung gegen alles Oberflächliche. Sie wollen die innere Welt entdecken und sind tiefgründige Denker.

Psychologen oder Homöopathen, die in der Tiefe behandeln und die Essenz eines Krankheitsfalles erfassen wollen, brauchen oft Lanthanide. Lanthanid-Menschen sind auch oftmals sehr sensibel gegenüber elektromagnetischen Feldern.

Ich hatte den Fall einer Frau, die auf Elektrogeräte sehr sensibel reagierte. Sie war immer sehr müde und bekam davon Kopfschmerzen und Ohrgeräusche. Diese Patientin war eine sehr kreative, autonome Frau. Sie lebte allein. Sie war sehr intuitiv und lernte und lehrte gern. Sie arbeitete ehrenamtlich mit autistischen Kindern und förderte sie dabei, kreativ zu sein.

Ich gab ihr das Mittel *Promethium* (*Stadium 7*: lernen, verbessern, stimulieren) *muriaticum* (*Stadium 17*: Sorgen, Zuwendung, allein) in der C200-Potenz. Danach verschwanden ihre Kopfschmerzen und ihre Ohrgeräusche. Und sie hatte zum ersten Mal das Gefühl, „angekommen" zu sein.

*Die Lanthanide sind im Periodensystem versteckt. Können Sie das näher erklären?*

Sehr speziell an den Lanthaniden ist, dass sie zur *Goldserie* gehören und bis zum dritten Stadium verborgen sind. Deshalb werden sie „Geheime Lanthanide" genannt. Die *Goldreihe* hat mit Macht zu tun, aber während es dort um die Macht nach außen, die Macht über jemanden geht, geht es bei den Lanthaniden um die Macht über das Innere. Viele Menschen, die Lanthanide brauchen, sind geistig Suchende. Sie sind zum Beispiel auf der Suche nach einem Meister oder einer spirituellen Gemeinschaft. Oder wenn sie sich mit Meditation beschäftigen, gehen sie sehr tief in den meditativen Zustand hinein. Sie wollen wirklich herausfinden, was zu ihnen gehört und was nicht. Aus diesem Grund sind sie auf der Suche nach Freiheit und nach Unabhängigkeit. Sie wollen ihren eigenen Weg gehen. Das sind Menschen, die nicht allen Regeln folgen, sondern ihre eigenen aufstellen wollen.

*Lanthanid-Menschen sind also eigenwillig in einem positiven Sinn?*

Ja, deshalb fühlen sie sich oft sehr allein. Sie haben das Bedürfnis, sich mit Gleichgesinnten zu umgeben, also mit Menschen, die die gleiche Art haben wie sie. Sonst fühlen sie sich sehr isoliert. Das ist oft bei Kindern der Fall. Wenn man erwachsen ist, ist es einfacher, Menschen mit der gleichen Schwingung zu finden. Aber ein Kind, das irgendwo in einem Dorf geboren wird, lernt nicht direkt andere Kinder kennen, die so sind wie es selbst. Aus diesem Grund kann es sehr einsam sein.

*Weil sie auch wahrscheinlich besondere Kinder sind …*

Ja, das sind besondere Kinder. Sie sind oft frühreif und weise. Sie sind intellektuell sehr wach und sind schon in jungen Jahren tiefgründig und stellen kluge Fragen. Sie suchen speziell nach etwas, was rein und gut ist. Und weil sie diese reine Denkweise haben, bekommen sie das Gefühl, missverstanden zu werden.

Sie können die Welt nicht verstehen: „Meine Eltern sagen mir das oder jenes, aber ich sehe es nicht in der Welt um mich herum." Sie finden, dass die Erwachsenen nicht ehrlich sind, dass sie eigentümliche Entscheidungen treffen. Sie verstehen die Welt und das Verhalten der Erwachsenen nicht. Das hat zur Folge, dass sie sich isoliert fühlen und dass sie das Gefühl haben, anders – auch anders als die anderen Kinder – zu sein.

Ich hatte den Fall eines Kindes, das ein Mittel aus der Lanthanid-Gruppe brauchte. Es erzählte, dass es mit der Klasse für ein paar Stunden irgendwo im Wald war, als plötzlich eine Spinne auf dem Boden krabbelte. Ein Junge kam und trat auf die Spinne, was die anderen Kinder zum Lachen brachte. Das Lanthanid-Kind verstand überhaupt nicht, warum der Junge auf die Spinne trat. Es tat ihm richtig weh. Und da hat es gespürt: „Diese Kinder sind ja total anders als ich!"

Die Lanthanid-Kinder sind sehr unsicher bezüglich sich selbst. Sie wollen alles ganz klar und strukturiert haben, sonst fühlen sie sich noch unsicherer.

Wie die Lanthanid-Erwachsenen wollen auch diese Kinder Dinge auf ihre eigene Art machen. Obwohl sie häufig ein niedriges Selbstwertgefühl haben (*Stadium 3* bis *6* des Periodensystems), wollen sie keine Hilfe, weil sie alles selbst tun wollen. Sie können auch sehr gut beobachten. Wenn sie beispielsweise Fahrradfahren lernen möchten, üben sie es aus der Beobachtung heraus, bis sie es können. Sie schauen ganz genau, wie man aufs Fahrrad steigt, was man mit den Pedalen macht, wie man startet usw. Nachdem sie genau beobachtet haben, wie es geht, fangen sie an – und meistens können sie es auch.

„Obwohl sie sehr unsicher sind,
wollen Lanthanid-Kinder keine Hilfe,
weil sie alles selbst tun wollen."

Ein Beispiel hierfür ist ein neunjähriges holländisches Mädchen, das Stunden lang auf „Youtube" angeschaut hatte, wie eine Opernsängerin ein Lied auf Italienisch sang. Das Kind konnte kein Wort Italienisch, aber allein durch unermüdliches Beobachten hatte sie es sich selbst beigebracht. Sie war dann im Wohnzimmer erschienen und hatte ihren Eltern gesagt: „Hört mal zu, ich kann dieses Lied singen." Die Eltern waren total erstaunt. Sie wussten schon, dass ihre Tochter eine schöne Stimme hatte, aber so ein schwieriges Lied und noch dazu auf Italienisch! Die Geschichte ging weiter, und am Ende sang das Mädchen in der Fernsehsendung „Holland got Talent" – und gewann!

*Welche Merkmale kennzeichnen noch Lanthanid-Kinder?*

Lanthanid-Kinder haben häufig eine Abneigung gegen die Schule, vor allen Dingen gegen die Regeln. Sie wollen ihre eigenen aufstellen, aber das geht natürlich nicht im Kindesalter. Sie können auch Lernschwierigkeiten wie Legasthenie bzw. Dyslexie entwickeln oder an Konzentrationsschwierigkeiten bzw. an Aufmerksamkeitsdefizitsstörung oder ADHS leiden. Wie bei den Erwachsenen sind die Lanthanide wunderbar für Kinder mit Autoimmunerkrankungen und Allergien.

Ich hatte den Fall eines elfjährigen Jungen, der an Dyslexie, also Lesestörung, litt. Er hatte Schwierigkeiten, sich zu konzentrieren, und bekam die Diagnose einer Aufmerksamkeitsdefizitsstörung. Er hänselte auch gern andere Kinder und spielte den Clown in der Schule. Er war sehr impulsiv, aber auch introvertiert. Er schloss sich in der Toilette ein. Er wollte alles selbst machen, wollte sich nicht helfen lassen, vor allem von seiner Mutter nicht. Die Mutter hatte nach seiner Geburt mit postnataler Depression zu kämpfen.

Ich gab ihm das Mittel *Lanthanum* (alles selbst schaffen wollen, hänseln) *muriaticum* (Mutterproblematik) in der C200-Potenz. Nach der Einnahme ging es ihm viel besser. Er konnte sich besser konzentrieren, hänselte die anderen Kinder in der Schule nicht mehr und stieß seine Mutter weniger zurück.

*Haben Sie ein weiteres Fallbeispiel in Erinnerung?*

Ein anderer, zehn Jahre alter Junge hatte seit seinem dritten Lebensjahr Alopezie (Haarausfall). Er war frühreif, wusste genau, was er wollte, und war zudem hochsensibel. Aufgrund seiner roten Haare wurde er leicht gehänselt und hatte wenig Selbstvertrauen. Er hatte Schwierigkeiten, nach den vielen Eindrücken des Tages einzuschlafen und diese zu verarbeiten. Hinzu kamen nachts schlimme Wachstumsschmerzen.

Auch er bekam *Lanthanum* (Autoimmunerkrankung, Unabhängigkeit, hänseln, unsicher) *phosphoricum* (offen, sensitiv, Wachstumsschmerzen, Alopezie). Nach drei Monaten war die Alopezie vollkommen geheilt.

Auch Lanthanid-Kinder können auf elektromagnetische Felder überempfindlich reagieren. Oder – und das haben wir sehr häufig – sind sie von Computern, iPads, Mobiltelefonen besessen und wollen sich die ganze Zeit in diesem elektromagnetischen Feld aufhalten. Es kann auch passieren, dass die Computer oder die Mobiltelefone Störungen in ihrer Gegenwart entwickeln. Es gibt also eine gewisse Wechselwirkung.

## Die Mittel der Wahl bei Autoimmunerkrankungen

*Sie erwähnten vorhin, dass Lanthanide bei Autoimmunerkrankungen bei Erwachsenen genauso wie bei Kindern besonders angezeigt sind.*

Ja, die Lanthanide sind sehr wichtig bei Autoimmunerkrankungen. Diese nehmen leider immer mehr zu. Morbus Crohn bekommt man beispielsweise in einem immer jüngeren Alter. Früher waren Patienten über 20 davon betroffen. Jetzt sehen wir schon Kinder, die an dieser Krankheit leiden.

„Autoimmunerkrankungen wie Morbus Crohn bekommt man in einem immer jüngeren Alter."

Bereits zu Beginn meiner Praxistätigkeit habe ich festgestellt, dass Krankheiten wie Alopecia areata, Psoriasis oder schwierige Fälle von Morbus Crohn, Colitis ulcerosa oder Arthritis psoriatica mit der mir bisher bekannten Homöopathie schwer zu behandeln waren. Sofort nachdem *Jan Scholten* die Lanthanide für die Homöopathie entdeckt hat, habe ich damit behandelt und konnte den Patienten sichtbar helfen. Aber natürlich braucht nicht jeder Fall einer Autoimmunerkrankung ein Lanthanid. Ich verwende genauso *Mercurius corrosivus* und andere Mittel. Aber bei Patienten, die speziell dieses Naturell an den Tag legen: autonom, unabhängig, Suche nach Stimmigkeit, und die an einer Autoimmunerkrankung leiden, suche ich in der Gruppe der Lanthanide.

Eine 28-jährige Frau kam zu mir in die Praxis mit einer schweren Colitis ulcerosa. Sie hatte Tag und Nacht Diarrhoe mit viel Blut und Schleim im Stuhl. Nachdem sie zehn Kilogramm verloren hatte, unterzog sie sich einer Koloskopie, die die Colitis ulcerosa bestätigte. Ihre akuten Beschwerden fingen nach einer Antibiotika-Kur an. Sie erzählte über sich: „Ich hatte viel Stress. Ich bin eine Streberin. Ich will mich immer beweisen – in meinem Studium und in meiner Arbeit, aber meistens gegenüber meinem Vater." Die sehr sensible Patientin hatte hohe Erwartungen an sich selbst. Sie war zwar nicht sehr selbstsicher, aber sie ging trotzdem Herausforderungen an. Sie entschied sich dazu, eine Ausbildung in Physiotherapie zu machen und neue Wege zu gehen und energetische Physiotherapie zu praktizieren. Sie hatte immer Angst zu versagen. Aus diesem Grund war sie eine Perfektionistin und wollte sich immer beweisen, dass sie etwas konnte, was aber einen inneren Druck verursachte. Sich beweisen zu wollen und der dadurch entstehende Druck entsprechen dem *Stadium 6*.

Sie hatte als Kind das Gefühl, anders zu sein, und fühlte sich dadurch immer einsam – eine klare Indikation für ein Lanthanid-Mittel! Sie bekam *Neodymium (Stadium 6) carbonicum* (Vater) und ihre Colitis ulcerosa-Beschwerden verbesserten sich zusehends.

*An welche klinischen Diagnosen außer Autoimmunerkrankungen können wir bei Lanthaniden noch denken?*

Die Lanthanide sind ebenfalls bei Krankheiten angesagt, die mit einer gestörten Immunleistung einhergehen wie Aids, oder auch bei Menschen, die an rezidivierenden Infektionen leiden, zum Beispiel bei Kindern mit immer wiederkehrenden Ohrenentzündungen, oder wenn Erkältungen sich regelmäßig zur Pneumonie entwickeln. Man merkt, dass das Immunsystem hier nicht gut arbeitet. Lanthanide sind auch angezeigt bei Menschen, die viel Kortison nehmen oder die schwerwiegende Allergien haben – wenn Patienten zum Beispiel immer wieder Urticaria bekommen, die immer schlimmer zurückkommt und von Ödemen begleitet wird. Allergien haben ja mit einer gestörten Immunabwehr zu tun. Sie sind eine Überreaktion des Immunsystems.

„Lanthanide sind auch angezeigt bei Menschen, die schwerwiegende Allergien haben."

## Die Lanthanide und ihre Merkmale

*Könnten Sie uns nun die wesentlichen Merkmale der Lanthanide zusammenfassen?*

Wie wir gesehen haben, gehören die Lanthanide zur *Goldserie*. Die Stadien der Lanthanide beginnen mit *Lanthanum* im *dritten Stadium*. Das Spezifische an den *Lanthanum*-Menschen ist, dass sie sehr unsicher sind. Sie zweifeln, ob sie wirklich unabhängig sein können. Sie haben ein großes Verlangen danach, aber sie haben große Zweifel an sich selbst. Sie machen die ersten Schritte auf dem Weg zur Unabhängigkeit, fühlen sich dabei aber wehrlos. Das sind oft Menschen, die verspottet werden, man lacht über sie. Sie sind dafür sehr empfindlich. Aber genau so wie sie selbst verspottet werden, können sie auch andere hänseln, um ihre eigene Unsicherheit zu überspielen.

Im *Stadium 4* kommt *Cerium*. Die *Cerium*–Menschen fürchten aufgrund ihrer inneren Grundunsicherheit das Neue. Sie haben das Gefühl, insbesondere Kinder, in einem Kokon oder in einer Glaskugel zu sein: Sie schauen in die Außenwelt, haben aber keine direkte Verbindung.

„Lanthanide gehören zur Goldserie. Die Stadien beginnen mit Lanthanum im dritten Stadium."

*Keinen Kontakt ...*

Ja. Sie fühlen sich dadurch sehr allein und isoliert. *Lanthanum* und *Cerium* sind aus diesem Grund gute Mittel für Kinder, die an Autismus-Spektrum-Störungen leiden.

Im *Stadium 5* kommt dann *Praseodymium*: Hier wissen die Menschen schon, was sie wollen, aber sie fangen noch nicht an. Sie zögern und schieben ihr Vorhaben auf einen späteren Zeitpunkt auf: nächstes Jahr ... dann ... dann ... dann.

Bei *Neodymium* im *Stadium 6* haben die Menschen den Mut, etwas zu vollbringen. Sie wollen sich selbst beweisen, dass sie es können. Es ist wichtig zu wissen, wofür sie sich beweisen wollen: Ist es nur für sich selbst, kommt *Neodymium metallicum* infrage.

Wollen sie sich gegenüber ihrem Vater oder ihrem Lehrer beweisen – weil beispielsweise der Vater ihnen gegenüber immer negativ war –, dann geht es um *Neodymium carbonicum*. Für eine Frau zum Beispiel, die ein Kind bekommen hat und an Schilddrüsenbeschwerden leidet und die Ernährungsweise ihres Kindes selbst bestimmen will, um ihrer Mutter zu beweisen: „Ich mache es auf meine Art und es ist gut so", könnte *Neodymium muriaticum* das passende Mittel sein. Dann können sich die Schilddrüsenbeschwerden – oder gegebenenfalls andere Probleme – auflösen.

Im *Stadium 7* kommt *Promethium.* In diesem Stadium weiß man, dass man etwas machen kann, aber man möchte es in Kooperation mit anderen vollbringen. Die Zusammenarbeit mit anderen ist *Promethium*-Menschen also sehr wichtig. Aber es muss eine Zusammenarbeit mit ebenfalls autonomen Menschen sein. Sie sind zudem sehr kommunikativ. Sie sind bereit, ihr Wissen zu erweitern und von anderen zu lernen. Sie haben aber auch das Bedürfnis, andere dazu zu ermutigen, stark und frei zu sein. Sie möchten andere lehren, unabhängig und selbstständig zu sein. Sie sind dankbar für jegliche Rückmeldung, geben anderen aber auch gern ein Feedback.

*In diesem Stadium haben die Menschen also ein höheres Selbstbewusstsein?*

Ja, sie sind selbstbewusster. Sie haben bereits eine gewisse Eigenständigkeit erreicht und möchten sie zum Ausdruck bringen. Sie möchten auch anderen ihre Erfahrungen vermitteln und ihnen dazu verhelfen, ihr Leben in die eigene Hand zu nehmen. Das ist eine gute Mischung.

Im *Stadium 8* kommt *Samarium.* Hier ist der Druck sehr hoch, denn *Samarium*-Menschen wollen unbedingt etwas erzwingen. Sie kämpfen hart für ihre Unabhängigkeit. Sie arbeiten unter Hochdruck: Sie sind oft mit Leistungsdruck oder Zeitdruck (zum Beispiel Deadlines bei Zeitschriften) konfrontiert, der dann bei ihnen Bluthochdruck, Migräne oder auch die Entstehung einer Autoimmunerkrankung begünstigt.

*Der Druck lastet also auf ihrer Psyche, ihrem Geist und ihren Gefäßen?*

Ja. Der Druck ist allgemein. Und die *Samarium*-Menschen wollen unbedingt etwas Schönes machen, das ihrem Ideal entspricht. Sie streben es mit ihrer ganzen Kraft an, und das verursacht einen hohen inneren Druck.

Im *Stadium 9* kommt *Europium.* Die *Europium*-Menschen sind sehr kluge Menschen, die ihren Selbstwert erkennen. Sie sind fast völlig autonom. Sie sind beinahe auf dem höchsten Punkt. Es fehlt nur noch ein kleiner Test, damit sie vollständig überzeugt sind, dass sie das, was sie realisieren wollen, auch umsetzen können. Es ist die Test-Phase, die Repetition. Das Leben fühlt sich wie eine Generalprobe an. Es ist fast, beinahe erreicht.

Im *Stadium 10* kommt *Gadolinium.* Dieses Stadium befindet sich in der Mitte und stellt den Gipfel, den Höhepunkt dar. Alles ist im Gleichgewicht, in Harmonie. Und das wollen die *Gadolinium*-Menschen auch so gern: dass alles in Harmonie ist. Der Weg bis dahin ist zurückgelegt, die Unsicherheiten sind geklärt, und nun ist man selbstbewusst und selbstzufrieden. Im Gegensatz zu *Platinum* aus der *Goldreihe,* bei dem es um Macht über andere und um Arroganz geht, geht es bei *Gadolinium* um innere Entwicklung. Man ist zufrieden, dass alles klappt, dass alles schön harmonisch ist, und man ist stolz darauf. *Gadolinium*-Menschen haben das Gefühl, dass es ihnen einfach gut geht – obwohl sie auch physische Beschwerden haben können.

Dann kommt das *Stadium 11* mit *Terbium.* In diesem Stadium, dem Stadium des Behaltens und Konservierens, finden wir auch *Cuprum* aus der *Eisenserie* (Behalten und Kontrolle), *Argentum* aus der *Silberserie* (Behalten, Erfolg) und *Aurum* aus der *Goldserie* (Behalten der Macht, Verantwortung). Nach dem Höhepunkt des *Stadiums 10* wollen die *Terbium*-Menschen unter allen Umständen ihre Unabhängigkeit bewahren und ihre Freiheit schützen. In ihnen wächst die Angst, dass sie diese verlieren könnten, und so versuchen sie, alles unter Kontrolle zu behalten.

Im *Stadium 12* kommt *Dysprosium.* In diesem Stadium finden wir auch *Zincum* aus der *Eisenserie, Cadmium* aus der *Silberserie* und *Mercurius* aus der *Goldserie.* Im *Stadium 12* hat man das Gefühl einer Bedrohung und dass man sich ständig gegen andere verteidigen muss, die einem etwas wegnehmen wollen. Die *Dysprosium*-Menschen kämpfen, um ihre Unabhängigkeit zu behalten, und scheuen keinen Streit, um autonom zu bleiben. Während man im *Stadium 11* das Gefühl hat, seine Autonomie festhalten zu müssen, um sie nicht zu verlieren, muss man im *Stadium 12* um sie kämpfen und sie verteidigen. Man ist zum Beispiel in einer unabhängigen Arbeit und man hat das Gefühl, seinen Platz gegen Feinde verteidigen zu müssen. Man hat ständig das Gefühl, es lauert eine Bedrohung.

Im *Stadium 13* kommt *Holmium.* Das ist das Stadium des Reduzierens, des Sich- Zurückziehens. Die *Holmium*-Menschen können ihre Autonomie nicht mehr ganz aufrechterhalten, weil die Kräfte von außen zu stark sind. Sie ziehen sich innerlich zurück, sind sehr nostalgisch. Sie haben das Gefühl, dass früher alles besser war. Sie sind bitter, weil es so nicht gekommen ist, wie sie es sich erhofft haben, und können sehr sarkastisch sein.

Im *Stadium 14* kommt *Erbium.* In diesem Stadium finden wir auch *Stannum* aus der *Silberserie,* das ist ein sehr gutes Mittel für Leute, die „ausrangiert" werden. Die *Erbium*-Menschen haben das Gefühl, abseits zu stehen, und dass sie für andere nicht mehr wichtig sind. Sie haben noch eine Funktion in ihrer Arbeit, aber es ist inhaltslos geworden. Sie entwickeln eine Art Distanziertheit und Gleichgültigkeit, und es entsteht ein Gefühl der Erschöpfung und Machtlosigkeit.

*Das ähnelt dem Zustand des Langsam-in-Rente-Gehens!*

Richtig! Oft sind es ältere Menschen, die *Erbium* brauchen. Momentan verlieren zum Beispiel in Holland viele Menschen ihre Arbeit. Ein Mann mit 40, 45, der noch dachte, dass er gebraucht wird, und der trotzdem seine Arbeit verliert, hat das Gefühl, dass er „ausrangiert" wird, obwohl er noch viele gute Ideen hat. Er ist eigentlich noch nicht fertig. Er will noch so viel tun. Er ist machtlos. Dieser Zustand ist eine gute Indikation für *Erbium*! Auch für Beziehungen ist *Erbium* ein gutes Mittel. *Erbium sulphuricum* ist angesagt, wenn zum Beispiel ein Mann oder eine Frau wegen jemand anderem verlassen wurde und das Gefühl hat, ins Abseits gesetzt worden zu sein – als wäre man nicht mehr so wichtig.

*Kann man in der Menopause an dieses Mittel denken? Denn in dieser Phase taucht oft die Sinnfrage des Lebens auf.*

Absolut! Ich habe zum Beispiel einen Mann in meiner Praxis, der sich in der Andropause befindet und an Arthritis psoriatica leidet und sehr gut auf *Erbium* anspricht.

Im *Stadium 15* kommt *Thulium*. Der *Thulium*-Zustand ist sehr düster und finster. Etwas sehr Schweres umgibt die *Thulium*-Menschen. Sie haben ihre Autonomie aufgegeben. Alles ist zerstört. Es fühlt sich wie die Hölle an. Die *Thulium*-Fälle sind durch das Syphilis-Miasma, also die Zerstörung, die Vernichtung, gekennzeichnet. Die Prozesse im Körper sind auch zerstörerisch: Aids, Verlust des Immunsystems, Nekrosen, Degenerationen.

Im *Stadium 16* kommt *Ytterbium*. In diesem Stadium philosophiert man lieber über das Leben, als sich mit dem ganzen Stress und den Verpflichtungen auseinanderzusetzen. Deshalb stehen die *Ytterbium*-Menschen gern außerhalb der Gesellschaft. Sie nehmen die Position des einsamen Außenseiters ein, um frei zu sein. Sie ziehen sich in die Autonomie zurück, sind zwar unabhängig, aber faul.

Schließlich kommt *Lutetium* im *Stadium 17*, zu dem die Halogene wie *Fluor* aus der *Kohlenstoffserie*, *Chlorum* aus der *Silicium-Serie*, *Bromium* aus der *Eisenserie* und *Iodum* aus der *Silberserie* gehören. Im *Stadium 17* hat man keinen Kontakt mehr zur Gesellschaft, um ungebunden zu bleiben. Die *Lutetium*-Menschen wollen nicht mehr zur Gesellschaft gehören, um absolut frei zu sein. Sie haben etwas Verspieltes und gehen spielerisch mit ihrem Leben und ihren Mitmenschen um. Dadurch erreichen sie das Maximum an Autonomie.

## Die Reise durch die 18 Stadien

*Haben Sie einen Tipp, wie wir auf eine prägende Art und Weise die jeweiligen Themen der 18 Stadien im Kopf behalten können?*

Eine gute Hilfe ist, sich für jedes Stadium einen Satz zu merken, wie *Jan Scholten*, *Alex Leupen* und ich es gemacht haben, zum Beispiel:

- Für *Stadium 1:* Impulsiv: Ich mache einfach irgendetwas.
- Für *Stadium 2:* Platzsuche: Ich vergleiche mich mit anderen und ich passe mich an.
- Für *Stadium 3:* Zweifeln: Was soll ich tun? Unsicherheit, Verletzlichkeit, Verwirrung.
- Für *Stadium 4:* Sich entscheiden: Ich lasse mich sehen, aber ich habe Angst vor Neuem. Verschlossen. Kokon.

- Für *Stadium 5:* Sich vorbereiten: Wie soll ich es tun? Aber dann aufschieben, vermeiden.
- Für *Stadium 6:* Sich beweisen: Ich muss es jetzt tun. Herausforderung, Feuertaufe.
- Für *Stadium 7:* Ausfeilen: Ich verbessere mich, ich brauche Feedback dabei.
- Für *Stadium 8:* Sich durchsetzen. Ich gehe Schwierigkeiten nicht aus dem Weg (durchgehen, auch unter Druck).
- Für *Stadium 9:* Vollenden: Ich habe es fast geschafft, fast erreicht.
- Für *Stadium 10:* Höhepunkt: Ich habe es geschafft. Selbstzufriedenheit. Erfolg.
- Für *Stadium 11:* Meine Position beibehalten und kontrollieren.
- Für *Stadium 12:* Wiederholen und verteidigen: Ich halte an alten Gewohnheiten fest.
- Für *Stadium 13:* Sich zurückziehen. Nostalgie. Ich bin in Rückstand geraten.
- Für *Stadium 14:* Ausrangiert: Ich verliere die Arbeit, die Macht. Form ohne Inhalt.
- Für *Stadium 15:* Verlust: Es entgleitet mir, es wird dunkel.
- Für *Stadium 16:* Vernachlässigen: Ich lasse es dabei.
- Für *Stadium 17:* Loslassen: Ich steige aus.
- Für *Stadium 18:* Rückzug: Ich kapsele mich ab. Inaktiv.

Es ist sehr wichtig zu verstehen, dass man in jedem Stadium glücklich sein kann. Es muss nicht das *Stadium 10* sein! Jedes Stadium beinhaltet Krankheit und Heilung. Keines ist besser als das andere. Das Wesentliche ist die innere Motivation.

Ich möchte einen Fall aus dem *Stadium 10* vorstellen, damit Sie richtig verstehen, was mit der Selbstzufriedenheit dieses Stadiums gemeint ist. Eine 70 Jahre alte Frau kam zu mir in die Praxis wegen rheumatischer Arthritis. Ihre beiden Handgelenke waren stark geschwollen. Als Kind litt sie bereits an Rheuma. Sie erzählte, dass ihr Mann ein Jahr zuvor an Darmkrebs gestorben war. Trotz der Trauer hatte sie ein Gleichgewicht gefunden. Sie war innerlich zufrieden. Sie war tief überzeugt, dass ihr von Engeln geholfen werden würde. Alle ihre Aussagen über ihren Zustand – die Kraft, ihr Leben selbst gut organisieren zu können, das Gefühl, unterstützt zu werden, der innere Frieden, das Positive – veranlassten mich, ihr *Gadolinium* zu verschreiben – mit Erfolg. Nach mehreren Mittelgaben verschwanden ihre rheumatischen Beschwerden.

## Die Kunst der Kombination von zwei Komponenten

*In den Fallbeispielen, die Sie genannt haben, haben Sie immer wieder Lanthanide mit einem zweiten Mittel kombiniert, zum Beispiel Lanthanum phosphoricum, statt nur Lanthanum metallicum oder Neodymium carbonicum. Bekommen wir dann ein neues Mittel mit einer neuen Aussage?*

Wenn wir ein Lanthanid ohne Zusatz nennen, handelt es sich um die metallische Form, zum Beispiel *Neodymium metallicum* oder *Gadolinium metallicum*. Werden die Lanthanide mit anderen Mitteln aus den anderen Serien kombiniert, bekommen wir neue Mittel. Wird zum Beispiel *Gadolinium* mit Chlor aus der *Silicium-Serie* verbunden, ergibt es *Gadolinium muriaticum*, mit *Phosphorus Gadolinium phosphoricum*, mit *Sulphur Gadolinium sulphuricum* usw. Die erste Komponente des Mittels entspricht dem Stadium, das man wählt. Wenn man zum Beispiel ein Lanthanid mit einem Halogen verbindet, zum Beispiel mit *muriaticum* oder *bromatum* oder *iodatum*, dann berücksichtigt man nicht die Eigenschaft des *Stadiums 17*, sondern die Eigenschaft des *Stadiums 3* für *Lanthanum* oder 4 für *Cerium*. Das ist sehr wichtig, sonst kommt man völlig durcheinander.

„Werden die Lanthanide mit anderen Mitteln aus den anderen Serien kombiniert, ergibt dies neue Mittel."

*Das bedeutet, dass Sie sich zunächst für ein Lanthanid entscheiden. Dann achten Sie auf das Spezifische, also wie sich dieses Lanthanid äußert?*

Ja, man achtet darauf, wie sich die Probleme in der Welt zeigen. Ein *Lanthanum*-Kind zum Beispiel, das jedes Mal Probleme mit seiner Mutter oder mit der Zuwendung hat, bekommt *Lanthanum muriaticum*. Ist eine Vater-Problematik vorhanden, kommt *carbonicum* hinzu. Wenn es sich um ein Lanthanid-Kind handelt, das warmblütig ist und seine Sachen nicht aufräumt, sondern sie überall liegen lässt und andere deutliche *Sulphur*-Symptome hat, bekommt es *Sulphur* dazu, also ein Lanthanid mit der Komponente *sulphuricum*. Das ergibt ein viel spezifischeres Mittel.

## Achtsamkeit und Unvoreingenommenheit

*Sie sind von der Homöopathie so fasziniert und strahlen es regelrecht aus! Was würden Sie jungen Kollegen und Kolleginnen gerne auf ihrem Weg mitgeben?*

In diesem Beruf spielt es keine Rolle, ob ein Homöopath Anfänger ist oder bereits 20, 30 Jahre Praxiserfahrung hat. Denn es geht vordergründig um Achtsamkeit. Es ist sehr wichtig, zuerst in der Praxis anzukommen, sich ruhig hinzusetzen und ein paar Minuten zu schweigen, um sich innerlich auf die Patienten, die kommen werden, gut einzustellen. Wenn der Patient dann erscheint, ist man vollkommen präsent. Das fühlen die Patienten.

„Egal, ob man Anfänger ist oder 30 Jahre Praxiserfahrung hat, es geht vordergründig um Achtsamkeit."

Jedem Patienten, der reinkommt, gebe ich die Hand und beobachte ihn. Es gibt welche, die fast an einem vorbeilaufen. Andere haben eine schwache oder eine schwitzige Hand, weil sie nervös sind. Am Ende der Sprechstunde gebe ich erneut die Hand und beobachte, was sich geändert hat. Und oft hat sich etwas geändert! Auch in einer Sprechstunde von einer Viertelstunde kann man sehr viel spüren. Innerhalb von ein paar Minuten kann man einen Kontakt herstellen und die Person, die vor einem steht, wirklich wahrnehmen.

Wir kommen alle aus dem gleichen Ursprung, und gleichzeitig hat jeder von uns etwas Einmaliges. Um diese Einzigartigkeit geht es in der Homöopathie: Was ist spezifisch an diesem einen Menschen?

Der griechische Homöopath *Vassilis Ghegas*, einer der herausragendsten Schüler von *Georgos Vithoulkas*, der Homöopathie-Seminare auf der Insel Kos gehalten hat, ausgerechnet da, wo *Hippokrates* seinen Eid ausgesprochen hat, sagte: „Heilung geht immer über Liebe und Mitgefühl." Als Homöopath sollten wir, wie *Hahnemann* es bereits im „Organon" Paragraph 83 betonte, ohne Vorurteil sein. Es gibt nichts Anormales, alles ist normal. Ich empfange viele Patienten in meiner Praxis und irgendwie liebe ich sie alle, so eigenartig sie auch sein mögen. Und diese Liebesenergie, auch wenn das Mittel, das wir verschreiben, vielleicht nicht hundertprozentig das Similimum trifft, ist es, was zur Heilung beiträgt. Nach 32 Jahren Praxis bin ich davon überzeugt. Und das kann jeder, Anfänger oder nicht: Jeder, der sich auf den Patienten einstellt und präsent, achtsam und sorgfältig ist, kann heilen.

Sehr wesentlich ist dabei, Kontakt zu sich selbst zu haben und bereit zu sein, auf einer tiefen Ebene eine sehr interessante Reise mit seinen Patienten zu machen, um sie wirklich kennenzulernen.

„Die Liebesenergie ist es, auch wenn unser Mittel nicht hundertprozentig das Similimum trifft, was zur Heilung beiträgt."

## Immer sein Bestes geben

Ein weiterer wichtiger Rat, den ich jungen Homöopathen in meinen Supervisionen gebe, ist, immer ihr Bestes zu tun. Oftmals finden homöopathische Ärzte diese Arbeit schwierig. Sie haben das Gefühl, sie lastet schwer auf ihren Schultern. Sie haben den Anspruch, unbedingt das eine Similimum finden zu müssen. Und wenn sie es nicht schaffen und der Patient immer noch krank ist, dann meinen sie, es sei ihre Schuld. Hier sage ich ihnen mit Nachdruck: Allein die Absicht, sein Bestes zu tun, egal, in welchem Stadium man sich befindet, zählt. Ist man Anfänger, dann gibt man während der sorgfältigen Anamnese und Untersuchung das Beste dessen, was man während des Studiums gelernt hat. Und wenn man mit den Jahren mehr Erfahrung gesammelt hat, gibt man da auch dem Patienten das Beste, was man geben kann. Dann fühlt man sich gut. Im Endeffekt liegt es nicht in unserer Hand, was mit dem Patienten geschieht. Alles geschieht zur rechten Zeit: die Krankheit und die Heilung. Diesen Zeitpunkt können wir nicht beeinflussen. Das Einzige, das in unserer Hand liegt, ist, eine Verbindung zu uns selbst zu haben und das Beste von uns zu geben. Die drückende Verantwortung, die viele junge Kollegen spüren, braucht man also nicht zu haben. Das ist zu schwer.

„Das Einzige, das in unserer Hand liegt, ist, eine Verbindung zu uns selbst zu haben und das Beste von uns zu geben."

Wie viele Patienten habe ich in meiner über 32 Jahre langen Homöopathie-Praxis gesehen! Wie viele Patienten wurden geheilt, aber wie viele – oft ältere – Menschen sind auch gestorben! Wenn ich jedes Mal das Gefühl hätte, dass es meine Schuld wäre, könnte ich diese Arbeit nicht mehr machen. Es ist nicht unsere Schuld! Wenn wir das Beste geben, kommt der Segen von oben. Wir sollen geben, was wir können. Das ist alles.

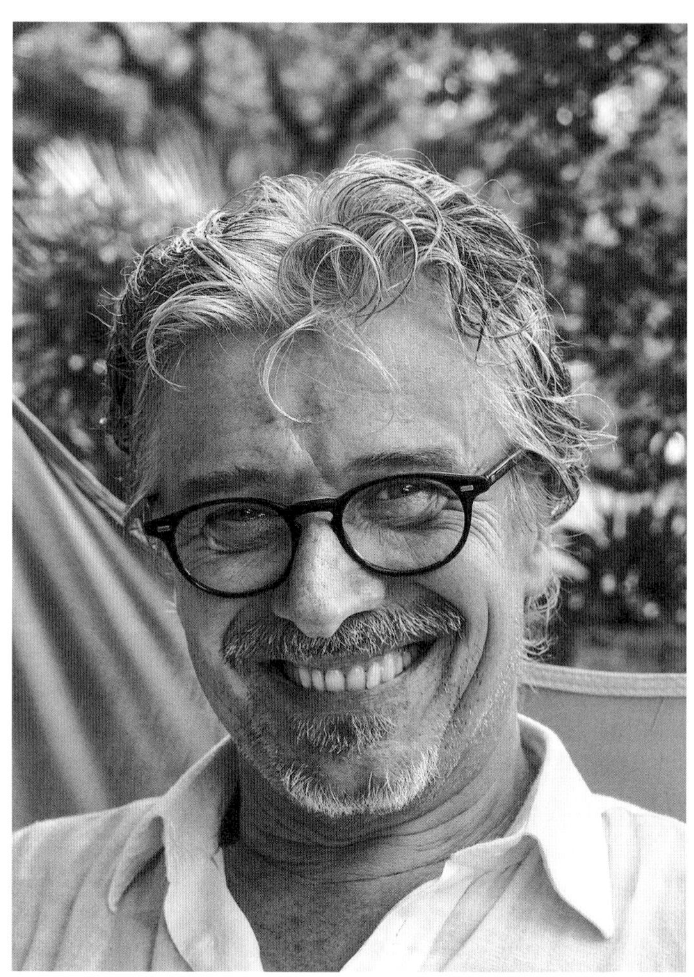

Dr. Massimo Mangialavori

# Die homöopathischen Familien

## Interview mit Dr. Massimo Mangialavori

Dr. med. Massimo Mangialavori (Italien) zählt zu den anerkanntesten homöopathischen Ärzten unserer Zeit. Er führt eine Praxis in Bologna und in Castel del Piano (Toskana). Eigentlich wollte er ursprünglich Herzchirurg werden und schloss sein Medizinstudium an der Universität von Mailand und Neapel ab, doch eine Wende in seinem Leben brachte ein Aufenthalt bei Schamanen in Südamerika, die ihm ihre indigene Medizin und ihre Sicht des Heilens näherbrachten. Die anschließende Begegnung mit einem homöopathischen kolumbianischen Arzt eröffnete ihm die Welt der Homöopathie, der er sich seitdem mit großer Leidenschaft widmet. Allein sein Name – „Mangia/mangiare“: essen und „lavori/lavorare“: arbeiten – steht für diesen unermüdlichen Einsatz. Das zentrale Thema seines Wirkens ist die Methode der Komplexität in der homöopathischen Medizin.

Sein enormer Wissensdurst und sein Fleiß ließen ihn unzählige Substanzen erforschen und deren wechselseitige Beziehungen studieren. Dr. Mangialavori ist bekannt und geschätzt für seine herausragenden Kenntnisse der Ursubstanzen, die er auf eine wissenschaftliche Art und Weise auf die homöopathischen Arzneien überträgt. Diese Kenntnisse und seine immense klinische Erfahrung führten ihn zum Konzept der „homöopathischen Familien“, das er seit dreißig Jahren entwickelt und verfeinert.

Seit Jahrzehnten leitet er zahlreiche Seminare in Europa, den USA, Südamerika und Japan. Sein hoher Anspruch an die homöopathische Medizin demonstriert er in seinen Dreijahresausbildungen, die in Bologna und Boston stattfinden.

Zudem hat er zahlreiche homöopathische Projekte initiiert und geleitet, wie beispielsweise die Integration der Homöopathie in einem Krankenhaus in Glasgow oder auch die Gründung der Vereine „Ulmus“, „Koinè“ und „Ianua Medica Amiata“. Diese Projekte haben Forschung, Austausch und wissenschaftliche Verbreitung als Ziel.

Seine Nachträge im Repertorium und in der Materia Medica werden von allen seinen Kollegen hoch geschätzt. Seit Längerem leitet Massimo Mangialavori Arbeitsgruppen zur Erweiterung und Ergänzungen des Repertoriums.

Die regelmäßigen Supervisionen in seiner Praxis, in denen per Video-Konferenz Patienten behandelt werden und im Anschluss sein methodisches Vorgehen mit ärztlichen Kollegen diskutiert wird, finden hohen Anklang.

Seine Internetseite ist eine wahre Fundgrube. Man kann dort in Form von Seminaren viele Arzneimittelgruppen in Unterrichtsform verfolgen.

Über 15 seiner Seminare wurden mithilfe von Mitschriften als Bücher veröffentlicht. Neben seinem Grundlagenbuch „Praxis 1 und 2", in dem er seine Methode am Beispiel der Drogen erklärt, arbeitet Dr. Mangialavori jetzt an einer „Materia Medica Clinica"-Reihe. Davon sind bereits zwei Bücher erschienen sowie acht weitere verfasst. Insgesamt stehen 20 Ausgaben auf dem Plan. Jedes Buch widmet sich einer Mittelfamilie. Die beschriebenen Arzneien resultieren aus einer Langzeitbeobachtung entsprechend seinem hohen klinischen Standard und seinem Modell der Komplexität. Die aufgeführten Symptome basieren nicht auf einer herkömmlichen Arzneimittelbeschreibung, sondern auf einer fundierten Arzneimittelprüfung und der dazugehörigen Bestätigung der Wirksamkeit durch zahlreiche geheilte Fälle, die von ihm über einen langen Zeitraum hinweg in Form eines Einzelmittels in der Praxis beobachtet wurden.

Massimo Mangialavori ist von dem Wunsch getrieben, die Erde in einem besseren Zustand zu hinterlassen, als er sie vorfand. Diesen hohen Anspruch stellt er an sich selbst und an die Qualität seiner Arbeit. Seine Leidenschaft, die Welt und die Homöopathie zu erforschen sowie Patienten im Tiefsten zu heilen, treiben ihn ohne Unterlass an.

*Herr Dr. Mangialavori, Sie verfügen über eine mehr als 30-jährige Praxiserfahrung als homöopathischer Arzt und sind bekannt für die Klassifizierung von Arzneimitteln in „homöopathische Familien". Was hat Sie motiviert, dieses Konzept zu entwickeln?*

Es ist wichtig von vornherein zu verstehen, dass die Idee, mithilfe von „homöopathischen Familien" zu arbeiten, nur eine Perspektive ist, um besser und effizienter zu arbeiten und zu lernen – erstens, um die Arzneien zu verstehen, die wir verwenden, und zweitens, um unseren Patienten auf die bestmögliche Art zu helfen. Perspektive bedeutet also, dass, selbst wenn wir als Menschen das Bedürfnis und den Wunsch haben, die Natur in Gruppen zu unterteilen, sie per definitionem etwas ist, das nicht gern unterteilt wird. So ist jede Art von Klassifizierung nur ein Versuch, die Natur zu betrachten, und zwar im Sinne der Perspektive, der Sichtweise, die man einnimmt.

„Die Komplexität der homöopathischen Medizin macht eine Klassifizierung der Mittel in homöopathische Familien notwendig."

Meine Absicht war es anfangs, mithilfe unserer Materia Medica und mithilfe der Fälle in meiner Praxis zu zeigen, wie sehr die Komplexität der homöopathischen Medizin eine Klassifizierung der Mittel in „homöopa-

thische Familien" notwendig macht. Es ging also darum, übergreifende Themen ganzer Mittelgruppen zu erkennen.
So gab es viele Patienten und Patientinnen, denen ich – und auch meine Kollegen – zum Beispiel das Mittel *Sepia* mit wenig bzw. gar keinem Erfolg verschrieben hatte, obwohl es aus dem Repertorium deutliche Hinweise für diese Verschreibung gab. Die Frage, die ich mir dann stellte, war: „Wie ist es möglich, dass nicht nur ich, sondern auch andere Kollegen an das Mittel dachten, es aber nicht erfolgreich wirkte, obwohl es eine klare Verschreibung war?" Mir kam dann der Gedanke, mich auf die Suche nach einem Mittel zu begeben, das ähnlich wie *Sepia* wirkt, aber nicht so bekannt wie *Sepia* ist, wie zum Beispiel der Rote Seestern *Asterias rubens*, anstatt mich einem komplett anderen Mittel zuzuwenden. Dies war vor mehr als 30 Jahren der Ursprung der Arbeit mit „homöopathischen Familien".

*Wenn wir bei der Kategorie der Meeresmittel bleiben, würde es bedeuten, dass Sie nicht an die Meerestier-Familie gedacht haben?*

Zu denken, dass die Kategorie der Meeresmittel eine Möglichkeit darstellt, eine Tier-Familie zu beschreiben, trifft nicht zu, denn das Konzept ist viel weiter gefasst. Beim Meer handelt es sich um einen riesigen Lebensraum, den größten Lebensraum überhaupt auf unserem Planeten. Und hier bewegt man sich von etwas so Simplem wie einem Schwamm oder einer Koralle bis hin zu etwas extrem Komplexem wie den Walen. Nur in Tier-Familien zu denken, wäre also sehr oberflächlich.

Die Idee der „homöopathischen Familien" dagegen ermöglicht eine engere und somit eine präzisere Sicht. Wir können zum Beispiel nachforschen, was den Kreaturen gemeinsam ist, die es vorziehen, im Meerwasser anstatt anderswo zu leben. Denn es gibt typische Merkmale, die die Lebewesen dieser Umgebung miteinander verbindet. Zunächst bestand also bei mir die Idee eines umfassenden Konzeptes, warum diese Lebewesen – zum Teil sehr einfache Tiere wie Mollusken, Tintenfische, Schalentiere und Ähnliches – in dieser sehr spezifischen Umgebung leben.

„Die Idee der homöopathischen Familien ermöglicht eine engere und somit eine präzisere Sicht."

Wir verschrieben vor 30 Jahren große Mittel wie *Calcium carbonicum*, *Sepia* oder auch *Spongia* usw. Es gab aber auch andere Mittel, die nur sehr selten verschrieben wurden. So entwickelte sich diese Idee weiter. Denn es ist interessant, dass diese Mittel bestimmte allgemeingültige Themen gemein haben können, selbst bei anderen Mitteln komplexerer Tiere wie zum Beispiel bei *Lac delphinum* oder bei *Ambra grisea* (Pottwal-Darmsekret). Aber ich bin weit davon entfernt zu behaupten, dass ein Fall von *Spongia* einem Fall von *Lac delphinum* oder einem Fall von *Ambra grisea* ähnelt. Sie haben vermutlich wenige Gemeinsamkeiten, außer dass ihre Lebenswelt das Meer ist.

Nehmen wir zum Vergleich ein anderes Beispiel: die Nachtschattengewächse, die *Solanaceae.* Es handelt sich hier um eine Pflanzen-Familie, aber es besteht ein großer Unterschied, ob man *Belladonna*, die giftige Tollkirsche, oder eine Tomate isst!

## Homöopathische Familien haben mit botanischen Klassifizierungen nichts zu tun

*Ihre Arbeit mit „homöopathischen Familien" hat also wenig mit den botanischen Pflanzenfamilien zu tun. Worin besteht genau der Unterschied?*

In unserer modernen Wissenschaft gibt es mindestens acht, neun Arten der Klassifizierung, und das, was als konventionelle botanische Klassifizierung angesehen wird, ist lediglich eine von mehreren, eine der ältesten, um nicht zu sagen eine der überholtesten. Diese Art der Klassifikation basiert auf dem Aussehen der Blüte, was eine Perspektive ist, die meiner Meinung nach simpel ist. Simpel bedeutet aber nicht schlecht. Damals war diese Betrachtungsweise natürlich normal, aber heute gibt es viele andere Arten der Klassifizierung, zum Beispiel basierend auf der sozialen Umgebung der Pflanze oder auf den chemischen Hauptbestandteilen usw.

Einige gute Kollegen arbeiten daran, eine Klassifizierung der Mittel zu präsentieren, die auf einer viel moderneren und komplexeren Klassifikation von Pflanzen beruht. Und trotzdem: Über jegliche mögliche Art der Klassifizierung hinaus gibt es keine Klassifizierung, die komplett genug wäre.

„Es gibt viele Arten von möglichen Klassifizierungen, jede einzelne muss durch Fälle belegt werden."

Das Studium meiner Fälle aus der Perspektive der grundlegenden Themen hat häufig zutage gebracht, dass es bei bestimmten botanischen Familien, gemäß der alten botanischen Klassifikation, Ähnlichkeiten gibt, die für andere Familien nicht zutreffen. Wir reden hier in

erster Linie über Pflanzen, nicht so sehr über Tiere und Minerale. Es gibt viele Arten von möglichen Klassifizierungen, und jede einzelne dieser Klassifizierungen muss durch Fälle belegt werden. Wir sind in erster Linie Klassische Homöopathen, und wir müssen unsere Differenzialdiagnose auf der Basis dessen erstellen, was wir geheilt haben.
Der Hauptgrund, warum ich mein erstes wichtiges Buch über Drogen geschrieben habe, ist nicht die Tatsache, dass ich Drogen anderen Substanzen vorziehe, sondern weil ich deutlich zeigen wollte, wie offensichtlich das grundlegende Thema bei *Bufo* (Sekret der Hautdrüsen der Erdkröte), bei *Anhalonium* (Peyotl-Kaktus), bei *Agaricus* (Fliegenpilz), bei *Coca* (Blätter des Kokastrauchs) usw. ist, wie viele Kulturen diese Substanzen zu *einem einzigen Zweck* verwendet haben und wie viele Dinge sie vom toxikologischen Gesichtspunkt aus gemeinsam haben. In derselben Gruppe findet man entsprechend eine Kröte, einen Pilz, einen Kaktus, verschiedene Pflanzen, Elemente also, die untereinander überhaupt nicht verwandt sind.

Es ist sehr interessant, die Mittel aus der Perspektive der „homöopathischen Familie“ zu betrachten: Diese Mittel haben aus der taxonomischen Perspektive keinen Bezug zueinander, aber anthropologisch gesehen sind sie in der traditionellen Volksmedizin über Jahrhunderte als Drogen verwendet worden.

Ich kann mich an Fälle erinnern, bei denen ich *Opium* verschrieben habe. Als aber *Opium* nicht wirkte, habe ich festgestellt, dass es häufig eine viel bessere Reaktion mit Mitteln wie *Bufo* oder *Cannabis indica* gab. Man könnte sich auch durchaus fragen, welche Ähnlichkeit die Tollkirsche, also *Belladonna*, mit *Lyssinum*, dem Speichel eines tollwütigen Hundes hat? Ich bin diesen Gedanken nachgegangen, nachdem ich bei lang anhaltenden Fällen Heilungen beobachtet habe – und das über Jahre mit derselben Substanz.

*Könnten Sie uns diesbezüglich ein Beispiel aus Ihrer Praxis geben?*

Vor Kurzem habe ich eine neunjährige Patientin mit hohem Fieber behandelt. Ich habe sie zu Hause besucht. Sie hatte einen Meningismus, eine Nackensteifigkeit, durch gereizte Hirnhäute ausgelöst, und lag mit charakteristischem Opisthotonus, also mit überstrecktem Rücken, in ihrem Bett. Es war schon angsteinflößend, denn heutzutage kann man leicht im Gefängnis landen, wenn man hier falsch behandelt. Dieses Mädchen war auch gegen Meningitis geimpft worden. Das hätte ein typischer *Belladonna*-Fall sein können, die kalten Extremitäten, die Hitze im Kopf usw. Das Problem aber war, dass *Belladonna* ihr in unterschiedlichen Potenzen ein paar Tage vorher gegeben worden war, und diese Arznei brachte keine Besserung. Das heißt, ich hatte von den Symptomen her einen klaren *Belladonna*-Fall vor mir, trotzdem hatte *Belladonna* nicht gewirkt. Dem Mädchen ging es zunehmend schlechter. Ich unterhielt mich mit der Mutter, und während ich mit ihr sprach, bemerkte ich eine Zeichnung an der Wand.

Auf diesem Bild lag in der linken Ecke ein Hund in einer Blutlache zusammengerollt. Das Blut spritzte über das ganze Blatt. Ich bat die Patientin darum, über ihre Zeichnung zu sprechen. Sie sagte, dass dieser Hund sehr lieb war und ganz plötzlich so gefährlich wurde wie ein Wolf und biss. Die Art und Weise, mit der das Mädchen die Gefährlichkeit des Hundes beschrieb, war sehr aggressiv. Diese Heftigkeit führte mich zu *Lyssinum*. *Lyssinum* reagiert explosionsartig, wir brauchen uns nur einen tollwütigen Hund und seine extreme Aggressivität vorzustellen. *Belladonna* kann im Vergleich zu *Lyssinum* den Ärger nicht so direkt ausdrücken, es ist zurückhaltender. *Lyssinum* hingegen explodiert förmlich, es entzündet sich sofort.

Ich hatte *Lyssinum* dabei und gab es dem Mädchen. Nach ein paar Stunden ging das Fieber herunter und der Zustand verbesserte sich. Das ist ein eindringliches Beispiel. Wenn man das Mittelbild von *Lyssinum* kennt, hatte die junge Patientin ganz genau *Lyssinum*-Symptome.

## Arzneien mit ähnlichen Strategien

*Der Begriff „Familie" ist eigentlich verwirrend, denn bekannte Homöopathen wie Jan Scholten, Rajan Sankaran oder auch Michal Yakir arbeiten mit Familien: mit Mineral-, Tier- und Pflanzenfamilien. Aber Sie meinen ja etwas ganz anderes!*

Der Grund, warum ich das Wort „Familie" so gern verwende, ist, dass man in einer Familie Beziehungen hat, auch mit Menschen, die scheinbar ganz unterschiedlich sind. Geschwister beispielsweise sind sich nicht alle ähnlich. Sie können ganz andere Augen- und Haarfarben haben. Deshalb spreche ich gern von Familien.

Als ich vor 30 Jahren anfing, über das Konzept der „homöopathischen Familien" nachzudenken, gab es damals das Problem, dass die Homöopathen hauptsächlich mit den Polychresten arbeiteten. Und obwohl die Verschreibungen mit Arzneien wie *Lycopodium, Ignatia, Calcium carbonicum* usw. auf der Basis der Repertorisation gute Verschreibungen waren, wirkten diese Mittel häufig nicht wie erhofft. Ich habe dann gemerkt, dass Arzneien, die ihnen in der „homöopathischen Familie" nahestanden, bessere Ergebnisse brachten.

Nehmen wir beispielsweise *Tabacum*: *Tabacum* gehört wie *Belladonna, Hyoscyamus* oder *Stramonium* zu den *Solanaceae*. Bei den meisten meiner *Tabacum*-Fälle habe ich niemals an *Belladonna* gedacht. Oder bei den *Rosaceae*: Meine *Rosa damascena*- oder *Prunus spinosa*-Fälle haben wenig mit *Crataegus*, auch eine *Rosaceae*, zu tun. Deshalb sollten wir meiner Meinung nach die Pflanzen-Familien wie die

*Rosaceae*- oder die *Solanaceae*-Familie vergessen. Es ist viel präziser zu sagen: Diese Familie sieht wie *Prunus spinosa* aus, diese Familie wie *Belladonna*, diese wie *Opium* usw. Diese Mittel passen besser zusammen als Drogen als *Solanaceae*.

Um die begriffliche Verwirrung zu vermeiden, könnten wir von homöopathischen Gruppierungen statt von „homöopathischen Familien" sprechen, oder von Arzneien mit einer ähnlichen Strategie.

In einer „homöopathischen Familie" sind die Wirkungsart und die „Strategie" der Mittel, die zu einer Familie gehören, ähnlich. Die „Strategie" der Arznei muss der „Strategie" des Patienten, auf die Anforderungen des Lebens und auf die auf ihn stets einwirkenden Reize zu reagieren, entsprechen. Die Art und Weise, wie der Patient seine Geschichte erzählt, drückt das aus, was sein Organismus braucht, um zu überleben.

„Die ‚Strategie' der Arznei muss der ‚Strategie' des Patienten, auf die Anforderungen des Lebens zu reagieren, entsprechen."

*Der Gedanke von homöopathischen Beziehungen ist eigentlich nicht neu. Homöopathen wie Clarke, Farrington und Böricke haben auch so gedacht!*

Ja, das stimmt. Sie haben nach „Folgemitteln" gesucht, wenn ein Mittel nicht bzw. nicht ausreichend wirkte. Aber das Konzept der Ähnlichkeiten einer Mittelgruppe hat sich seit *Clarke* bis heute dramatisch geändert. Das ist etwas, was wir verstehen müssen. Damals konnte ein Patient an einem Abszess sterben. Es war in einer Zeit, in der die Benutzung eines Skalpells sehr problematisch war, weil es keine Antibiotika gab, und es war extrem wichtig, schnell zu erkennen, welche Mittel hilfreich waren, um einen Abszess zu öffnen. Die Frage war also: Welche Mittel könnten hier schnell die erhoffte Wirkung erzielen? *Sulphur, Calcium sulphuricum, Hekla lava, Silicea*, sogar *Tarantula* usw.?

Aber heutzutage, wenn ich mit einem Patienten zusammensitze, dann sucht dieser nicht nur einen Arzt auf, der einen Abszess öffnen kann, sondern der helfen soll, die existenziellen Probleme zu lösen – in Bezug auf Depression, die Beziehung zum Lebenspartner, zu den Kindern oder zur Arbeit. Das heißt, die Erwartung unserer Patienten ist viel komplexer als damals zur Zeit von *Clarke*.

## Der Austausch zwischen Patient und Arzt – die Basis der Heilung

*Wie gehen Sie bei der Anamnese vor? Was ist Ihnen wichtig?*

Eine gute Fallaufnahme ist der erste wichtige Teil unserer Arbeit, eigentlich jeder Arbeit als Arzt. Gleichgültig, um welchen Heilansatz es sich handelt, haben wir immer auf der einen Seite einen Patienten vor uns, der denkt, er sei unglücklich oder krank oder traurig – was auch immer ihn belasten mag – und jemanden auf der anderen Seite, der denkt, er kann etwas für diese Person tun. Dieser grundlegende Austausch ist die Basis einer möglichen Beziehung, die für sich allein genommen schon eine große Wirkung hat – für den Behandler ebenso wie für den Patienten.

„Der Austausch mit dem Patienten ist die Basis einer möglichen Beziehung, die für sich allein genommen schon eine große Wirkung hat."

Ich denke, dieser Aspekt wird in unseren Homöopathie-Schulen nicht ausreichend betont. Das breite Heilspektrum der Homöopathie spiegelt sich meiner Meinung nach nicht in der Ausbildung wider. Wir konzentrieren uns auf das Mittel, anstatt zu verstehen, dass die homöopathische Verschreibung Teil unserer Arbeit, aber durchaus nicht die ganze Arbeit ist. Deshalb möchte ich meine Patienten so gut wie möglich ermutigen, mir in einer Art von Beziehung, die wir gemeinsam schaffen, ein möglichst genaues Bild zu geben, ein Gefühl für das Besondere an ihrer Person, ihrer Art, und wie sie mit ihrem Leiden umgehen. Das heißt: Was drückt sich durch ihren Körper aus? Welche besonderen Symptome bringt dieser hervor?

Mein ganzer Ansatz basiert auf der Arzt-Patient-Beziehung. Dann kommt die Materia Medica. Das heißt, sie steht nicht vor mir anstelle des Patienten. Ich fange also nicht sofort an, im Hinblick auf die Familien zu denken, sondern ich schaue mir zunächst den Patienten an. Bereits der Moment, in dem er die Praxis betritt, und wie er sich im Wartezimmer verhält, liefern wichtige Informationen. Meine Sekretärin ist dazu aufgefordert, mir zu berichten, wie der Patient seinen Termin ausgemacht hat, wie er sich verhält, wenn er ankommt, wie er im Stuhl sitzt usw. Das beobachtet sie und schreibt alles auf. Während der Anamnese höre ich zu und versuche herauszufinden, was in meinen Augen das Eigentümliche an ihm ist, und gebe dem, was er spontan erzählt, Gewicht. Ich lege meine ganze Aufmerksamkeit darauf, *wie* der Patient seine Geschichte erzählt, *wie* er seine Beschwerden schildert. Das heißt, mehr als die Fakten selbst ist die Art und Weise, wie diese Fakten erzählt werden, im Fokus. Das „Wie" muss sich zentral im Mittel widerspiegeln, das hat auch *Hahnemann* im „Organon" präzise beschrieben.

„Mehr als die Fakten selbst ist die Art und Weise, wie der Patient seine Beschwerden schildert, zentral."

Oft haben Patienten Schwierigkeiten, über bestimmte Themen zu sprechen, während sie sich über andere ganz offen äußern. Das sagt mir schon sehr viel über die Person. Es geht nicht darum, so viele Informationen wie möglich zu sammeln, sondern herauszufinden, was das Wichtigste, das Zentralste ist. Man sollte sich also nicht an den Hauptbeschwerden aufhalten, sondern sich vordergründig mit der Art und Weise beschäftigen, wie der Patient seine Krankheit fühlt und was die Krankheit ausgelöst hat. Jede Person hat ihre ureigenste Antwort im Umgang mit den Beschwerden.

Ich versuche, die Patienten in Richtung eines größeren Bewusstseins zu führen, indem ich ihnen helfe zu verstehen, was sie sich schlecht fühlen lässt; indem sie sich bewusst werden, dass sie nicht an einer bestimmten Krankheit wie beispielsweise Psoriasis leiden, sondern dass diese Psoriasis die Manifestation einer tieferen Erkrankung ist.

Für mich ist ein guter Fall nicht nur ein Fall, bei dem sich der Zustand des Patienten bessert, sondern wenn dieselbe Arznei über einen längeren Zeitraum wirkt. Und immer wenn es ein Problem gibt, dann wirkt – akut wie chronisch – diese Arznei bei diesem Patienten. Ich verwende also in so einem Fall nicht unterschiedliche Mittel – selbst wenn ich es in bestimmten Fällen unter Umständen auch machen muss –, sondern die Substanz arbeitet auf einer tiefen Ebene. Das sind die Fälle, die ich als hilfreich für meine Erfahrung betrachte.

„Es gibt nicht die eine Methode, wie man ein gutes therapeutisches Feld aufbaut."

Darüber hinaus gibt es meiner Meinung nach nicht eine einzige oder gar die beste Art, eine Anamnese aufzunehmen. Es gibt nicht die eine Methode, wie man ein gutes therapeutisches Feld aufbaut, so wie ich das gern nenne. Anstatt zu versuchen, die Arbeitsweise von jemand anderem zu kopieren, ist es viel wichtiger, seine eigenen Fähigkeiten zu verbessern. Wir als einzigartige Wesen verfügen über eine einzigartige Art, auf Menschen einzugehen. Die Fallaufnahme ist daher eine sehr persönliche Angelegenheit, und es gibt keine beste Art dabei vorzugehen. Es geht vor allem darum, seine eigene Art zu entwickeln.

*Aus dieser Überzeugung heraus haben Sie also Ihren Ansatz der „homöopathischen Familien" entwickelt?*

Ja! Es basierte nicht auf einer Theorie, sondern es war eine sehr praktische Entwicklung, die aus einer Enttäuschung resultierte. Ich erinnere mich noch an die ersten Unterrichtsstunden, an denen ich vor vielen Jahren teilgenommen habe. Als ich erkannte, dass eine große Betonung darauf lag, die Symptome wörtlich zu analysieren, hielt ich das für ungeschickt, um nicht zu sagen begrenzt. Patienten reden in Metaphern. Nicht nur, wenn sie über ihre Gemütssymptome sprechen, sondern auch für ihren Körper benutzen sie eine metaphorische Sprache. Sie erzählen beispielsweise von einem „Brennen, als ob ...", einer „Schwellung, als ob ..." – gleichgültig, ob es sich im medizinischen Sinne um einen Abszess oder um Morbus Hodgkin handelt. Das heißt, dieselbe Sache kann mithilfe vieler unterschiedlicher Synonyme ausgedrückt werden. Derselbe Schmerz, dasselbe Problem kann aus vielen unterschiedlichen Perspektiven betrachtet werden.

Wichtig ist es vielmehr zu erkennen, dass bestimmte Ideen, bestimmte Symptome immer wiederkehren. Konzentriert man sich auf ein einziges prägnantes Wort, so kann dieses Wort eintausend Mal im Repertorium wiederholt werden, und es weist auf denselben Aspekt hin. Schlussendlich ist der brennende Schmerz im Magen um vier Uhr nachmittags, nachdem man Limonade getrunken hat, nicht so ausschlaggebend. Viel wichtiger ist es, dass sich der Körper – allgemein gesagt – mithilfe brennender Empfindungen ausdrückt, eher als mit stechenden Empfindungen, oder was auch immer.

Wenn man sich also mit dem Mittelbild beschäftigt, ist das Thema Brennen interessanter als ein spezifisches Symptom, denn dies ist *die Art*, auf die dieses Mittel sein Leiden ausdrückt. Und es ergibt Sinn, wenn es ein wiederkehrendes Thema ist.

Andere Symptome deuten zum Beispiel auf etwas Zwanghaftes hin. Wenn Sie einen Patienten mit zwanghaftem Verhalten haben – der beispielsweise auf einem Tisch alles auf eine bestimmte Art arrangiert, seine Schuhe auf eine bestimmte Art bindet, das Auto auf eine bestimmte Art pflegt usw. –, kann man dies auch anhand unterschiedlicher Symptome beobachten. Hier ist nicht einmal das Synonym dasselbe, sondern das Konzept dasselbe. Ergibt es mehr Sinn, auf diese bestimmten Symptome zu achten, oder zu versuchen, das Konzept zu verstehen?

Es ist also wichtig, durch ein übergeordnetes Verständnis den tieferen Zusammenhang hinter den Symptomen zu begreifen, das heißt, das Grundthema herauszuarbeiten. Wenn man auf diese Weise arbeitet, so kann man die riesige Menge an Material, das uns zur Verfügung steht, auf einige wenige Konzepte reduzieren. Man kann eine riesige Menge an Symptomen „verwerfen", die nur gelegentlich auftretende Symptome dieses Patienten sind und die dem Homöopathen nicht dabei helfen, ein Mittel von einem anderen zu differenzieren. Und wenn man diese Themen zusammenfügt, ist zu erkennen, dass bestimmte Themen bei dem Patienten seit Beginn seines Lebens zu beobachten sind. In anderen Fällen kann man diese klaren Konzepte in einem bestimmten Moment seines Leidens beobachten.

„Es ist wichtig, durch ein übergeordnetes Verständnis den tieferen Zusammenhang hinter den Symptomen zu begreifen."

Wenn eine Folge von Problemen vorliegt, die zum Beispiel mit einem tiefen Gefühl der Isolation und des Verlassenwerdens zu tun haben, so liegt die Wurzel dieses Gefühls oft ganz zu Beginn des Lebens als schreckliche Erfahrung, und diese Erinnerung bleibt vom ersten Tag der Existenz an bis zum Ende und kann durch viele unterschiedliche Symptome ausgedrückt werden. Es ist also wichtig zu verstehen, dass bestimmte dieser Themen das Entscheidende aufzeigen, um den Patienten zu erkennen.

Der Blick für die individuellen Themen macht es auch leichter, eine Differenzialdiagnose zu erstellen. Denn ohne die tiefer liegenden Themen zu beachten, ist es gegebenenfalls schwierig, ein Mittel von einem anderen, das ihm nahe ist, zu unterscheiden.

Aber man muss aufpassen, denn es besteht die Gefahr, zu kurzfristige Schlüsse zu ziehen, indem man behauptet, dass ein bestimmtes Konzept oder ein bestimmtes Leitsymptom zu einer bestimmten Arznei gehört. Das ist nicht so. Ein Mensch ist ein komplexes System. Man kann ihn nicht anhand eines einzigen Konzeptes definieren. Es handelt sich immer um eine Art Konstellation, um etwas Zusammengesetztes. Es gibt drei, vier Punkte, die nur zusammen einen Sinn ergeben.

## Eine Medizin der Komplexität

*Der Mensch als komplexes System ... Können Sie uns das näher erklären?*

Unsere konventionelle westliche Medizin möchte gern, dass wir die Menschen als komplizierte Systeme auffassen. Wir sind es aber nicht, denn wir sind keine aus einzelnen Teilen bestehenden Maschinen!

Um ein kompliziertes Problem zu lösen, braucht man nur die verschiedenen Einzelteile zusammenzufügen. Wir wissen zum Beispiel, dass wir mit einem Raumschiff zum Mond fliegen können. Das ist extrem kompliziert, aber wenn man die einzelnen Teile zusammensetzt, die man dazu benötigt, weiß man, dass es eine Möglichkeit gibt, das zu tun. Jedes komplizierte System ist ein fragiles, rigides System, das sich nicht leicht an das Leben anpasst. Ein komplexes System dagegen ist flexibel, anpassungsfähig und hat mit hoher Resilienz zu tun. Wir müssen aus viel mehr Ressourcen schöpfen und unterschiedliche Arten zu denken anwenden. Wenn man sich zum Beispiel Fragen über das Klima auf diesem Planeten stellt, ist es kein kompliziertes Problem, sondern ein komplexes. Denn man muss viele Aspekte bedenken, und viele Fragen bleiben offen. Bei einem komplexen System gibt es keine lineare Kausalität, kein duales Schwarz-Weiß-Denken, sondern immer viele Farben. Es gibt immer etwas, das anders ist, als wir vorher gedacht haben.

„Es besteht die Gefahr, zu kurzfristige Schlüsse zu ziehen, indem man behauptet, dass ein bestimmtes Konzept oder ein bestimmtes Leitsymptom zu einer bestimmten Arznei gehört."

Wenn man von Komplexität spricht, ist es wichtig zu verstehen, dass man einen Prozess, ein Gefüge, die Interaktion zwischen unterschiedlichen Teilen eines Problems untersucht. Anders, als wenn man an einem komplizierten Problem arbeitet: Hier muss man die einzelnen Teile verstehen. Bei komplexen Problemen geht es um den Prozess des Arbeitens an der Beziehung zwischen den Elementen, und nicht nur um das Denken an die Elemente selbst.

Wenn wir auf uns Menschen zurückkommen, gibt es nicht einen Menschen, der wie ein anderer ist. Niemand ist gleich. Selbst wenn man jemanden operiert, ist jedes Organ anders. Es gibt natürlich Gemeinsamkeiten, aber trotzdem ist jeder Mensch einzigartig. Deshalb wissen wir nie, wenn wir mit der Behandlung eines Patienten anfangen, wo wir am Ende landen werden. Es ist nie vorhersehbar. Das ist Teil der Komplexität. Wir müssen wissen, dass jedes Mal, wenn wir einen neuen Patienten vor uns haben, es sich um einen neuen Fall handelt, und wir müssen unsere Art zu denken anpassen. Es ist nicht, wie wenn man am Motor eines Autos oder eines Bootes arbeitet.

Das ist der Grund, warum ich behaupte, dass die Homöopathie eine Medizin der Komplexität ist, und zwar per Definition von Anfang an. *Hahnemann* hat auf diese Art und Weise gedacht. Er war ein Künstler der Komplexität: Er beherrschte viele Sprachen, wusste viel über Chemie, Toxikologie, Medizin und nicht zuletzt über die Naturgesetze. Das war ein komplexer Ansatz – der Ansatz von jemandem, der den Blick für das Gesamte und das Übergeordnete hatte und der sich nicht auf eine fragmentierte, spezialisierte Denkart beschränkte, um ein Thema anzugehen.

„Die Homöopathie ist eine Medizin der Komplexität."

## Die bestmögliche Ausgewogenheit herstellen

*Es ist für einen Anfänger der Homöopathie heute nicht so einfach, wie es vor 20 Jahren war, die Materia Medica zu beherrschen. Heutzutage verfügen wir über ein nahezu endloses Wissen über Tausende von Mitteln. Die Verschreibungen sind dadurch möglicherweise präziser und tief greifender, und die Chancen, uns dem tatsächlichen Similimum zu nähern, sind damit größer geworden. Besteht nicht auf der anderen Seite die Gefahr, dass wir uns durch die vielen Mittel im Niemandsland verlieren?*

Mein Anliegen ist nicht, noch mehr Verwirrung herbeizuführen, als wir sowieso schon haben, sondern im Gegenteil es einfacher zu machen. In jeder Wissenschaft – und umso mehr in der Medizin – sollte man als Anfänger die Grundlagen kennen, die man braucht, um seine Arbeit gut bewerkstelligen zu können. Mit der Zeit wächst man langsam in die ganze Breite hinein.

Wenn man die verschiedenen Bestrebungen unterschiedlicher Homöopathen von Anfang an bis heute betrachtet, so bemerkt man, dass alle versuchen und versucht haben, einen Weg zu finden, die Materie zu vereinfachen, zu synthetisieren und einige wichtige Informationen aus der riesigen Menge an Informationen und der Symptomatologie herauszulösen.

Prinzipiell stellt die Klassifizierung in „homöopathische Familien", das heißt das Studieren von grundlegenden Themen, einen rationalen Ansatz dar, der es ermöglicht, auf eine bessere Weise zu definieren, was man tut. So wird klar, was zum Beispiel der Unterschied zwischen zwei Mitteln wie *Pulsatilla* und *Silicea* ist. Wenn man zum Beispiel das Symptom „Eiter aus den Ohren" nimmt, könnte man sagen, diese Mittel sind ähnlich. Wenn man aber die beiden Mittel in der Tiefe studiert, erkennt man, wie stark sie sich unterscheiden. Jeder weiß, wie sehr ein *Pulsatilla*-Fall, ein wirklich chronischer *Pulsatilla*-Fall, von seiner Familie immer sehr unterstützt worden ist – mit der Folge, dass dieser Patient großes Vertrauen in seine Umgebung setzt. Er ist von dieser enormen Menge früherer Zuwendung so gefangen, dass er sein ganzes Leben jammert und versucht, dies zu wiederholen. Er möchte nicht gänzlich erwachsen werden, damit ihm diese wunderbare Harmonie auf immer garantiert ist. Bei *Silicea* ist es genau das Gegenteil: Hier hat man jemanden vor sich, der so etwas nie erfahren hat und dessen Hauptstrategie im Leben darin besteht zu versuchen, Kontrolle zu erlangen und nur mit den wenigen Menschen in Kontakt zu stehen, auf die er sich wirklich verlassen kann.

„Prinzipiell stellt das Studieren von grundlegenden Themen einen rationalen Ansatz dar."

Wieder ist es eine Frage der Perspektive. Was ist einem wichtiger? Ich meine nicht, dass meine Sichtweise besser ist. Aber ich kann auf keine andere Art denken und daher arbeite ich auf diese Weise. Dies erlaubt mir, meine Methode zu erweitern.

Mein Verständnis und meine Erfahrung ist: Wenn jemand nicht todkrank ist, reicht ein ähnlicher Reiz, ein ähnlicher Anstoß für das System aus, um diesem System zu helfen, damit es ihm besser geht. Es ist also nicht unbedingt notwendig, zum Beispiel die spezifische Arznei *Pecten jacobaeus* (Jakobsmuschel) herauszufinden statt der übergeordneten Arznei *Calcium carbonicum*. In vielen Fällen eines *Arnica*-ähnlichen Mittels wird *Arnica* funktionieren. Es ist nicht notwendig, dermaßen ausgefeilt vorzugehen. Wichtiger ist: Was können wir tun, wenn diese gute Verschreibung von *Arnica* nicht funktioniert, statt dann auf ein anderes Universum wie beispielsweise *Silicea* oder *Phosphorus* zu wechseln? Was können wir stattdessen tun, damit wir etwas finden können, das in diesem Zusammenhang einen Sinn ergibt? Das ist alles. Ich denke nicht, dass es die Sache komplizierter macht, sondern wir haben meiner Meinung nach damit ein besseres Werkzeug in der Hand, um zu arbeiten und zu lernen.

## Alles in der Natur kann als homöopathische Arznei verwendet werden

*Eigentlich kann alles in der Natur Gegenstand einer Arzneimittelprüfung sein und als homöopathische Arznei verwendet werden. Warum finden jedoch bestimmte Substanzen mehr Beachtung als andere?*

Das ist ein Aspekt unserer modernen Homöopathie. Aber wenn man an die Arbeit von *Hahnemann* denkt, so gab es damals immer einen Grund, bestimmte Substanzen statt anderer zu prüfen. Grundsätzlich ging es darum, etwas zu suchen, das bereits in der traditionellen Medizin bekannt war, um dann zu versuchen, dieses Bekannte mithilfe der wunderbaren Idee der homöopathischen Arzneimittelprüfungen zu „überprüfen". Ich denke, viele unserer Kollegen erkennen, dass *Hahnemann* fantastische Arbeit geleistet hat, die Teil seines Genies war. Er hat vor 200 Jahren versucht, einen rationalen Ansatz zu verwenden, nämlich eine Substanz zu prüfen. Es ist die Prüfung, die wir in der Homöopathie verwenden. Das war aber nichts Neues im Hinblick auf die Substanzen. Denn, wenn man ein Medizinbuch aus dem 15. Jahrhundert aufschlägt, so ist die große Mehrzahl der 300 Substanzen, die *Hahnemann* studierte, darin schon vorhanden.

Aber gerade das ist es, was die Geschichte der Menschheit bzw. die Geschichte der Wissenschaft ausmacht: Jeder Mensch fügt dem schon Bekannten etwas Neues hinzu. Damals gab es also bereits eine riesige Materia Medica von Substanzen und vielen anderen Dingen. Der Zweck einer homöopathischen Prüfung war es dann auszuprobieren, ob es aus therapeutischer Sicht Sinn macht, *China officinalis*, womit *Hahnemann* seinen ersten Therapieerfolg hatte, oder andere Substanzen zu verwenden. Es gibt unglaublich viele wunderbare Arzneien. Es gibt interessante Tiere oder auch Organismen wie Pilze, die es verdienen, studiert zu werden.

## Pilze – ein Reich für sich

*Haben Sie aus diesem Grund den zweiten Band Ihrer „Materia Medica Clinica" der Welt der Pilze gewidmet? Was macht sie so besonders?*

Die Pilzarzneien wurden im Gegensatz zu den mineralischen, pflanzlichen und tierischen Heilmitteln vernachlässigt, obwohl sie ein großes Potenzial für die homöopathische Medizin darstellen. Aus diesem Grund fehlen sie weitgehend in unseren Materia Medicas. Das Thema ist für mich sehr aktuell, nicht zuletzt, weil ich im Laufe der letzten Jahre vierzehn Pilzmittel erforscht und zahlreiche klinische Informationen über durch sie geheilte Fälle gesammelt habe.

> „Pilze wurden vernachlässigt, obwohl sie ein großes Potenzial für die homöopathische Medizin darstellen."

Zu den bekannten homöopathischen Heilmitteln wie *Agaricus, Bovista, Secale* oder *Ustilago* sind neuere Mittel gekommen. Dazu gehören einige Pilze (*Boletus edulis, Boletus satanas, Lentinula edodes, Phallus impudicus, Psilocybe*), eine Chinesische Morchel (*Auricularia polytricha*), holzzerstörende Pilze (*Boletus laricis, Ganoderma lucidum*), eine Hefe (*Candida albicans*) und ein Pilz, der Mottenlarven parasitiert (*Cordyceps sinensis*).

Das Besondere an den Pilzen ist, dass sie aufgrund ihrer Eigenschaften ein eigenes Reich und keine Untergruppe repräsentieren. Jahrhundertelang zählte man sie irrtümlicherweise zu den Pflanzen. In Wirklichkeit sind sie der Fauna näher als der Flora. Sie sind Organismen, die maßgeblich zur Evolution des Lebens auf unserem Planeten beigetragen haben. Obwohl wir schätzungsweise 5,1 Millionen Pilzarten zählen, wurden nur 100 davon identifiziert! Sehr bemerkenswert ist ihre Rolle als Symbionten und Recyler: Sie zerlegen das, was tot ist, um daraus Nährstoffe freizusetzen, die zur Unterstützung des Lebens notwendig sind. Mit anderen Worten: Sie verwandeln das Unwirtliche in das Gastfreundliche, damit die Pflanzen wachsen können. Tatsächlich wachsen 95 Prozent der Pflanzen in Symbiose mit Pilzen. Eine Theorie besagt sogar, dass Pilze der Grund dafür waren, dass Algen ans Land kamen und das gesamte Pflanzenreich entstehen konnte.

Im Gegensatz zu Pflanzen haben Pilze weder Wurzeln noch Blätter noch Blüten. Sie benutzen kein Chlorophyll, absorbieren kein Kohlendioxid und brauchen nicht einmal Licht. Pilze vermehren sich durch Sporen und nicht durch Samen. Dies ermöglicht eine einfachere Reproduktion als die spezialisierten, aber restriktiven Fortpflanzungssysteme von Pflanzen und Tieren, die auf zwei Geschlechtern basieren. Ihr evolutionärer Erfolg ist unter anderem auf ihre extreme Flexibilität und ihre Anpassungsfähigkeit zurückzuführen.

Neben ihrer traditionellen Verwendung als Arzneimittel in der ganzen Welt, vor allem in Asien, wurden Pilze in der allopathischen Medizin bei der Entwicklung von Penicillin, Cyclosporin und Ergotamin eingesetzt. Gegenwärtig wird ihre Heilwirkung bei Stoffwechselstörungen, Autoimmunerkrankungen, viralen und chronischen Erkrankungen sowie Krebs untersucht.

„Pilzpatienten fühlen sich seit ihrer Kindheit anders als die anderen."

*Welche Themen kristallisierten sich bei der Prüfung der vierzehn neuen Pilzarzneien heraus?*

Bis weitere Pilzarzneien erforscht werden, können wir nur vorläufige und generelle Aussagen über die möglichen Gemeinsamkeiten unter diesen Arzneien machen.

Eine der zentralen Eigenschaften bei den „Pilzpatienten“ ist, dass sie sich – seit ihrer Kindheit – anders fühlen als die anderen. Sie wollen Dinge alleine tun und gehen oftmals ihren Weg sehr einsam. Sie haben das starke Gefühl: „Ich bin nicht wie andere Menschen“ und zeigen damit, dass sie nicht dazugehören und auch nicht dazugehören wollen. Sie wollen nicht als konventionell betrachtet werden.

Pilze haben eine extrem dünne Haut. Menschen, die diese Mittel benötigen, sind zart, sensitiv, verletzlich. Sie sind für die anderen schwer zu erreichen. Sie scheinen zwischen zwei Welten zu sein.

Pilzpatienten betonen oft, wie schwach sie sind: „Ich bin nicht stark oder durchsetzungsfähig. Mir fehlt die Ausdauer." Sie können auch eine Schwäche in der Wirbelsäule spüren, als wäre sie aus Glas oder Eis und könnte leicht brechen.

Ihre auffallende körperliche Kälte – es gibt wenige Arzneien in der Materia Medica, die eine derartige Kälte aufweisen – spiegelt sich in ihrer emotionalen Kälte wider, was die Entstehung und Aufrechterhaltung von Beziehungen erschwert.

Pilze wachsen schnell in kurzer Zeit. Sie scheinen über Nacht aus dem Boden zu sprießen. Diese Eigenschaft drückt sich durch Symptome wie Frühgeburt, Frühreife bei Kindern, frühe Menstruation sowie frühes Altern aus.

Bei vielen Fungus-Patienten werden Ausbrüche von Begeisterung beobachtet, die sich mit depressiven Zuständen abwechseln. Sie verbergen oft ihre depressive Seite unter einer produktiven Maske, bis sie dekompensieren. Entwicklungs- und Umbruchphasen, wie in der Pubertät oder im Klimakterium, können für die Pilzpatienten eine Herausforderung darstellen.

Wenige Mittelgruppen träumen so viel wie die Pilze (siehe *Magnesium*-Verbindungen oder Algen wie *Chara intermedia*). Ihre Träume sind Wegweiser für sie.

Genauso wie nur ein kranker Baum vom Pilz befallen werden kann, erleidet ein Mensch einen übermäßigen Pilzbefall, wenn sein Immunsystem nicht stabil ist.

Das sind nur einige auffallende Merkmale der Pilzheilmittel. Wie gesagt, wenn weitere Pilze untersucht werden, werden wir noch mehr Informationen über dieses bemerkenswerte Naturreich bekommen.

## Die bereits bekannten Mittel noch besser verstehen

*Das Pilzreich ist tatsächlich sehr interessant und liefert der Homöopathie wertvolle, bis heute wenig erforschte Arzneien! Wie erwähnt haben wir Tausende homöopathische Mittel zur Verfügung. Aus diesem Grund meinen Sie, dass wir ohne das Konzept der Familien nicht arbeiten können?*

Ja, es ist unabkömmlich, weil die Zahl der Arzneien inzwischen so groß geworden ist. Wir brauchen eine bestimmte Art der Klassifizierung, sonst verlieren wir uns. Aber gleichzeitig frage ich mich, ob es wirklich noch Sinn macht, immer weiter neue Mittelprüfungen durchzuführen. Auf der einen Seite ist es verständlich, dass wir mehr wissen wollen, dass wir uns wünschen, mehr Mittel zu kennen. Aber auf der anderen Seite bin ich mir nicht so sicher, ob wir genug über die Mittel wissen, die wir schon zur Verfügung haben.

„Ich bin mir nicht so sicher, ob wir genug über die Mittel wissen, die wir schon haben."

Deshalb frage ich mich, ob die Zukunft der Homöopathie eine bessere sein wird, wenn wir einfach so weitermachen. Die Familien sind zwar hilfreich, um eine große Zahl von Substanzen besser zu organisieren. Aber wenn diese in die Tausende gehen, dann müssen die Familien neu geordnet werden. Das macht das Ganze nicht leichter. Ich denke, wir können nach 200 Jahren der Homöopathie einen Moment innehalten und uns ernsthaft diese Frage stellen. Die Pilze, die ich in den letzten Jahren geprüft habe, sind zweifellos sehr interessante neue Arzneien. Und das kann ewig so weiter gehen. Aber ich bin nicht überzeugt, dass wir unseren Studenten damit helfen, besser zu werden. Ich würde gern diese Frage offen lassen und dazu einladen, darüber nachzudenken – und vor allen Dingen erst mal zu versuchen, die Qualität dessen, was wir schon haben, zu verbessern.

*Gerade Sie sind bekannt für Ihr enormes Wissen über den Ursprung und die Zusammensetzung von Substanzen!*

Ich habe es schon als Student geliebt, Substanzen zu studieren. Für mich war es immer wichtig, weil ich von Anfang an einen starken Bezug zur Anthropologie bzw. anthropologischen Medizin habe. Seit Jahrhunderten verwenden Menschen Pflanzen medizinisch zur Behandlung von Krankheiten. Ich finde es äußerst interessant, sich zu fragen, wie diese Menschen dazu gekommen sind, sie zu entdecken, warum beispielsweise der Rote Fingerhut, die Weidenrinde oder die Mistel das bewirken, was sie bewirken. Diese Frage hat nie aufgehört, mich zu interessieren.

Die Ärzte verwenden so viele Medikamente auf der Basis von Digitalis, Weidenrinde oder Mistel und kopieren so viele Moleküle aus Stoffen, die es in der Natur gibt, seien sie pflanzlicher, tierischer oder mineralischer Natur. Sie vergessen dabei, dass diese Substanzen schon lange vorher verwendet wurden und bekannt waren.

Wir Menschen aus dem Westen rühmen uns der Tatsache, dass wir die Biochemie kennen und dass wir Untersuchungen über das Blut unserer Patienten anstellen können, um nach bestimmten Molekülen zu suchen. Das war vorher nicht möglich. Aber wir vergessen, dass, wenn wir heute diese Analysen durchführen und das Wirkprinzip erkennen und kopieren können, es auch dank der Erfahrungen ist, die andere Menschen mit anderen Werkzeugen bereits vorher gemacht haben.

Es war fantastisch, dass *Hahnemann* den Mut hatte, die Substanzen genau zu untersuchen und an Menschen zu prüfen. Er hat damit etwas Außergewöhnliches erreicht. Er war zweifellos ein Genie, und gleichzeitig ein kleiner Zwerg auf der Schulter eines Giganten, der aus allen Ideen der Menschen, die vor ihm gelebt haben, besteht. Und diese Menschen haben interessante Schlussfolgerungen gezogen, die *Hahnemann* genutzt, verändert, spezifiziert und verbessert hat.

Deshalb sollten wir meiner Meinung nach die traditionelle indigene Medizin respektieren. Ich glaube, dass eine Person, die sich selbst als Wissenschaftler definiert, die geistige Offenheit, die Neugierde ein Leben lang behalten sollte. Das war für mich die größte Revolution bei der Beobachtung der Vorgehensweise der indigenen Völker. Danach fing ich an, mich mit Alchemie auseinanderzusetzen. Unser Wissen beruht auf einem männlichen, rationalen, auf Logik aufgebauten Paradigma. Es muss sich gemeinsam und harmonisch zu einer weiblichen, irrationalen, auf Analogie basierten Herangehensweise entwickeln. Um wachsen zu können, um weise und ein Mensch der Erkenntnis zu werden, müssen diese beiden Wege in Harmonie miteinander verbunden sein.

„Wer sich selbst als Wissenschaftler definiert, sollte die geistige Offenheit, die Neugierde ein Leben lang behalten."

## Eine entscheidende Reise zu Medizinmännern

*Hat Ihr Interesse für die Anthropologie Sie schließlich zur Homöopathie geführt?*

Meine Entscheidung, Arzt zu werden, fiel bereits in meinen jungen Jahren. Ein Onkel von mir, der Herzchirurg sowie Chefarzt in einem Kinderkrankenhaus und Professor an der Universität von Neapel war, hat eine große Rolle bei meiner Entscheidung gespielt, Arzt werden zu wollen. Ich empfand eine große Wertschätzung ihm gegenüber und vor allem eine große Zuneigung. Ich kann sagen, dass ich ihn wie einen Vater angesehen habe. Ich war von ihm so fasziniert, dass ich, obwohl ich auch überlegte, Musiker zu werden, mich doch dazu entschied, ein naturwissenschaftliches Gymnasium zu besuchen und Herzchirurg wie er zu werden. Um die Chirurgie für mich attraktiv zu machen, lud er mich immer wieder ein, schwierigen und „schönen" Operationen beizuwohnen. Ich musste oft früher ankommen, um bei der Vorbereitung der Instrumente zu helfen und die Besprechung der Operation mitzuverfolgen. Auf diese Weise konnte er mich für die Herzchirurgie und die „edlen" Operationen begeistern, dank derer viele Menschenleben gerettet werden können.

Jeden Samstagmorgen fragte er mich aus, was ich in der Woche gelernt hatte: jeden Muskel, jeden Nerv, jede Arterie ... Stets betonte er, dass instrumentelle Untersuchungen zwar wichtig sind, weil sie Daten sind, die das Spektrum erweitern, aber sie ersetzen nicht die Semiotik, das heißt die manuelle Untersuchung und das Erkennen von Krankheitszeichen. Es ist schön, sich daran zu erinnern, dass Mediziner über Jahrhunderte hinweg die Patienten anfassten und wichtige Hinweise durch ihre Hände „lasen". Als ich meine semiotische Chirurgie-Prüfung ablegte, zwang mein Onkel mich, die Semiotik aus seinem dreißig Jahre alten Buch, dem berühmten „Rasario", zu lernen. Nach dieser Prüfung studierte ich jahrelang Physiognomie und Morphopsychologie, gerade weil ich mich für die Beziehung zwischen Form und Funktion interessierte. Die Form ist auch ein sehr interessanter Begriff in unserer homöopathischen Medizin: Warum eine Pflanze, eine Blume, dieses besondere Erscheinungsbild hat, ist kein Zufall. Es gibt dafür einen Grund.

„Es ist kein Zufall, warum eine Pflanze ein besonderes Erscheinungsbild hat."

Ich erinnere mich, dass ich bei der medizinischen Semiotik-Prüfung eine Visite bei einem älteren Herrn, der ernsthafte Magenprobleme hatte, abstatten musste. Er litt an einer Anämie, die es ihm nicht ermöglichte, ausreichend Vitamin B12 und Eisen aufzunehmen. Der Professor bat mich, diesen Patienten zu beschreiben, und ich fing mit dem Gesicht an: die Blässe, die Augenringe, den Gesichtsausdruck, den Muskeltonus ... Nach einigen Minuten unterbrach er mich voller Lob. Ich hatte noch nicht einmal angefangen, den Kranken anzufassen. Dieser Professor begrüßte die Tatsache, dass ich mit der Suche nach Anzeichen im Gesicht begann, die möglicherweise die Krankheit des Patienten verrieten. Dass ich auf die Besonderheiten des Patienten geachtet hatte, war für ihn das Zeichen, dass ich ein guter zukünftiger Arzt werden würde. Das hat mich beeindruckt. Ich möchte auf keinen Fall den großen Wert einer Computertomografie, einer Koronarangiografie oder einer Sonografie leugnen. Ich meine, dass das, was wir heute aus technologischer Sicht wissen, zur Erweiterung beiträgt, aber das Lesen der Krankheitszeichen nicht ersetzt.

Genauso wie ich die Semiotik verinnerlicht habe und den Patienten beobachte und jedes Merkmal von ihm notiere, genauso präzise versuche ich, seine Beschwerden in eine homöopathische Arznei umzusetzen, indem ich mich bemühe, das Spezielle im Erleben seiner Krankheit zu verstehen.

Auch wenn der ganze Lernprozess sehr schwer war, freute es mich sehr, meinen Onkel zufriedenzustellen, und ich werde nie aufhören, ihm zu danken. Ich war begeistert zu sehen, wie glücklich er mit meinen Resultaten war. Und ich muss sagen, dass es mir Spaß machte, im Krankenhaus zu arbeiten.

„Nichts ersetzt das Lesen von Krankheitszeichen bei einem Patienten."

Schon damals war mir die menschliche Beziehung zu den Patienten wichtig. Ich liebte es, bei den Kindern zu bleiben, mit ihnen zu sprechen, ihnen beim Erzählen ihrer Abenteuer, ihrer Schwierigkeiten und ihrer Unannehmlichkeiten zuzuhören. Den Eingriff gut durchzuführen war unerlässlich, aber ihre Geschichte war mir genauso wichtig. Es war für mich eine prägende Erfahrung, zu beobachten, wie unterschiedlich jeder auf die bevorstehende OP reagierte. Es gab Patienten, die ihr mit großer Angst entgegensahen, andere wiederum mit Zuversicht. Ich verstand, dass diese Erwartungshaltung nicht nur vom Ergebnis der Operation oder von den Fähigkeiten der Ärzte und Krankenschwestern abhing, sondern von den Patienten selbst, davon, wie sie den Krankenhausaufenthalt aufnahmen und ob sie Vertrauen in die Struktur und das Personal hatten. Bei jedem war es anders.

*So hat sich bereits damals die Bedeutung der menschlichen Beziehung zu dem Patienten für Sie gezeigt?*

Ja, diese Erkenntnis hat mich bis heute nicht verlassen. Noch entscheidender als das Miterleben des medizinischen Betriebs wurde für mich eine Studienreise, die mich 1983 nach Peru, Bolivien und Kolumbien geführt und eine Wende in meinem Leben gebracht hat. Während dieser Reise kam ich in Kontakt mit medizinischer Anthropologie und schamanischer Medizin. Vor allem die Begegnung mit Schamanen in den Anden hat mein Leben zutiefst beeinflusst. Es war sehr interessant, mit ihnen zu sprechen, zu versuchen, ihre Lebens- und Heilweisen zu begreifen. Sie hatten überhaupt nicht unsere anthropozentrische Auffassung der Welt, sondern sahen sich als Teil der Erde, wie das Pferd, die Kuh, den Rosmarinstrauch oder den Bach, der an uns vorbeifloss. Sie waren nicht die Herren des Planeten, sondern verstanden sich als ein kleines Glied dieses großen Gefüges, das nur in Harmonie mit dem Ganzen funktioniert. Sie verwendeten wie wir Homöopathen Pflanzen, Minerale, tierische Produkte, auch in unterschiedlichen „Potenzen". Wenn sie zum Beispiel feststellten, dass eine bestimmte Pflanze nützlich sein konnte, um einen Kranken zu behandeln, wurde diese Pflanze je nachdem gegessen, getrunken, zerrieben oder geschnupft. Sie beteten sogar darum, dass der Geist der Pflanze zum Kranken wandert, ohne ihn auch nur zu berühren. Sie offenbarten mir dadurch die verschiedenen Ebenen der „Manifestation“ einer Pflanze. Die Pflanze wurde genau auf die zu behandelnde Person abgestimmt – ein sehr individualisiertes Konzept, das dem sehr ähnelt, was wir in der homöopathischen Medizin tun.

„Schamanische Medizin ähnelt dem sehr, was wir in der homöopathischen Medizin tun.“

*Hat Sie diese Reise veranlasst, über Ihr eigenes Leben und über den westlichen Arztberuf nachzudenken?*

Ja, sie hat mir klargemacht, wie notwendig es ist, die Wichtigkeit dessen, was man selbst erlebt, zu erkennen. Es erschien mir wirklich paradox, dass ich dabei war, mein Medizinstudium zu beenden, und so viele Begrifflichkeiten im Kopf hatte. Im Vergleich zu mir kannten diese Medizinmänner wenige Medikamente. Aber wenn ein Patient zu ihnen kam und sie nicht wussten, welche „Medizin“ sie wählen sollten, arbeiteten sie in gewisser Weise so wie wir Homöopathen. In der Tat mischten sie nicht viele Pflanzen, sondern sie suchten nach der richtigen. Sie traten in einen Zustand erweiterten, veränderten Bewusstseins ein, kauten Koka-Blätter, die mit Muschelpulver vermischt waren, und begannen dann mit der Suche. Sie irrten umher und ließen sich zu der Substanz führen, die der Person ähnelte, die sie zu behandeln hatten. Sie gingen auf die Suche nach der Pflanze, die sie unter Umständen noch nicht kannten, aber sie fanden sie. Sie lernten sie in dem Moment kennen, in dem sie die Schwingung von etwas spürten, das genau dem Zustand des Patienten entsprach. Das ist eine sehr klare Anwendung des Ähnlichkeitsprinzips auf der Grundlage schamanischer Arzneimittel!

## Die wahre Begegnung mit der Homöopathie

*Das ist ein tief greifendes, ganzheitliches Konzept!*

Absolut! Später lernte ich einen homöopathischen Arzt kennen. Nachdem die kleine Klinik, die er aufgebaut hatte, durch ein Erdbeben völlig zerstört wurde, hatte er sich zurückgezogen, um in der Nähe des kolumbianischen Urwalds zu arbeiten.

In Neapel hatte ich bereits von homöopathischer Medizin gehört, ich hatte darüber einiges gelesen und wusste sehr gut, worum es ging. Aber bei diesem Arzt wurde ich Zeuge, dass er Schlangenbisse, schreckliche

Abszesse, Lungenentzündungen, Tuberkulose und andere Krankheiten ausschließlich homöopathisch heilte. Für mich, der in der Universitäts- und Krankenhauskultur aufgewachsen ist, war es überraschend zu sehen, wie derart ernsthaft kranke Menschen mit winzigen Kügelchen unter der Zunge geheilt wurden. Ich habe viel Zeit damit verbracht, mich mit diesem kolumbianischen Arzt zu unterhalten. Ich wollte die Gesetze der Heilung verstehen und kennenlernen. Was mir besonders auffiel, waren die Prinzipien der homöopathischen Medizin: das Similimum, die Anwendung verschiedener Potenzen, die Verwendung von jeweils nur einem Mittel auf einmal. Ich war beeindruckt von den Ähnlichkeiten mit dem, was die Indios seit Hunderten von Jahren praktizieren. Der kolumbianische Arzt erklärte mir daraufhin, dass die homöopathische Medizin jung sei, erst 200 Jahre alt, während die Indios schon seit Langem mit dieser traditionellen indigenen Medizin heilen.

Zurück in Neapel war es mir klar, dass ich der konventionellen Medizin den Rücken kehren würde. Ich verließ den geplanten Weg der Herzchirurgie und wurde homöopathischer Arzt. Ich fühlte tief in mir, dass es für mich nicht darum ging, den Arztberuf auszuüben, sondern Arzt zu *sein*. Es schien mir möglich, Arzt auf eine andere Art und Weise zu sein, ein Arzt mit Interesse an der Geschichte der Person, die er behandelt, ein Arzt mit der Überzeugung, dass der Körper die Ressourcen besitzt, auf die ihm eigene beste Art und Weise seine Widerstandsfähigkeit zu verbessern. Ich erkannte, dass diese Art der Medizin, diese Art, Arzt zu sein, genau das war, wonach ich suchte. Von da an verstand ich, dass ich ein Arzt sein konnte, der sogar Spaß haben könnte, ein Arzt mit Leidenschaft!

„Ich fühlte tief in mir, dass es für mich nicht darum ging, den Arztberuf auszuüben, sondern Arzt zu sein."

## Homöopathie für Gefangene

*Und heute? Welche Träume haben Sie noch als homöopathischer Arzt?*

Ich hege einen geheimen Traum, einen Traum, den ich mir gerne erfüllt hätte – leider bis heute vergeblich. Es hätte mir sehr gefallen, ein paar Jahre mit Gefangenen zu arbeiten und Gefängniserfahrung zu sammeln. Einige Male schon habe ich mit Menschen gesprochen, die im Gefängnis waren. Letztes Jahr zum Beispiel auf einer Insel in der Toskana habe ich mit einigen von ihnen eine sehr freundschaftliche Beziehung aufgebaut.

Wir Homöopathen wecken in einigen Menschen den Wunsch, zu uns zu kommen und uns von ihrem Leben zu erzählen. Und so haben sie sich, ohne dass ich mich aufgedrängt habe, mir gegenüber geöffnet. Es war wirklich eine sehr bewegende Erfahrung, mit diesen Gefangenen zu sprechen. Es war auch wichtig für mich, denn ohne auf die Einzelheiten einzugehen, denke ich doch, dass das, was mit ihnen geschehen ist, auch mir hätte passieren können – zum Beispiel in einem Augenblick der Wut, wenn meiner Tochter etwas zugestoßen worden wäre.

Ich habe einen Mann kennengelernt, der im Gefängnis war. Und weil er sich gut verhalten hatte, wurde er früher entlassen. Er wurde auf eine Insel gebracht und arbeitete dort als Kellner. Er litt unter schlimmen Rückenschmerzen, und ich habe ihm sehr erfolgreich *Rhus toxicodendron* verschrieben. Ich kann mich noch an die Worte von *Alfonso Masi-Elizalde* erinnern, als ich noch Student war. Wie viele schöne Sachen hat er über *Rhus tox.* gesagt: Freundschaft, Freiheit, Wärme, jemandem ein Helfer sein. Wie hätte ich diese Eigenschaften in einem Menschen erkennen können, der einen anderen umgebracht hat? Ich habe durch diesen ehemaligen Gefängnisinsassen so viel über *Rhus tox.* gelernt. Ich habe erkannt: „*Rhus tox.* kann auch so sein!"

Wie viele Mittel, die wir meinen zu kennen, betrifft es! Wenn man zum Beispiel an *Pulsatilla, Calcium carbonicum, Lycopodium* oder *Phosphorus* denkt, würde man nicht so leicht auf die Idee kommen, dass sie für einen Mörder oder einen Terroristen angesagt sein könnten. Das Persönlichkeitsprofil homöopathischer Arzneimittel unter diesem Gesichtspunkt zu betrachten, verschafft ein tiefer gehendes Verständnis medizinischer Kenntnisse, die wir wahrscheinlich sonst nie erfahren würden.

## „Wir haben eine Vorstellung, die meiner Meinung nach recht eng gefasst ist."

Wir haben eine Vorstellung, die meiner Meinung nach recht eng gefasst ist. Wenn unsere Arzneimittelprüfungen bzw. die Studien unserer Materia Medica in Afrika, im Pazifischen Ozean oder in Südamerika durchgeführt worden wären, wo ich so viel Zeit meines Lebens verbracht habe, dann wüssten wir wahrscheinlich andere Dinge über diese Arzneien. Ich denke, wenn wir die Möglichkeit hätten, ein großes Gefängnis zu betreten, was auch ein Querschnitt der Gesellschaft ist, dann würde es auch dort *Pulsatilla-, Phosphorus-, Calcium carbonicum*-Fälle usw. geben. Und wahrscheinlich würde es uns erstaunen, einen Patienten zu treffen, der kontaktfreudig und kommunikativ ist wie *Phosphorus*, der aber einen Menschen bestohlen, eine Bank ausgeraubt oder einen Mord begangen hat. Es gibt eine menschliche Seite, die ich gerne öffnen, erweitern möchte ... Gerade, weil ich der Meinung bin, dass es sehr schön wäre, diesen Gefangenen bei deren Re-Integration in die Gesellschaft behilflich zu sein. Ich würde gerne noch viel aus dieser Perspektive heraus arbeiten.

## Die Leidenschaft, das Leben zu erforschen

*Sie sind wirklich ein homöopathisch forschender Arzt!*

Ich empfinde eine starke Leidenschaft für meine Arbeit. Um es genauer auszudrücken: Die Homöopathie ist nicht das erste Interesse in meinem Leben, sondern sie ist die Konsequenz meines Interesses an dem Leben selbst.

Die große Sicht der Dinge ist das, was mich so leidenschaftlich macht. Das mag ich in Bezug auf die Homöopathie. So kann man die Natur, die Welt studieren, in der wir leben. So können wir versuchen zu verstehen, was um uns herum ist, warum diese Pflanze, dieses Tier existiert und sich so verhält. Das ist meine Leidenschaft. Die Homöopathie kommt dann quasi als Konsequenz.

„Die Homöopathie ist die Konsequenz meines Interesses an dem Leben selbst."

Ich liebe es, Arzt zu sein, ich liebe es, über Medikamente und Medizin auf diese Art und Weise nachzudenken, und ich liebe es zu verstehen, wie die Welt um mich herum zusammengesetzt ist. Das ist eine Leidenschaft von mir. Und wer eine Leidenschaft hat, der nutzt seine Seele, sein Gehirn, seine Energie, sein Leben, um viele Sachen zusammenzuführen. Das habe ich gemacht, und das mache ich immer noch. Deswegen bin ich in meinem Alter immer noch so leidenschaftlich in Bezug auf das, was ich tue. Arzneien und Patienten erforsche ich auf diese Weise – und es macht große Freude!

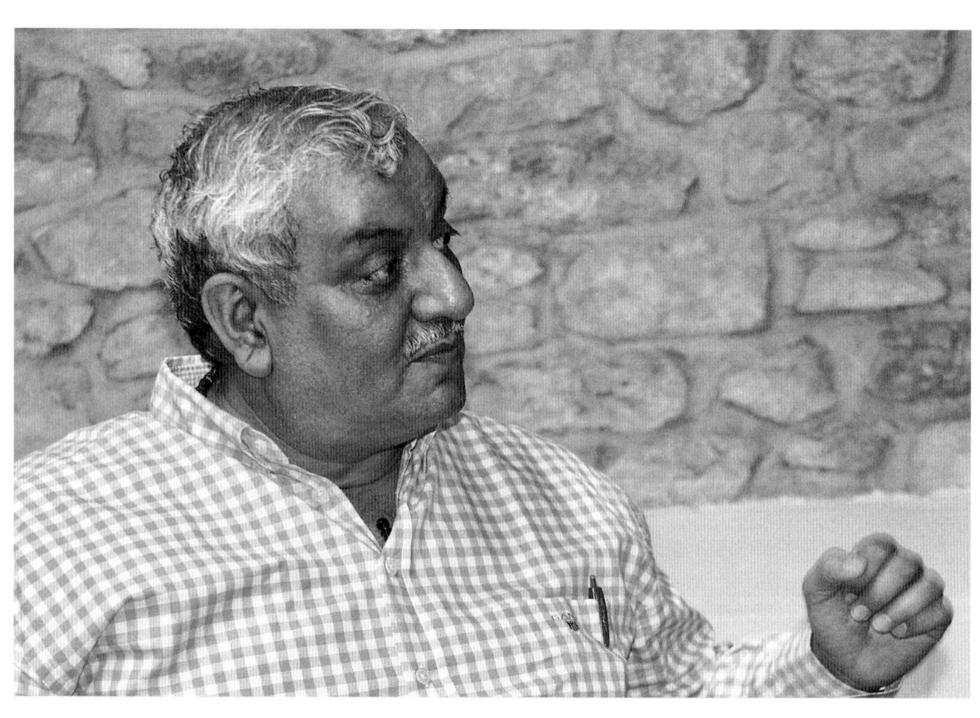

Dr. Farokh Master

# Die goldenen Regeln der homöopathischen Verschreibung

## Interview mit Dr. Farokh Master

Dr. med. Farokh J. Master (Indien) ist Kinderarzt, Neurologe, Onkologe und gehört zu den bekanntesten homöopathischen Ärzten Indiens. Seit 1980 hat er an der Universität von Mumbai eine Professur inne. Im größten homöopathischen Krankenhaus Indiens ist er als homöopathischer Facharzt tätig und behandelt dort mit beachtlichem Erfolg schwer therapierbare Patienten. Er wird auch oft als homöopathischer Konsiliararzt hinzugezogen. 1984 gründete er ein homöopathisches Gesundheitszentrum, in dem auch mittellose Patienten behandelt werden.

Durch sein immenses Arbeitspensum hat er im Laufe der Jahre einen beachtlichen klinischen Erfahrungsschatz sammeln können, der ihn international auszeichnet.

Er ist ein weltweit sehr angesehener und beliebter Lehrer und zudem Autor zahlreicher Bücher, die ihm besondere Anerkennung einbrachten.

*Herr Dr. Master, Sie sind in Indien ein sehr bekannter homöopathischer Arzt und Autor von vielen Büchern, unter anderem über klinische Homöopathie in der Kinderheilkunde, die homöopathische Behandlung von Hautkrankheiten, homöopathische Milchmittel und Schlangenmittel – um nur einige zu nennen. Sie werden aufgrund Ihrer großen klinischen Erfahrung und Ihrer besonderen homöopathischen Beobachtungsgabe sehr geschätzt. Wie sind Sie mit der Homöopathie in Berührung gekommen?*

Ich bin mit der Homöopathie in Kontakt gekommen, als ich bereits in einer modernen medizinischen Schule im indischen Bundesstaat Bihar studierte. Als dort politische Kämpfe ausbrachen, musste ich in meine Heimatstadt Mumbai, damals Bombay, zurückkehren. Ich dachte: „Solange das Medical College, in dem ich vorher studiert habe, nicht wieder öffnet, kann ich mir andere Heilungsmethoden anschauen." Ich habe dann einen Arzt kennengelernt, der Homöopathie praktizierte. Er riet mir, das klassische medizinische Studium sein zu lassen und zur Homöopathie zu wechseln. So entschied ich mich 1976, das „Homeopathic Medical College" in Bombay zu besuchen. 1979 machte ich meinen Abschluss und erhielt die „LCEH Certification". 1991 besuchte ich dann das „MPK Homeopathic Medical College" in Jaipur und beendete 1994 mein Studium als „Doctor of Medicine". Anschließend wählte ich die Behandlung von Krebs mit Homöopathie als Thema für meine

Doktorarbeit. Da die Onkologie ein sehr großes Interesse bei mir geweckt hatte, entschied ich mich, in eine Klinik in der Schweiz zu fliegen, um Onkologie zu studieren. Ich kehrte dann 2010 nach Bombay zurück, um meine Doktorarbeit fertigzustellen.

*Sie haben sich auch in Neurologie fortgebildet ...*

Ja! Nachdem ich mein Homöopathie-Diplom erhalten habe, habe ich in einem Krankenhaus zusammen mit den dort tätigen Ärzten der Nervenheilkunde Neurologie gelernt. Einer von ihnen hat mich ermutigt, die Patienten homöopathisch zu behandeln. Es waren Menschen, die nicht mehr bei Bewusstsein waren, weil sie entweder einen hypoxischen Hirnschaden hatten oder unter den Folgen einer Enzephalitis bzw. Meningitis litten. 12 Jahre lang konnte ich sehr viel Erfahrung in der homöopathischen Behandlung von neurologischen Fällen sammeln.

*Ihre ärztliche Karriere ist sehr vielfältig: Sie arbeiten als homöopathischer Arzt, als Neurologe und Onkologe und leisten zudem einen großen Beitrag in der Kinderheilkunde!*

Das ist passiert, als ich Neurologie lernte und pädiatrische Fälle zu behandeln hatte. Ich habe dadurch viel über die Mutter-Kind-Beziehung gelernt: über die Schwangerschaft, die Geburt, das Bonding. Es hat mir sehr geholfen zu verstehen, wie sich die Gefühle der schwangeren Mutter auf das Kind übertragen. Mich hat es so interessiert, dass ich darüber ein Buch geschrieben habe. In diesem Buch beschreibe ich auch die Stadien der kindlichen Entwicklung und ich gebe Hilfestellung bei der Behandlung von Neugeborenen und Säuglingen, die schwierig ist, weil nur wenige Symptome vorhanden sind. Aus diesem Wissen heraus habe ich danach ein Buch über die Milchmittel herausgebracht. Alles war miteinander verbunden. Das eine passierte nach dem anderen. Ich habe Kinder behandelt, die an Epilepsie litten oder Hirnschädigungen hatten. Und aufgrund meiner Beobachtungen konnte ich erkennen, dass es bereits vor der Geburt Probleme in der Schwangerschaft bzw. Schwierigkeiten in der Ehe gab, die sich in der Pathologie der Kinder niedergeschlagen haben.

## Schwierige Behandlung von psychiatrischen Fällen

*Sie behandeln auch psychiatrische Fälle?*

Ja. Als ich Neurologie studierte, kam ich mit vielen psychiatrischen Fällen in Berührung. Die psychischen Störungen beruhten auf neurologischen Erkrankungen wie Alzheimer oder Depression. Nachdem ich viele Fälle von Depression erfolgreich behandelt hatte, kamen zahlreiche Patienten zu mir mit primärer oder endogener Depression oder auch aufgrund einer bipolaren Störung. Später kamen Menschen, die an Schizophrenie litten. Und da es immer offensichtlicher wurde, dass die Homöopathie auch hier gute Ergebnisse erzielen kann, nahm deren Zahl zu.

„Die Psychiatrie ist ein wichtiges Feld der Homöopathie, aber das ist ein Bereich, der sehr vernachlässigt worden ist."

Die Psychiatrie ist ein wichtiges Feld der Homöopathie, aber das ist ein Bereich, der sehr vernachlässigt worden ist. Es gibt weder psychologische noch psychiatrische Abteilungen in Krankenhäusern. Was wir wirklich brauchen, ist ein Ort, in dem die psychisch Kranken sich wohl und geborgen fühlen; eine Institution, die anerkennt, dass wir Homöopathen imstande sind, psychische Erkrankungen zu behandeln.

Wir sind bei der Behandlung von psychiatrischen Fällen mit großen Problemen konfrontiert, weil die Kranken mit allopathischen Mitteln vollgepumpt und in ein Krankenhaus eingewiesen werden, wo wir Homöopathen keinen Zugang zu ihnen haben. Wir bekommen sie nicht zu Gesicht. Hier in Mumbai haben wir ungefähr 10 000 Homöopathen und davon dürfen nur zwei, drei in einem Krankenhaus offiziell homöopathisch tätig sein. Das bin ich und noch zwei, drei andere Ärzte. Die restlichen 9997 dürfen nicht mal das Krankenhaus betreten! Es herrscht eine große Diskriminierung.

Um das homöopathische Wissen in Krankenhäusern zu verbreiten, eröffnete ich schließlich eine homöopathische Abteilung in Asiens größtem Krankenhaus. Später habe ich in vielen weiteren Krankenhäusern die Gründung von homöopathischen Stationen initiiert. Des Weiteren habe ich eine homöopathische Abteilung in einem sehr großen Krebskrankenhaus eingerichtet.

## Körperliche Symptome an erster Stelle

*Uns würde jetzt interessieren, wie Sie einen psychiatrischen Fall aufnehmen. Was ist Ihnen wichtig? Gibt es Unterschiede zu einer normalen homöopathischen Anamnese?*

Das Wichtigste bei psychiatrischen Fällen, so denke ich, ist, dass wir uns mehr auf die körperliche Ebene konzentrieren müssen als bei einer normalen Fallaufnahme. Das hat uns bereits *Hahnemann* empfohlen. Denn psychisch kranke Menschen weisen in der Regel Symptome auf, die von der psychiatrischen Erkrankung selbst resultieren. Wenn also die Gemütssymptome nicht eigentümlich und charakteristisch sind, nehme ich sie für die Mittelwahl gar nicht in ihrer Totalität auf. Schizophrene beispielsweise sind bekanntlich zornig, sie halluzinieren, haben Wahnideen. Wenn aber ein Schizophrener zu mir in die Behandlung kommt und mir erzählt, dass er auf einer Seite schwitzt oder dass sein Schweiß unter den Armen nach Zwiebel riecht, dann gebe ich diesen körperlichen Begleitsymptomen eine große Bedeutung.

„Das Wichtigste bei psychiatrischen Fällen ist, dass wir uns mehr auf die körperliche Ebene konzentrieren als bei einer normalen Fallaufnahme."

Der bekannte Psychiater *Frank Botman* schrieb bereits 1920: „Je größer das somatische Element bei psychotischen Patienten ist, desto besser reagieren diese auf homöopathische Behandlung." Mit anderen Worten: Je mehr ein Patient an einer Psychose leidet und körperliche Symptome hat, desto besser reagiert er auf homöopathische Mittel.

Das Erste, wonach ich also suche, sind die körperlichen Symptome. Als Zweites kommen die charakteristischen Gemütssymptome. Wenn wir zum Beispiel mit Halluzinationen zu tun haben, dann möchte ich aus der Krankengeschichte wissen, was diese Halluzinationen sind und womit sie zu tun haben. Also, warum halluziniert diese Person über dieses spezielle Objekt? Hat das irgendwie eine Verbindung zu deren Lebensgeschichte? Auch die Frage, woher die Gemütssymptome kommen, ist wichtig: Sind sie etwa nach einem Todesfall in der Familie aufgetreten oder nach einem geschäftlichen Misserfolg? Oder nach einem Unfall?

Ich versuche auch, den tiefer liegenden Grund des psychisch gestörten Verhaltens herauszufinden. Nehmen wir an, jemand verhält sich, als wäre er taub. Die Wahnidee dieses Menschen hat vielleicht damit zu tun, dass er dem Druck der Familie bzw. dem Zorn des Vaters entkommen will. Er will sich nicht mit der Aggressivität des Vaters konfrontieren und seine Beschimpfungen nicht hören – und macht seine Ohren zu. Oder jemand täuscht eine Blindheit vor. Dies könnte bedeuten, dass diese Person die Welt nicht sehen will, weil diese ihr in der Vergangenheit zu viel Schaden zugefügt hat.

Der letzte und wichtige Punkt ist, dass ich die körperlichen Allgemeinsymptome berücksichtige, wie beispielsweise den Schlaf, das Schwitzen, die Vorlieben und Abneigungen. Auch die Ätiologie, also die Krankheitsursache, wird nicht außer Acht gelassen. Wenn alle diese Informationen kombiniert werden, bildet es eine starke Totalität. Erst dann verschreibe ich das Mittel.

## Psychopharmaka unterdrücken die wahren Symptome

*Wie gehen Sie bei Patienten vor, die Psychopharmaka nehmen? Diese Medikamente verändern ja ihr Verhalten und somit ihre Symptome.*

Die allopathischen Medikamente maskieren die wahren Symptome. Wenn die Symptome des Patienten nicht als Unterdrückungssymptome erkannt werden, kann es zu falschen Verschreibungen führen. Ich lasse das allopathische Medikament innerhalb der drei ersten Besuche ausschleichen. Man muss damit rechnen, dass mindestens sechs Wochen vergehen, bis die Unterdrückungssymptome verschwunden sind. Dann kann das passende Mittel verordnet werden, weil die ursprünglichen Symptome wieder sichtbar geworden sind. Dies gilt nicht nur für psychische bzw. psychiatrische Erkrankungen, sondern auch für neurologische, kardiovaskuläre usw.

Je länger ein Patient bei psychischen Erkrankungen Psychopharmaka einnimmt, desto mehr werden die ursprünglichen Symptome verwässert. Das schafft große Probleme für die Familie, für den Homöopathen und für den Patienten selbst.

„Je länger ein Patient bei psychischen Erkrankungen Psychopharmaka einnimmt, desto mehr werden die ursprünglichen Symptome verwässert."

*Haben Sie manchmal Angst, dass während dieser Zeit etwas passiert? Dass die Patienten zum Beispiel gewalttätig werden?*

Ich habe in meinem Leben viele Psychotiker wie Schizophrene, paranoide und semi-paranoide Menschen behandelt. Das größte Problem bei ihnen ist tatsächlich die Gewalt. Wir müssen sie davor schützen. Wenn wir also eine gewalttätige, psychotische Person behandeln, müssen wir bei der homöopathischen Behandlung sehr vorsichtig sein. Wir können selbst ziemlich schnell in Schwierigkeiten geraten.

Ich habe keine Angst davor. Denn sollte etwas passieren, bin ich bereit, mich damit zu konfrontieren. Ich bin sogar froh darüber, dass die Gewalttätigkeit auftritt, denn es zeigt, dass wir die Empfindlichkeit des Patienten berührt haben, wir haben ihn zum Reagieren gebracht. Vorher befand sich dieser Mensch unter Psychopharmaka ja in einer Art Dämmerzustand. Das ist also in gewisser Weise gut.

Prinzipiell ist es nicht einfach, psychisch Kranke zu behandeln. Man muss die homöopathischen Medikamente und die Psychiatrie gut beherrschen. Der Homöopath braucht viel Hintergrunderfahrung, bevor er sich solcher Fälle annehmen kann. Man fängt nicht mit schwerwiegenden Pathologien in den ersten fünf Praxisjahren an. Man braucht mindestens zehn, fünfzehn Jahre Erfahrung, bevor man sich solchen Fällen widmen kann.

## Unvollständige Materia Medica

*Verschiedene Studien zeigen, dass Neurosen und Psychosen in Europa und in den USA immer mehr zunehmen, insbesondere in den großen Städten. Stehen den Homöopathen genügende Werkzeuge zur Verfügung, um die Krankheiten unserer Zeit zu behandeln?*

Das ist eine gute Frage, denn meines Erachtens ist die Materia Medica nicht ausreichend, um mit den Erkrankungen der modernen Zeit Schritt halten zu können. Die Gemütssymptome und Erkrankungen des 21. Jahrhunderts sind ganz anders als diejenigen des 19. Jahrhunderts! Wir brauchen also eine Materia Medica, die eine Erweiterung der bereits bestehenden ist und alle Symptome der neuen Zeit abdeckt. Wir brauchen auch eine klinische Materia Medica, viel mehr als zur Zeit *Hahnemanns*. Die Gemütssymptome sind ebenfalls nicht up to date. Aber ich arbeite fleißig daran, um die Materia Medica passend zum heutigen Menschen zu ergänzen.

„Die Materia Medica ist nicht ausreichend, um mit den Erkrankungen der modernen Zeit Schritt halten zu können."

Wer heutzutage ein erfolgreicher Homöopath werden will, muss imstande sein, psychosomatische Erkrankungen zu behandeln. Die meisten Patienten, die jeden Tag in die Praxis kommen, haben Gemütsprobleme, die eine Auswirkung auf den Körper haben. Es ist wichtig, die psychosomatischen Komponenten im Auge zu behalten, also die Mechanismen zu verstehen, wie sich eine Erkrankung des Gemüts auf den Körper überträgt.

*Hahnemann* sprach von Symptomen-Armut bei psychiatrischen Patienten, da nur ein oder zwei Symptome sichtbar sind, alle anderen nicht, weil sie durch Allopathika unterdrückt wurden. Es kann aber auch passieren, dass wir mit einer Fülle von Symptomen konfrontiert sind, dass aber kein einziges Mittel aus der Materia Medica zu diesem Fall passt. Das ist ein großes Hindernis. Wir müssen hier nach anderen Komponenten suchen, die uns helfen können, den Fall zu lösen. Hier spielt die reine Beobachtung eine große Rolle. Man muss extrem objektiv bleiben und keine eigenen Fantasiekonstrukte hinzufügen. Ich lege beispielsweise keinen großen Wert auf die Gesten des Patienten, wenn er spricht. Denn meiner Erfahrung nach wiederholt er bei dem nächsten Besuch diese Geste nicht. Die meisten psychisch Kranken sind ja in ihrem Verhalten gestört, deshalb ist es schwierig zu wissen, ob die Geste, also das Symptom, zum Patienten selbst gehört oder als Nebenwirkung des allopathischen Medikaments anzusehen ist. Ich achte dagegen viel mehr auf die Sprechweise: Wie spricht der Patient, wenn er seine Geschichte erzählt?

„Man muss als Homöopath extrem objektiv bleiben und keine eigenen Fantasiekonstrukte hinzufügen."

*Was tun Sie, wenn ein Patient während der Reduzierung der allopathischen Medikamente sehr stark reagiert?*

Wenn die Beschwerden schlimmer werden, dann geben wir LM-Potenzen und wiederholen sie zum Beispiel alle drei Stunden, jede Stunde, alle 15 Minuten – je nach Bedarf. Manchmal, nachdem die Allopathika langsam ausgeschlichen wurden, zeigt sich ein ganz neues Bild, das dem ursprünglichen Krankheitsbild nicht ähnelt. In diesem Fall verordnen wir ein neues homöopathisches Mittel, das zur Linderung der Symptome führen soll. Daraufhin kann man die Psychopharmaka weiter reduzieren.

Kurz zusammengefasst: Wenn das ursprüngliche Bild wieder auftaucht, wird das Mittel häufig wiederholt. Ich benutze zum Beispiel keine C-Potenzen, sondern arbeite lieber mit LM-Potenzen, weil man sie öfters wiederholen kann. Ändert sich dann das Bild, wechselt man das Mittel und beobachtet während der sechs nächsten Wochen, was passiert.

„Man muss bei Patienten, die Psychopharmaka nehmen, die Mittel häufiger wiederholen, weil der homöopathische Stimulus sich sehr leicht erschöpft."

Man muss bei den psychisch Kranken, die Psychopharmaka nehmen, die homöopathischen Mittel häufiger wiederholen, weil der homöopathische Stimulus, der auf die Lebenskraft wirkt, sich sehr leicht erschöpft. Später, wenn sie keine allopathischen Medikamente mehr nehmen, sondern nur noch homöopathische, würde ich niemals alle zwei, drei Stunden das Mittel wiederholen, sondern vielleicht nur einmal im Monat oder einmal alle 14 Tage, und für den Rest der Zeit ein Placebo geben. Sollten diese Patienten aber nochmals Psychopharmaka bekommen, dann muss man das homöopathische Mittel wiederholen. Macht man das nicht, kehren die Symptome zurück.

## Inspiration aus der Lebensgeschichte der alten Meister

*Sie haben keine große Angst vor unerwarteten Reaktionen und bleiben ruhig, weil Sie viel Erfahrung im Umgang mit psychisch kranken Patienten gesammelt haben und sehr gute klinische Kenntnisse haben. Das sind zwei große Vorteile!*

Das ist richtig, aber ich stimme Ihnen nur zum Teil zu. Denn die große Inspiration in meinem Leben schöpfe ich aus der Lebensgeschichte von *Hahnemann*, auch aus der von *Hering*, *Lippe* und *Allen*. Ihre Behandlungserfolge beeindrucken mich sehr, denn sie haben mit begrenzten Ressourcen sehr viele Patienten geheilt. Nehmen wir *Hahnemann*, als er einen Fall von Manie mit *Hyoscyamus* geheilt hat – was hatte er für Ressourcen vor 200 Jahren? Keine! Er hatte nicht einmal den Schutz des Gesetzes – und er konnte trotzdem heilen. Er hat die Patienten beobachtet, er hat die Symptome beobachtet. Solche Geschichten inspirieren mich und beeindrucken mich viel mehr als mein eigenes medizinisches Wissen. Sie geben mir viel Vertrauen – in mich und in die Homöopathie. Deshalb bin ich mutig, wenn ich ein Mittel verordne. Ich habe die innere Sicherheit: „Es wird wirken!"

*Aber Wissen und Erfahrung sind auch sehr wichtig!*

Ja, absolut. Aber man braucht auch Inspiration, die aus der Seele kommt. Damit man weiß, dass man auf dem richtigen Weg ist.

„Man braucht auch Inspiration, die aus der Seele kommt."

## Die Bedeutung der Träume

*Was ist bei einer normalen Fallaufnahme wichtig für Sie?*

Es ist ganz unterschiedlich, es kommt auf den Fall an. Ein Krebsfall wird anders behandelt als ein Kinderfall. Ein akuter Fall unterscheidet sich von einem chronischen. Immer wenn es sich um etwas Akutes handelt, verlasse ich mich vordergründig auf die körperlichen Modalitäten und die körperlichen Allgemeinsymptome. Das sind meine zwei wichtigen Kriterien. Wenn ich einen Patienten mit hohem Fieber zu behandeln habe, notiere ich die Modalitäten und die Begleitsymptome. Aber mich interessiert nicht, wie hoch das Fieber ist. Für mich ist Fieber Fieber. Neben den Modalitäten und den Begleitsymptomen berücksichtige ich auch den Gemütszustand: Ist der Patient fröhlich, wütend oder bösartig? Ist er schläfrig? – was auch immer. Und basierend darauf versuche ich, das passende homöopathische Mittel zu finden. Bei akuten Fällen achte ich darauf, was der Patient braucht – zum Beispiel Wärme oder Kälte? Gesellschaft oder Rückzug? –, während ich bei chronischen Fällen die Hauptbeschwerden des Patienten anschaue. Nehmen wir zum Beispiel den Fall einer Frau, die seit 30 Jahren unter starker Migräne leidet. Ich würde nicht so sehr die Symptome der Migräne an sich erfassen, sondern in der Tiefe die Persönlichkeit der Frau erforschen, die diese Migräne hat. Ich versuche, ihre Kindheit, ihre Familie, die Lebensumstände zu verstehen, und beobachte, wie diese Frau auf alle diese Situationen reagiert. Ich sammle die ganzen Informationen und erst dann nehme ich ein lokales Symptom zur Hilfe. Ich würde also gar nicht die Rubrik „Migräne" im Repertorium nehmen.

*Und was ist mit der Wesensart des Patienten?*

Was die Wesensart betrifft, legen wir Wert auf die Totalität der Gemütssymptome. Aber ich frage nicht so sehr danach wie andere Homöopathen, die vier Stunden Anamnese machen. Alle schwierigen Fälle in meinem Leben habe ich innerhalb einer Stunde gelöst. Ich grabe nicht tiefer und tiefer. Denn meistens liefern die Patienten spontan die wichtigsten Informationen. Das Mittel wird dann offensichtlich. Einen großen Stellenwert gebe ich jedoch den Ängsten. Es ist sehr wichtig, sie zu berücksichtigen.

„Meistens liefern die Patienten spontan die wichtigsten Informationen. Das Mittel wird dann offensichtlich."

*Also nehmen Sie auf, was der Patient spontan mitteilt?*

Ja, so ist es. Neben den Ängsten ziehe ich auch die Träume und den Schlaf in Betracht. Ich frage immer nach dem Schlafverhalten und nach den Träumen, nicht nur nach den wiederkehrenden Träumen. Denn es gibt Fälle, bei denen ein einziger prägnanter Traum zu einem präzisen Mittel führt. Eine Patientin von mir hatte einmal einen eigenartigen Traum. Sie träumte, dass Kriegsflugzeuge mit vielen Bomben an Bord auf ihrer Brust landeten. Dann explodierten die Bomben. Die Patientin hatte schreckliche Angst, weil sie das Gefühl hatte, sie würde sofort sterben. Sie wachte völlig erschrocken auf und merkte, dass es nur ein Traum war. Dieser war so stark, dass der Schreck einen Monat lang in ihr nachwirkte. Sie fürchtete, dass ihr etwas Schlimmes passieren würde. Schließlich habe ich herausgefunden, dass sie eine sehr dominante Schwiegermutter hatte. Ihr Ehemann konnte sich seiner Mutter nicht widersetzen. Die Patientin hatte wenig Selbstbewusstsein. Ich habe ihr das Schlangenmittel *Naja tripudians* verordnet. Den Traum habe ich symbolisch gedeutet. Zunächst habe ich im Repertorium unter der Rubrik „Traum mit Feuer“ nachgeschaut, weil es eine Explosion gab. Das Bild des Flugzeugs mit Bomben an Bord, das auf der Brust landet, habe ich gar nicht genommen, sondern nur die Gemütssymptome aus dem Traum heraus interpretiert. Nachdem die Patientin *Naja* C30 eingenommen hat, sind ihre ganzen Beschwerden verschwunden. Hier habe ich etwas Wichtiges gelernt: Wenn ein einziger Traum eine tiefe Wirkung auf die Psyche hat, darf man diesen Traum nicht ignorieren.

„Wenn ein einziger Traum eine tiefe Wirkung auf die Psyche hat, darf man diesen Traum nicht ignorieren.“

*Träume sind ja die Sprache der Seele!*

Richtig! Ich arbeite auch viel mit den Schriften von *C. G. Jung* und *Sigmund Freud*, um ein größeres Verständnis der menschlichen Seele zu erlangen. Ich übersetze dann die Informationen in homöopathische Sprache. Dieses Thema fasziniert mich. Ich habe auch ein Buch über Märchen und Homöopathie herausgebracht, in dem ich sieben Märchen analysiere und herausarbeite, welche Archetypen aus der Materia Medica darin repräsentiert sind. Ich habe auch Fälle dementsprechend vorgestellt, die darauf basieren, wer der Held, die Fee, die Hexe, die Schwiegermutter, die Großmutter oder ein Tier ist.

## Kinderhomöopathie – den Schlüssel zum Unbewussten finden

*Und manchmal fragen Sie auch die Kinder, welches Märchen ihnen gefällt? Wie gehen Sie prinzipiell bei Kindern vor?*

Die Grundprinzipien der Homöopathie – nämlich das Gesetz der Individualisierung, die Wahl eines Einzelmittels, die Verschreibung aufgrund der Gesamtheit der Symptome – bleiben immer bestehen, egal, ob es sich um ein Kind, einen Erwachsenen oder ein Tier handelt.

In der Fallaufnahme bei Kindern benötigen wir zusätzliche Informationen: über die Familie bzw. die Familiensituation, über den Vater, die Mutter. Wir müssen die Familienmuster und den Gemütszustand der Mutter verstehen. Bei einem Neugeborenen kommen genaue Beobachtungen über den klinischen Zustand des Kindes hinzu: Wie weint es? Wie sieht es aus? Wie trinkt es? Wie schläft es? Wie verdaut es die Milch? Wie reagiert es auf äußere Reize wie Licht und Geräusche? Welche Ängste hat das Kind? Diese einzelnen Beobachtungen formen ein ganzes Bild in der Fallaufnahme eines Neugeborenen.

Eine umfassende Kenntnis der verabreichten Betäubungsmittel ist auch sehr wichtig, denn häufig hat eine Anästhesie der Mutter während der Geburt negative Auswirkungen auf das Kind, die dann antidotiert werden müssen. Des Weiteren geht es darum zu verstehen, was in diesem neugeborenen Kind vor sich geht.

„Die Grundprinzipien der Homöopathie bleiben immer bestehen, egal, ob es sich um ein Kind, einen Erwachsenen oder ein Tier handelt."

Was die Kinder betrifft, die ein wenig älter sind, so muss man sich gut mit Impfungen auskennen und wissen, auf welche Weise Impfungen dem Kind schaden können. Das ist sehr wichtig.

Der letzte Bereich zur Mittelfindung ist schließlich der Versuch, das Unbewusste des Kindes zu verstehen. Dies können wir mithilfe der Interpretation seiner Träume erreichen, ebenso mit einer Spielzeugtherapie oder eben der Deutung der Märchen, die das Kind ansprechen. Auch seine Zeichnungen, die Spiele, Farben und Tiere, die es am meisten faszinieren, unterstützen uns dabei, das Unbewusste des Kindes zu erfassen, denn Kinder haben nur ein geringes „tatsächliches" Bewusstsein und sie haben wenig Erfahrung, wie sie ihre Emotionen ausdrücken können. Daher ist das Bewusstsein der Kinder von relativ geringer Bedeutung, im Gegensatz zu den Erwachsenen, bei denen das Bewusstsein uns viele Informationen liefert, die wir genau verstehen und sorgsam interpretieren müssen.

## Entscheidende Rolle des Zustands der Mutter während der Schwangerschaft und der Geburt

*Sie haben den wichtigen Aspekt des familiären Hintergrundes erwähnt. Inwieweit beziehen Sie die Schwangerschaft und die Geburt in die Fallaufnahme mit ein?*

Vor ungefähr zwanzig Jahren erkannte ich, dass es nicht so wichtig ist, einfach nur die Symptome des Kindes zu erfassen. Viel entscheidender ist es zu verstehen, woraus der Zustand entstanden ist. Während dieser Zeit habe ich viel geforscht. Ich habe viele Bücher über Psychologie, wie *C. G. Jung* sie verstand, gelesen, um das Unbewusste des Kindes besser zu ergründen. Eine Frage, die immer wieder in meinem Kopf auftauchte, war folgende: Was hat der gegenwärtige Zustand des Kindes mit der Vergangenheit zu tun? Mit der Mutter, mit dem Vater oder auch mit der Schwangerschaft und der Geburt? Ich habe dann versucht, diese Bereiche zu untersuchen. Ich erinnere mich an einen bestimmten Fall. Damals behandelte ich ein Kind, das unter schlimmem Asthma litt. Ich erkannte erst, dass es sich um den Zustand von *Naja tripudians* handelte, als ich den Zustand der Mutter während der Schwangerschaft und der Geburt verstanden hatte. Auch an einen anderen Fall erinnere ich mich, einen *Lyssinum*-Fall, den ich wegen einer stark ausgeprägten Neurodermitis behandelt habe. Wieder half mir das Erfassen des Zustands der Mutter während der Schwangerschaft und der Geburt, den Fall zu verstehen.

„Entscheidend ist es zu verstehen, woraus der Zustand entstanden ist."

So behandelte ich dann eine ganze Reihe von Kindern, bei denen ich mit dieser Herangehensweise eine Heilung bewirken konnte. Ich spreche hier nicht von einem vorübergehenden Zustand, den jede Frau durchläuft, wenn sie schwanger ist oder gebärt. Ich spreche vielmehr von ernsten Zuständen, in denen eine Enttäuschung, ein Kummer oder ein Schreck erlebt wurde, oder in denen Ärger, unterdrückter Zorn oder Verdruss vorherrschten. Diese starken emotionalen Zustände und deren Wirkung, die sie auf das Kind haben können, galt und gilt es zu erforschen. Nach einigen Jahren war ich sogar in der Lage vorauszusagen, dass bestimmte Emotionen, unter anderem der Mutter, bestimmte neurologische Schäden beim Kind hervorrufen würden, oder dass andere Emotionen bestimmte Wirkungen auf Herz und Blutgefäße des Kindes haben würden. Durch das Anschauen dieser Muster war ich imstande, die Fälle zu verstehen. Wo das Herz des Kindes einen angeborenen Klappenfehler hatte, konnte ich feststellen, dass häufig Angst das dahinterstehende Thema war, und ich konnte *Laurocerasus* verschreiben. Und genauso konnte ich *Stramonium* verschreiben, wenn in der Krankengeschichte herauskam, dass ein großer Schreck vorkam, der so bedeutend gewesen war, dass das Nervensystem des Kindes in Mitleidenschaft gezogen und eine Epilepsie hervorgerufen wurde.

„Starke emotionale Zustände der Mutter und deren Wirkung, die sie auf das Kind haben können, gilt es zu erforschen."

## Das Herauskristallisieren der Familienmuster

Indem ich das Kind besser kennenlerne, begreife ich auch die Familienmuster. Ich kann erkennen, ob Probleme mit dem Vater oder der Mutter bestehen oder ob das Kind Probleme mit Menschen hat, die in derselben Wohnung, im selben Haus oder in derselben Gemeinschaft leben. Ich denke, solange man diese Probleme nicht gelöst hat – sei es mithilfe der Homöopathie oder der Psychotherapie –, kann man das Kind nicht wirklich heilen, weil der Zustand wieder zurückkehren wird. Aus diesem Grunde beziehe ich diese Familienmuster immer in die Fallaufnahme mit ein. Und nicht nur das: Im Laufe meiner Forschung habe ich auch herausgefunden, dass manche Familienmuster gewisse Mittel geradezu einladen, denn ein bestimmtes Ungleichgewicht in der Familie kann einen bestimmten Zustand hervorrufen. Dies ist ein entscheidender Aspekt bei der Behandlung von Kindern – egal, ob es sich um Krebs, Asthma oder eine Hauterkrankung handelt. Man muss aber unbedingt die Gesamtheit im Auge behalten, das heißt den Vater, die Mutter, die Familie und die Beziehungen zwischen diesen Personen. Wenn man das verstanden hat, wird es ganz leicht, das heilende Mittel zu verschreiben.

„Manche Familienmuster laden gewisse Mittel geradezu ein, denn ein bestimmtes Ungleichgewicht in der Familie kann einen bestimmten Zustand hervorrufen."

## Kinderzeichnungen vermitteln wichtige Informationen

Um das Unbewusste des Kindes zu erforschen, verfügen wir über Methoden wie das Zeichnen oder das Malen, die viel über das Kind aussagen. Wir geben einem Kind einen Stift und ein Blatt Papier, damit es zeichnen kann, was es am meisten fasziniert. Das eine Kind zeichnet eine ganze Szene, im Gegensatz zu einem anderen Kind, das ein Tier malt, oder noch einem anderen Kind, das viel Gewalt darstellt in Form von Zähnen, Klauen, Tatzen und Krallen. Dieses Bild offenbart, dass hier ein Problem mit Gewalt besteht. Schaut man sich eine andere Zeichnung an, die die Natur wie zum Beispiel einen Berg und Blumen abbildet, wird man viel Empfindsamkeit in der Zeichnung erkennen. Dann lenkt man seine Aufmerksamkeit auf die Farbe, die das Kind am häufigsten verwendet, auch darauf, ob die Ecken der Zeichnung kräftiger ausgemalt sind als die Mitte des Bildes. Jede Farbe geht mit einer Emotion des Kindes einher. Es gibt einige grundlegende Farben, denen wir in der Psychologie einen bestimmten Wert beimessen, das sind die Farben Grün, Rot, Blau und Gelb.

„Um das Unbewusste des Kindes zu erforschen, verfügen wir über Methoden wie das Zeichnen oder das Malen, die viel über das Kind aussagen."

Es sagt viel aus, in welchem Bereich des Bildes das Kind viel Druck auf den Stift ausübt im Vergleich zu dem Bereich, wo es einfach einen

Strich zeichnet. Dort, wo das Kind einen starken Druck ausübt, zeigen sich viel Ärger, Zorn, Aggressionen und Emotionen, die das Kind dazu bringen, so zu zeichnen oder zu malen. Wenn die Ecken des Bildes unvollständig ausgemalt sind und viel Gewicht auf die Bildmitte gelegt wird, hat das Kind emotionale Probleme. Ein gleichmäßig gezeichnetes und ausgemaltes Bild bringt eine ganz andere Interpretation hervor.

*Bitten Sie das Kind, darüber zu sprechen, oder interpretieren Sie das Bild?*

Wir interpretieren die Zeichnung, aber nicht nach einem Mal. Wir geben dem Kind ein ganzes Heft und interpretieren dann nach etwa einem oder eineinhalb Monaten. Das Erfassen der Zeichnungen geht nicht einfach so in zehn Minuten. Ich möchte ein Beispiel erzählen: Ich hatte ein Kind in der Praxis, das viele Zeichnungen anfertigte, in denen Gewalt vorkam. Das Kind zeichnete nie Menschen, sondern ein Krokodil, das einen Löwen fraß, einen Löwen, der eine Kuh fraß und so weiter. Dann, unter dem Einfluss des homöopathischen Mittels, hat das Kind derartige Bilder nicht mehr gemalt. Es malte Blumen, die Sonne, das Meer, einen Garten. Wenn man also mit dem richtigen Mittel behandelt, ändern sich die Dinge mit der Zeit.

## Die aufschlussreichen Aussagen der Märchen bei Kindern

Wir gehen mit Märchentests ähnlich vor. Dem Kind werden Karten in die Hand gegeben, auf jeder Karte steht das Symbol für ein Märchen. Dann fragen wir das Kind, welche Karte es fasziniert und was es uns über die Figur aus dem Märchen erzählen kann, die es auf der Karte sieht. Häufig nehmen die Kinder die Karte in die Hand und sagen: „Oh, sie sieht aus wie meine Mama. Sie ist sehr böse, ich mag sie nicht", und lassen die Karte fallen. Andere wiederum sagen: „Das ist meine Mama. Ich mag meine Mama, ich schlafe gern bei ihr. Wenn meine Mama mir nicht ‚Gute Nacht' sagt, dann fühle ich mich ganz schlecht." Das zeigt die Bindung zur Mutter – wie eine Nabelschnur, die noch nicht durchgeschnitten wurde.

Manchmal nehmen sie eine Karte, auf der ein Prinz abgebildet ist oder eine Hexe oder auch ein Zauberer. Es kommt immer darauf an, welche Art von Karte sie wählen und wie sie sich mit der Karte identifizieren.

Dasselbe gilt für die Spielzeugtherapie: Welches Spielzeug nehmen sie sich? Was fasziniert sie daran?

## Hilfreiche Spielzeugtherapie

*Können Sie das näher erklären?*

Die meisten unserer Spielzeuge sind Spielsachen aus Holz, ausgewählt nach den Archetypen von *C. G. Jung*. Wir haben eine Familie – das ist in symbolischer Hinsicht sehr wichtig: einen Vater, eine Mutter, die Großeltern, Babys. Wir haben aber auch Tiere, Vögel, Bäume und auch Spielzeuge wie eine Puppe, ein Auto, Gewehre, außerdem Objekte wie einen Tisch, einen Stuhl. Es gibt also alle möglichen Dinge, die wir in einem Eimer vermischen. Dann bitten wir das Kind, sich vier Dinge auszusuchen.

Keinen dieser Tests führen wir bei Kindern durch, die jünger als sechs Jahre alt sind. Das Alter zwischen sechs und zwölf Jahren ist das richtige Alter für diese Art von Therapie. Wir fragen dann die Kinder, inwieweit sie sich mit dem Spielzeug identifizieren können.

*Warum sie dieses Spielzeug ausgewählt haben …*

Welchen Stellenwert dieses Spielzeug in ihrem Leben einnimmt. Dazu kann man sie ganz ausführlich befragen. Von den Spielsachen kommt man dann auf Träume zu sprechen, und von den Träumen gelangt man zu Vorlieben und Abneigungen. Dann fängt die ganze Kette der homöopathischen Befragung an.

## Vielversprechende Erfolge bei Krebs

*Es passiert ja nicht so häufig, dass kleine Kinder an Krebs erkranken. Würden Sie uns an einigen Ihrer Erfahrungen teilhaben lassen?*

Ich hatte den Fall eines Kindes, das an einem Medulloblastom litt, einem bösartigen Tumor des Kleinhirns. Es wurde operiert, der Tumor kehrte aber zurück. Das Kind wurde bestrahlt, und nach der Bestrahlung traten viele Komplikationen auf, worauf der behandelnde Arzt beschloss: „Wir sollten nicht mehr operieren, sondern dem Kind ermöglichen, friedlich zu sterben." Und da kam ich ins Spiel. Ich gab dem Kind – auf seinen Symptomen basierend – das Mittel *Carcinosinum*. Als der Junge zu mir kam, war er 13 Jahre alt. Heute ist er 27 Jahre alt und hat bisher keinen Rückfall erlitten. Ich behandelte ihn fünf Jahre lang und habe dabei ein einziges Mittel verschrieben: *Carcinosinum*.

So gibt es viele Krebsfälle, die ich acht, neun Jahre beobachte, in denen es keinen Rückfall gibt und wo mit nur einem Mittel, dem Konstitutionsmittel, behandelt wird. Diese Mittel helfen also, aber ich kann natürlich nicht sagen, dass dies ein Gesetz ist und in dieser Weise für jeden Patienten gilt.

*Wenden Sie jemals chemische Medikamente wie Antibiotika oder Chemotherapie an?*

Die meisten der Krebspatienten, die zu mir kommen, wurden schon mit Chemotherapie behandelt. Niemand erhält die Diagnose Krebs und sucht mich dann gleich mit der Aufforderung auf: „Dr. Master, bitte behandeln Sie mich." Vielleicht ein Prozent. 99 Prozent haben also bereits eine Chemotherapie oder eine Bestrahlung hinter sich oder sie sind operiert worden. Wenn sie also zu mir kommen, schaue ich sie mir genau an und prüfe, was sie einnehmen. Dann entscheide ich: „Sie brauchen nicht dies, sondern jenes, nicht das, sondern dies." Ich schaue mir also jeden Patienten ganz genau an. Ich bin nicht gegen Operationen oder gegen Chemotherapie.

„Bei Krebs individualisiere ich in jedem Fall, und wenn ich denke, dass eine Operation nötig ist, dann rate ich auch dazu."

Ich würde nie den Ruf der Homöopathie für meinen eigenen Erfolg aufs Spiel setzen. Wenn jemand eine Operation benötigt, sage ich dieser Person: „Bitte lassen Sie den Tumor herausnehmen." Denn das Herausoperieren des größten Teils eines Tumors verbessert die Chancen des homöopathischen Mittels, sodass es im Körper besser wirken kann. Wenn sich eine zwei Kilogramm schwere Ovarialzyste im Abdomen befindet, sage ich nicht: „Gut, nehmen Sie *Pulsatilla*, und sie wird schmelzen." Nein. Ich individualisiere in jedem Fall, und wenn ich denke, dass eine Operation nötig ist, dann rate ich auch dazu. Wenn ich aber einen Fall annehme, dann behandle ich auf die klassische Art gemäß den Prinzipien der Homöopathie. Das ist mir sehr wichtig.

## Neues erkunden nur auf der Basis der homöopathischen Gesetze

*Ich weiß, dass Sie ein Verschreiber im klassischen homöopathischen Sinn sind. Sind Sie offen gegenüber Prüfungen neuer Arzneien?*

Meine Antwort ist immer Ja, wenn man den sieben Prinzipien, die *Hahnemann* uns im „Organon" überliefert hat, folgt. Das bedeutet das Prinzip der Ähnlichkeit, der Individualisierung, des Einzelmittels, der Potenz, der Anamnese, der Lebenskraft, der Arzneimittelprüfung am gesunden Menschen. Werden diese sieben grundlegenden homöopathischen Gesetze beachtet, dann bin ich offen für neue Arzneimittelprüfungen. Warum nicht? Die Homöopathie bietet genügend Raum, damit Menschen ihre neuen Ideen einbringen.

Wenn man die Homöopathie auf einer soliden Basis etablieren möchte, muss man sich also die grundlegenden Gesetze, die im „Organon der Heilkunst" beschrieben wurden, einprägen. Das schließt keinesfalls Erweiterungen aus. Wir sollten unbedingt Neues erforschen, wir sollten experimentieren. Eine Wissenschaft darf nie stagnieren. Dafür brauchen wir die Hilfe von jedem und jeder. Irgendwann wird der Tag kommen, an dem die Homöopathie, die in Europa immer noch als kontroverse Medizin betrachtet wird, den Platz im medizinischen System bekommt, der ihr zusteht.

„Wir müssen unbedingt Neues erforschen, aber dabei die sieben grundlegenden homöopathischen Prinzipien beachten."

Am Anfang der Forschung steht vielleicht nur eine Idee. Aber dann erkennt man hinter Fällen, bei denen diese Theorie wirkt, eine Wahrheit. Nehmen wir *Jan Scholten* und seine Idee, das Periodensystem homöopathisch anzuwenden. Zu Beginn haben alle moniert: „Er versucht, eine Theorie aufzustellen." Aber dann, nachdem man seine fundierten Bücher gelesen und ihn in seinen Seminaren erlebt hat, hat man festgestellt: „Das ist nicht nur eine Theorie, das ist etwas grundsätzlich Wissenschaftliches. Und es wirkt!" Und *Jan Scholten* erfährt jetzt eine große Resonanz und hat mit seiner Elementen-Theorie einen großen Beitrag zur Homöopathie geleistet.

*Ja, und es ist eine solide Arbeit!*

Ja, und das gefällt mir! Vor dieser Art von Arbeit ziehe ich den Hut! Aber wenn jemand etwas aus der Luft greift, das keine feste Basis hat, dann halte ich mich zurück.

## Eine besondere Freundschaft zu Gott

*Dr. Master, Sie sind ein sehr altruistischer Mensch, Sie behandeln auch mittellose Patienten in Ihrem homöopathischen Gesundheitszentrum. Sie arbeiten sehr viel. Wann essen und schlafen Sie?*

Ich bin ein Workaholic und die Homöopathie ist meine Leidenschaft. Nachts um halb eins ist mein Tag zu Ende, und um halb fünf morgens geht es weiter. Jeden Morgen, nachdem ich meine Übungen gemacht habe und spazieren gegangen bin, gehe ich in meine Klinik und studiere drei Stunden lang meine homöopathischen Bücher. Bevor meine Patienten um zehn Uhr kommen, lese ich die Materia Medica und das „Organon", auch Bücher über Philosophie. Und wenn mir Zeit übrig bleibt, schaue ich im Internet die Websites von anderen Ärzten und Ärztinnen an, um zu sehen, wie sie arbeiten. Dann habe ich Praxis von halb zehn bis halb neun abends. Anschließend gehe ich nach Hause und irgendwann schlafen!

*Es ist ein unglaubliches Arbeitspensum! Und Sie sind dabei so inspiriert! Sind Sie ein religiöser Mensch?*

Ich bin ein Anhänger *Zarathustras.* Wir beten das Feuer als reinigende Kraft und Symbol für die Wahrheit an. An einem Tag im Monat praktiziere ich nicht: Ich empfange keine Patienten, nehme keine Anrufe entgegen, sondern gehe in meinen „Feuertempel", um Gott für seine Gnade und seinen Segen zu danken. Jeden Tag bin ich dankbar, dass er mich am Leben erhält, damit ich anderen Menschen helfen kann. Ich bitte Gott um nichts, aber ich spreche viel mit ihm über meine Probleme, meine Schwierigkeiten – und manchmal flüstert er mir gute Ideen zu oder schlägt gute Lösungen vor!

Gott ist ein großer Arzt. Daher ist es sehr wichtig, dass ich sein Freund bin und regelmäßig zu ihm bete. Ihn nur dann um Hilfe zu bitten, wenn ich ihn brauche – das ist keine Freundschaft. Eine Freundschaft muss jeden Tag stattfinden. Ich habe also eine Art Bindung an Gott in Form einer Freundschaft entwickelt.

„Egal, was ich tue, ich danke Gott."

*Gibt Ihnen diese Freundschaft zu Gott die Kraft und die Disziplin, die Sie brauchen, um dieses Arbeitspensum zu leisten?*

Ja, zweifellos! Egal, was ich tue – wenn ich zum Beispiel einen Vortrag halte und das Publikum klatscht am Ende –, ich danke Gott für meinen Erfolg. Auch nach jedem Mittel! Gott gehört zu meinem Leben.

## Gutes Basiswissen erforderlich

*Was würden Sie heutzutage einem Anfänger in der Homöopathie empfehlen?*

Das Erste, was ich Anfängern empfehlen würde, ist, sich der Wissenschaft der Homöopathie ganz hinzugeben und nicht homöopathischer Arzt oder homöopathische Ärztin werden zu wollen, nur um einen Titel zu tragen. Sie sollten ihr ganzes Leben der Homöopathie widmen. Und zuallererst sollten sie die Lebensgeschichte *Hahnemanns* lesen und seine anderen Bücher, um die Inspiration aus seinen Werken zu bekommen. Dann sollten sie Schritt für Schritt das „Organon" studieren und langsam weitere Klassiker wie *Hering, Kent, Lippe.* Die ersten zwei, drei Jahre würde ich den Anfängern empfehlen, diese Grundlagen zu studieren und die Artikel dieser alten Meister zu lesen. Dann würde ich mich langsam der Materia Medica zuwenden, um die homöopathischen Mittel verstehen zu lernen. Ich habe diesbezüglich zusammen mit *Natasha Fernandes* ein Buch veröffentlicht mit dem Titel „How to Study Materia Medica?".

„Anfängern der Homöopathie empfehle ich die Werke der alten Meister zu lesen."

Die Materia Medica pura, *Herings* Leitsymptome, *Kents* Vorträge und *Lippes* Materia Medica – das sind Bücher, die jeder Homöopath auf seinem Schreibtisch haben sollte. Ich empfehle, diese Bücher zu studieren. Mit der Zeit wird eine Reifung stattfinden. Das wird einfach passieren.

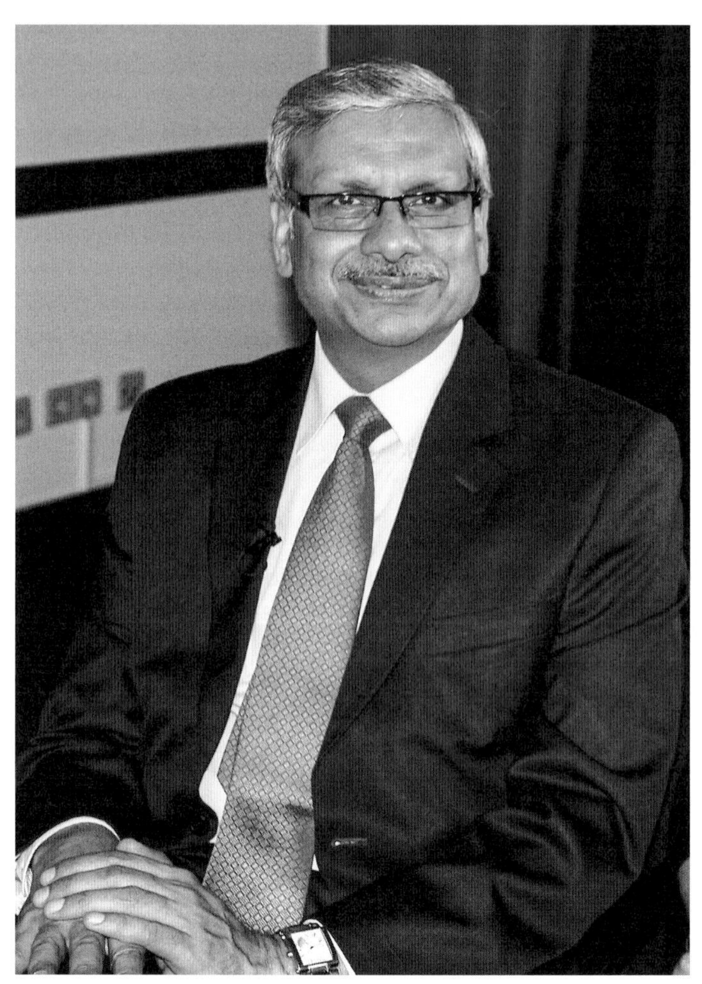

Dr. Alok Pareek

# Homöopathie und Onkologie

## Interview mit Dr. Alok Pareek und Dr. Radhe S. Pareek

Dr. med. Alok Pareek (Indien) leitet gemeinsam mit seinem Vater Dr. Radhe S. Pareek und seinem Sohn Dr. Aditya Pareek ein großes homöopathisches Krankenhaus in Agra/Nordindien. R. S. Pareek gründete bereits 1957 diese Klinik, die über die modernsten diagnostischen Geräte, 50 stationäre Betten sowie eine Intensivstation verfügt. Hier werden homöopathische Medizin, Chirurgie und konventionelle Medizin nach Bedarf angewendet.

Dieses generationsübergreifende Team leistet eine einzigartige Arbeit weltweit. Die Pareeks besitzen eine weitreichende medizinische Erfahrung bei der homöopathischen Behandlung gravierender Erkrankungen. Ein großer Schwerpunkt liegt bei fortgeschrittenen malignen Tumoren, aber auch bei schwerwiegenden Leber-, Nieren- und Darmkrankheiten. Die Patienten erhalten zunächst eine detaillierte Anamnese nach den Grundlagen Hahnemanns. Dazu kommen die modernsten diagnostischen Untersuchungen. Daraus entscheidet sich, was für den einzelnen Patienten die sinnvollste Behandlung ist.

In dieser Klinik werden Ärzte verschiedenster Nationalitäten sowohl theoretisch als auch direkt am Krankenbett ausgebildet. Zudem besteht eine fruchtbare Kooperation mit anderen homöopathisch arbeitenden Krebskliniken.

Alok Pareek ist Autor unter anderem des Buches „Krebs heilbar durch Homöopathie“. Vater und Sohn verfassten zusammen das Buch „Homöopathie für Notfälle und akute Erkrankungen“.

Die Pareeks sind bekannt für ihre sehr lehrreichen, praxisnahen Vorträge auf nationalen und internationalen Tagungen sowie für die klare Vermittlung ihres großen Wissensschatzes. Sie geben den homöopathisch ausgebildeten Zuhörern stets wertvolle Instrumente an die Hand, die unmittelbar in der Praxis ihre Anwendung finden können.

*Herr Dr. Pareek, Sie sind ein national und international anerkannter homöopathischer Arzt und haben im Laufe der letzten 30 Jahre sehr viel Erfahrung in der Behandlung von akuten und chronischen Erkrankungen gesammelt. Zusammen mit Ihrem Vater Dr. Radhe Shyam Pareek leiten Sie in der indischen Stadt Agra neben Ihrer homöopathischen Praxis ein homöopathisches Krankenhaus mit 50 Betten und einer Intensivstation. Sie behandeln in Ihrer Ambulanz täglich circa 200 Patienten. Bei der homöopathischen Behandlung von Notfällen verfügen Sie über eine Erfahrung, wie sie im Westen kaum zu finden ist. Könnten Sie uns mehr darüber erzählen?*

Am Anfang meiner homöopathischen Karriere war ich mit den Ergebnissen in meiner homöopathischen Praxis unzufrieden, denn ich erlebte bei akuten Fällen nur Misserfolge. Bei der Behandlung ernsterer Erkrankungen war es leider nicht besser. Damals bekam ich häufig zu hören, die Homöopathie würde nur bei chronischen Fällen helfen. Da ich selber feststellte, dass bei chronischen Erkrankungen häufig keine Heilung möglich war, habe ich mich gefragt: „Wenn ich keine akuten Erkrankungen und keine Notfälle homöopathisch behandeln kann und wenn bei akuten Fällen keine hundertprozentige Heilung möglich ist, wozu denn habe ich eine homöopathische Praxis?“ Ich habe mich dann eine Zeit lang von der Homöopathie distanziert, bis eines Tages mein Vater zu mir kam und mich aufforderte: „Schau doch mal in die Materia Medica. Schau dir die akuten Mittel an, du wirst wunderbare Schätze entdecken!“ Ich habe dann meine Kenntnisse über die akuten Mittel vertieft, sie wieder und wieder studiert und *Boerickes* Materia Medica als Referenz hinzugezogen. Gleichzeitig habe ich das Gelernte bei akuten Fällen ausprobiert – und habe fantastische Ergebnisse erzielt. Das hat mir Vertrauen gegeben.

## Homöopathie bei Notfällen sehr wirksam

Den jungen Studierenden, Ärztinnen und Ärzten, die mit der Homöopathie gerade anfangen, möchte ich deshalb Folgendes raten: Behandeln Sie akute Krankheiten! Denn hier bekommen Sie sichtbare Erfolge und so können Sie Vertrauen in sich und in die Homöopathie gewinnen.

Mit dieser Erfahrung im Hintergrund möchte ich allen Homöopathen ans Herz legen: *Hahnemann* hat uns wichtige Richtlinien im „Organon“ hinterlassen, wie man akute und chronische Krankheiten heilt. Lesen Sie im „Organon“ die Grundlagen nach, wie man akute Erkrankungen behandelt, und verwenden Sie Akutmittel!

Der weitere wichtige Punkt ist, dass viele akute Krankheiten lebensbedrohlich sind. Wenn man mit einem Notfall konfrontiert wird, wenn die Reaktivität des Patienten so niedrig ist, dass dieser nicht mehr auf die Mittel reagiert, dann ist eine zusätzliche medizinische Unterstützung vonnöten. Zögern Sie hier nicht! Zum Beispiel bei einem Atem- bzw.

Herzstillstand braucht der Patient vielleicht Flüssigkeit oder eine Bluttransfusion. Wenn die Atmung dann wieder intakt oder das Herz wieder in Ordnung ist, dann hat man die Möglichkeit, ein potenziertes Mittel zu verabreichen. Man muss sich also sehr gut in den Notfällen auskennen und wissen, wie man sich hier zu verhalten hat. Beherrscht man das nicht, so muss man die Patienten zu einem Spezialisten schicken oder in ein Krankenhaus einweisen. Dort kann man dann den Fall mit einem homöopathischen Mittel begleiten.

„Den jungen Studierenden möchte ich raten: Behandeln Sie akute Krankheiten, denn hier bekommen Sie sichtbare Erfolge."

*Sie haben einen großen Vorteil: In Ihrer Klinik verfügen Sie über die modernste medizinische Ausrüstung. Kommt jemand mit einem Schlaganfall zu Ihnen, können Sie ihn versorgen und ihm im selben Moment ein homöopathisches Mittel verabreichen.*

Das ist richtig, das ist ein großer Vorteil!

*Homöopathen, die in einer normalen homöopathisch-medizinischen Praxis arbeiten, müssen in solchen Fällen den Notarzt rufen. Was können Sie hier in der Zwischenzeit homöopathisch unternehmen?*

Im Buch „Homöopathie für Notfälle und akute Erkrankungen", das mein Vater und ich veröffentlicht haben, berichten wir über den Fall eines Tennisspielers, der beim Spielen plötzlich Schmerzen in der Brust bekam und zusammenbrach. Wir wussten, dass er sterben würde. Der Tennistrainer, der auf dem Platz anwesend war, trug immer zwei homöopathische Mittel bei sich: *Arnica* in der C30- und C200-Potenz und *Aconitum* ebenfalls in C30 und C200. Er gab dem Tennisspieler sofort *Arnica* C30 in den Mund und dann eine Gabe C200. In der Zwischenzeit hatte er den Rettungswagen gerufen. Mit *Arnica* C30 und C200 kam der Tennisspieler wieder ein bisschen zu sich und hat so lange überlebt, bis der Rettungswagen kam. Normalerweise dauert es eine Weile, bis der Krankenwagen da ist. Das ist genau die Zeit, in der unsere homöopathischen Mittel wirklich helfen, sogar Wunder bewirken können. Der Mann bekam im Ambulanzfahrzeug Notfallhilfe und im Krankenhaus erneut *Arnica*. Dann wurde er auf die Intensivstation gebracht und behandelt. Dieser Fall zeigt, wie groß die Behandlungsmöglichkeiten eines Arztes sind, bevor der Krankenwagen bzw. die Hilfe kommt.

Ich berichte über diese Notfälle, weil die Kollegen und die jungen Ärzte diese Realität kennen müssen. Zwar nicht jeder hat eine Klinik, aber wer Arzneien wie *Aconitum, Arnica, Arsenicum album* oder *Carbo vegetabilis* in der Tiefe verstanden hat, kann sie bei einem Notfall mit Zuversicht verabreichen und die Menschen dann ins Krankenhaus oder ins Herzzentrum schicken. Auch sterbenden Patienten sollte man zusätzlich zur medizinischen Hilfe diese Mittel geben.

## Wichtigkeit klinischer Beobachtungen

*Um die Homöopathie mit der Schulmedizin zu kombinieren, brauchen wir dieses Wissen. Deshalb sind genaueste Beobachtungen, die das bezeugen, sehr wichtig. Es liegen uns Verlaufsprotokolle von Prof. Dr. Michael Frass vor, der an der Uni-Klinik in Wien arbeitet und Koma-Patienten homöopathisch begleitet. Koma-Patienten, die viel Speichel hatten, gab er Kalium bichromicum. Bei Hunderten von Patienten konnte er Besserungen beobachten. Man kann hier nicht von Placebo sprechen, denn die Patienten sind bewusstlos. Die Arznei hat gewirkt, und diese Art von Beobachtung brauchen wir in der Homöopathie! Aufgrund Ihrer zahlreichen klinischen Erfahrungen können Sie dazu beitragen, die Wirksamkeit der Homöopathie wissenschaftlich nachzuweisen.*

Ja, wir versuchen so viel wie möglich, Fälle klinisch zu dokumentieren. Wir lehren auch am Bett des Kranken. Wir haben Operationssäle und Hörsäle. Jedes Jahr im Februar bieten wir unseren Studierenden ein Lehrprogramm an, bei dem wir Live-Fälle zeigen. In einem dieser Seminare haben wir zum Beispiel den Fall eines großen Tumors der Kopfhaut vorgestellt, der nicht aufhörte zu bluten. Dann haben wir den Studierenden gezeigt, wie wir diese Blutung mit *Hamamelis,* einem einfachen homöopathischen Mittel, gestoppt haben. Alle hämostatischen Arzneien hatten nicht gewirkt. Nur *Hamamelis* konnte die Blutung stoppen.

Das Beste, was angehende Homöopathen bei uns lernen können, ist, sich ihrer Grenzen bewusst zu sein. Wir erzählen ihnen von unseren Misserfolgen, denn von diesen lernen wir. Es ist wichtig, dass wir unsere Grenzen kennen. Wenn ich zum Beispiel am Tag 100 Patienten sehe, dann sind mindestens 15 darunter, die ich zu meinen Kollegen aus den anderen medizinischen Fachrichtungen schicke. Wir müssen ein interdisziplinäres Netzwerk entwickeln, damit von allen Seiten das Beste genommen und kombiniert wird. Wir sollten zusammenarbeiten, uns unterstützen, anstatt uns gegenseitig zu kritisieren. Denn es sind die Patienten, die im Zentrum stehen. Wir sollten uns ergänzen. So arbeiten wir auch in unserer Klinik.

*Ihr Vater hat in Ihrem Buch über lebensrettende Arzneien in der Materia Medica berichtet. Könnten Sie uns einige davon nennen?*

Zunächst *Aconitum napellus* und *Arsenicum album. Arsenicum album* ist eines der größten Geschenke der Materia Medica. Es kommt überall vor und es hilft den sterbenden Menschen, die ruhelos und ängstlich sind. Auch *Arnica, Carbo vegetabilis, Antimonium tartaricum, Camphora, Laurus serasus, Phosphorus* und *Opium* sind wunderbare Mittel, die wirklich das Leben der Patienten retten können.

## Krebs in der homöopathischen Praxis

*In Ihrer Praxis behandeln Sie auch viele Krebsfälle. Was steht hier für Sie im Vordergrund?*

37 Prozent unserer Patienten sind Krebspatienten. Sehr viel Geld wurde bereits in die Krebsforschung investiert – ohne sichtbares Ergebnis. Denn trotz immer mehr neuer Therapien leiden Millionen von Menschen weiterhin an Krebs. Karzinogene finden wir überall: in der Nahrung, im Wasser, in der Luft. Aber das größte Problem stellt nicht unbedingt der Krebs an sich, sondern die Chemo- und Strahlentherapie dar. Sie sind hoch toxisch und haben eine sehr schädigende Wirkung auf unseren Körper. Man kann sagen, dass die meisten Patienten mehr unter den Nebenwirkungen der Chemotherapie als an dem Krebs selbst leiden. Die gesamte medizinische Welt sucht deshalb nach einer Alternative. Hier kommt die Homöopathie ins Spiel. Ihr großer Vorteil ist, dass wir uns an ganz klare Regeln, die uns von *Hahnemann* im „Organon" gegeben wurden, halten können.

„Die meisten Patienten leiden mehr unter den Nebenwirkungen der Chemotherapie als an dem Krebs selbst."

*Inwieweit ist die Homöopathie imstande, Krebs zu heilen?*

In einem frühen Stadium können wir Krebs mit sorgfältig gewählten homöopathischen Mitteln erfolgreich behandeln. Aber bei den fortgeschrittenen Fällen, das heißt beim Krebs mit multiplen Metastasen – das sind die häufigsten Fälle und auch die schwierigsten –, stoßen wir an unsere Grenzen. Es gibt irreversible Zustände, die wir nicht mehr heilen können. Aber wir können hier viel zu einer Linderung der Nebenwirkungen der modernen Therapien beitragen und eine sanfte Palliation erzielen, die das Leiden sterbender Patienten maßgeblich mindert.

*Wie gehen Sie praktisch vor, wenn ein Krebskranker zu Ihnen in die Praxis kommt?*

Wenn wir einen Krebspatienten bekommen, schauen wir zunächst an, zu welcher Kategorie er gehört:

Die erste Kategorie bilden Patienten, die eine Krebsdisposition haben. Man findet in der familiären Vorgeschichte eine starke Krebsbelastung. Aus diesem Grund ist die Familienanamnese von großer Bedeutung.

In der zweiten Kategorie finden wir die Fälle mit Präkanzerosen. Die Homöopathie ist eine wunderbare Methode, weil sie in diesem präkanzerösen Stadium schon behandeln kann. Die Patienten brauchen tief wirkende antimiasmatische Arzneien, um die Entwicklung des Krebses zu unterbinden. Hier haben wir großes Glück, denn in der Homöopathie erkennen wir im Vorfeld Patienten, die ein hohes Krebsrisiko sowie eine präkanzerose Diathese aufweisen. Das Studium der Geistes- und Gemütssymptome ist hier sehr wichtig. Die Homöopathie ist sehr wirksam, wenn wir auf dieser Ebene arbeiten.

„In der Homöopathie erkennen wir im Vorfeld Patienten, die ein hohes Krebsrisiko aufweisen."

Die dritte Kategorie bilden Patienten mit lokalisiertem Primärtumor. Auch in diesem Stadium kann man mit homöopathischen Mitteln den Tumor zum Verschwinden bringen.

In der vierten Kategorie finden wir Patienten, die operiert wurden, aber auch solche, die sich gerade einer Chemo- oder Strahlentherapie unterziehen oder sie hinter sich haben und die unter den Nebenwirkungen dieser modernen Behandlungsmethoden leiden. Wir arbeiten viel mit diesen Patienten.

Schließlich haben wir die Gruppe der Patienten mit einer fortgeschrittenen Krebserkrankung mit Metastasen. Das sind Patienten, deren Tod naht. Auch wenn der Zustand irreversibel ist, können wir homöopathisch für die Linderung der vorherrschenden Symptome viel tun. In diesem Fall wird die Homöopathie als unterstützende Behandlung zusammen mit der modernen Medizin eingesetzt.

Wenn wir die Patienten von vornherein gut einteilen, haben wir einen guten Ausgangspunkt für die Behandlung. Patienten kommen mit Brustkrebs – vorherrschend in Deutschland und in der westlichen Welt –, mit Magen-, Kolon- oder Leberkrebs. Aber neben Prostata-Karzinom, Ovarial- und Zervix-CA behandeln wir auch Krebserkrankungen des Mundraums sowie Gehirntumore.

*Was charakterisiert eine Krebserkrankung?*

Krebs ist für mich eine chronische Erkrankung wie jede andere. In den „Chronischen Krankheiten" hat uns *Hahnemann* die Regeln für die Behandlung chronischer Krankheiten vermittelt. Um Krebs heilen zu können, müssen wir also die Natur der chronischen Krankheiten studieren. Wenn wir das nicht tun, werden wir keinen Erfolg haben.

Krebs ist also eine chronische Erkrankung, aber manchmal wird diese akut und sogar sehr akut. Mein Zugang zu Krebs ist, ihn als chronische Krankheit und als akutes Ausbrechen einer chronischen Erkrankung zu betrachten. Die Homöopathen, die sie mit einem einzelnen homöopathischen Mittel behandeln, haben keine wirklich befriedigenden Ergebnisse. Ich suche nach chronischen antimiasmatischen Arzneien und gleichzeitig greife ich zu akuten Mitteln, das sind meistens klinische und organspezifische Arzneien. Ich habe sehr fleißig mit diesen Mitteln gearbeitet und habe wunderbare Ergebnisse erzielt. Ich habe festgestellt, dass das Leiden der Patienten gemindert wird und dass nicht nur das Voranschreiten des Krebses unterbunden wird, sondern dass auch eine Krankheitsremission stattfindet.

„Mein Zugang zu Krebs ist, ihn als chronische Krankheit und als akutes Ausbrechen einer chronischen Erkrankung zu betrachten."

## Geistes- und Gemütszustand entscheidend bei Krebs

*In welchem Ausmaß hat der emotionale Zustand des Patienten einen Einfluss auf die Krebsentstehung und -entwicklung?*

Der Geisteszustand spielt bei chronischen Erkrankungen eine entscheidende Rolle. Der grundlegende Unterschied zwischen Mensch und Tier ist der Geist, das Denken. Krebs beginnt nicht im Körper, sondern im Geist. Ereignisse im Unterbewusstsein, die nicht im Bewusstsein verankert sind, sind gefährliche verborgene Krebsauslöser. Deshalb müssen wir das Unterbewusstsein des Patienten untersuchen. Das Unterbewusstsein ist wie ein Computerchip. In ihm sind alle Erinnerungen, Ängste, unterdrückten Emotionen und Gefühle, die Glaubenshaltung und die vergangenen Erfahrungen gespeichert. Wenn wir das Unterbewusstsein öffnen, bekommen wir somit viele Informationen über die möglichen Auslösefaktoren des Krebses.

Das, was im Unterbewusstsein gespeichert ist, ist also für die Verschreibung sehr wichtig. Wir haben in unserer Klinik auch die Bedeutung der Träume für die Behandlung von Krebspatienten erkannt – deren Auswirkungen, Häufigkeit und Intensität.

„Wenn wir das Unterbewusstsein öffnen, bekommen wir viele Informationen über die möglichen Auslösefaktoren des Krebses."

Also wenn man sich mit einem Krebspatienten beschäftigt, soll man die Geistes- und Gemütsebene betrachten und seine Glaubenssätze, seine Verhaltensmuster, seine Ängste, seine Gewohnheiten und seine Träume studieren. Die Homöopathie löst psychische Blockaden und ermöglicht, dass die Gefühle wieder zum Ausdruck kommen können. Der Patient öffnet sich, und wir kommen zu besseren Ergebnissen.

Eines ist klar: Man kann keine Therapie von der Stange verordnen, sondern jeder Krebspatient muss individualisiert werden. Jeder Patient braucht ein Arzneimittel, das genau zu ihm passt und das die Totalität der Symptome abdeckt. Deshalb wird es niemals ein für jeden gültiges Krebsmittel geben. Es geht immer um die individuelle Antwort eines einzelnen Menschen. Also müssen wir die Individualität studieren und dabei die Geistes- und Gemütsebene berücksichtigen.

*Gibt es in Ihren Augen so etwas wie eine Krebspersönlichkeit?*

Krebspatienten sind in der Regel verschlossen, in sich gekehrt. Sie teilen ihre Probleme nicht mit und behalten ihre Gefühle für sich. Das kennen wir von *Natrium muriaticum,* eine wunderbare Arznei bei Krebserkrankung, ebenfalls von *Staphisagria.* Gleichzeitig sind es Menschen, die sich um andere sorgen und deren Probleme übernehmen, aber nicht die Kraft haben, sich selbst zu helfen. Deswegen werden sie irgendwann vom Krebs überwältigt. Es ist wichtig, sich dieses Bild der Empfänglichkeit für Krebs einzuprägen.

Es wurde auch beobachtet, dass depressive Menschen anfälliger für Krebs sind. Auch Menschen, die entmutigt sind, die Tragödien in der Vergangenheit erlebt haben wie den Verlust eines geliebten Menschen, eine Scheidung usw. zeigen eine höhere Krebsneigung.

Prinzipiell unterscheiden wir zwischen dem akuten Geistes- und Gemützustand und dem Folgezustand, dem chronischen Geistes- und Gemütszustand.

## Der akute Geistes- und Gemütszustand ist ein Schockzustand

Wenn der Patient das erste Mal hört, dass er Krebs hat, ist es für ihn eine Katastrophe. Das ist wie ein Todesurteil. Der Schock wiederholt sich, wenn der Patient sich einer Behandlung unterzogen hat und dann ein Rezidiv erleidet. Das ist wieder ein Akutzustand. Und ihm folgt der chronische Zustand auf der Geistes- und Gemütsebene: Der Schock und das Nicht-fassen-Können führen zu Angst und schließlich zu Depression.

Wenn der Patient zum ersten Mal hört, dass er einen positiven Befund hat, geben wir ihm sofort eine Gabe *Aconitum napellus* C200. Das hilft ihm, den Schock, die Angst zu überwinden. *Aconitum* hat die größte akute Furcht in der Materia Medica, noch mehr als *Arsenicum album*. Emotional sind diese Menschen vollkommen aufgewühlt oder sie brechen emotional zusammen. *Aconitum* wirkt hier Wunder. Im Laufe der Zeit stabilisieren sich in der Regel die Patienten wieder. Sie adaptieren sich und wollen kämpfen. Kein Medizinsystem auf dieser Welt hat etwas für dieses Stadium anzubieten außer der Homöopathie.

*In welcher Potenz verabreichen Sie diese Mittel?*

Alle diese Mittel werden in der C200-Potenz und höher gegeben. Das Auswählen der Potenz richtet sich nach der Empfänglichkeit des Patienten und der Intensität der Erkrankung. Immer wenn wir die Geistes- und Gemütssymptome in Betracht ziehen, muss die Potenz höher sein – angefangen bei C200 bis zur höchsten Potenz. Diese Mittel werden nicht häufig wiederholt. Das ist sehr wichtig.

*Welche Rolle spielen Erbfaktoren?*

Erbfaktoren spielen eine sehr große Rolle bei der Behandlung von Krebs. Krebs ist nicht in einer Generation verursacht, sondern er wird von einer Generation zur nächsten weitergetragen. Man muss also die familiären Belastungen in Betracht ziehen, und das machen wir anhand der miasmatischen Theorie von *Hahnemann*.

„Man kann keine heilende Wirkung in der Homöopathie ohne die Berücksichtigung der Miasmen erzielen."

Die moderne Onkologie geht davon aus, dass sogenannte Onkogene die Krebszüge in sich tragen. Aber die Krebsdisposition haben wird bereits seit über 200 Jahren in Form von Miasmen erkannt. Wenn wir die Miasmen studieren, bekommen wir ein lebendiges Bild der Erbfaktoren: Wie kamen sie zustande? Wie drücken sie sich in diesem bestimmten Moment aus? Man kann in der Homöopathie keine Heilung ohne die

Berücksichtigung der Miasmen erzielen. Sie sind das Herzstück der Homöopathie.

In meiner Behandlung von Krebspatienten gebe ich also dem Geist, dem emotionalen Aspekt und den Erbfaktoren, die sich über die Generationen hinweg ziehen, eine große Bedeutung.

## Postoperative Behandlungen

*Nach der operativen Entfernung eines Tumors besteht die Gefahr einer toxischen Streuung und des damit verbundenen Auftretens von Metastasen oder eines anschließenden Rezidivs. Was können die homöopathischen Arzneien hier leisten?*

Das Ausbreiten und die Wiederkehr der Tumore sind die zwei Fälle, bei denen die Homöopathie sehr gut wirkt. Die Wahrscheinlichkeit, dass der Krebs nach der Operation zurückkehrt, ist mit der homöopathischen Behandlung minimal. Das ist der Bereich, in dem wir viel arbeiten.

„Die Wahrscheinlichkeit, dass der Krebs nach der Operation zurückkehrt, ist mit der homöopathischen Behandlung minimal."

Die Homöopathen können heutzutage in der modernen Onkologie viel bewirken, indem sie dazu beitragen, dass der Krebs nach der Chemo- und Strahlentherapie sowie nach der Operation nicht zurückkehrt. Diese Rezidive können sie wirklich mit homöopathischen Mitteln stoppen.

*Empfehlen Sie in bestimmten Fällen eine Operation?*

Ja, ich empfehle hin und wieder chirurgische Eingriffe und nach der Operation verordne ich homöopathische Mittel. Es gibt Situationen, in denen man mit einer lebensbedrohlichen Obstruktion oder einer gefährlichen Eiterbildung, die zu einem generalisierten septischen Zustand führen kann, konfrontiert wird. In solchen Fällen ist die Chirurgie vonnöten. Nehmen wir das Beispiel einer Obstruktion durch einen Pankreaskopftumor. Es liegt eine mechanische Behinderung durch den Tumor vor. Durch den Eingriff wird die Blockade entfernt und das homöopathische Mittel kann viel besser wirken. Es ist wie bei einem Stein, der den Lauf eines Baches behindert. Entferne ich ihn, dann kann das Wasser wieder frei fließen.

Es gibt aber auch chirurgische Eingriffe, die nicht unbedingt notwendig sind. In der Vergangenheit wurde Chirurgie für alles Mögliche eingesetzt. Ich bin dagegen. Ich befürworte nur chirurgische Eingriffe, die Hindernisse im Behandlungsverlauf und somit die lebensbedrohliche Situation für den Patienten beseitigen.

Was die Chemotherapie und die Bestrahlung angeht, ist es wirklich ein Problem. Die meisten Patienten wünschen eine homöopathische Behandlung und gleichzeitig die Fortsetzung der Chemo- und Strahlentherapie. Ich kann ihnen nicht sagen: „Nein, wir behandeln Sie nicht homöopathisch, weil Sie sich dieser Behandlung unterziehen." So habe ich beschlossen, ihnen anzubieten: „Sie machen Ihre Therapie weiter und gleichzeitig verordne ich Ihnen homöopathische Mittel." Das hat zwei Vorteile: Erstens entwickelt der Patient Vertrauen in die Homöopathie und zweitens vermindert diese die Toxizität dieser Behandlungsmethoden.

„Die Homöopathie vermindert die Toxizität der Chemo- und Strahlentherapie."

*Könnten Sie aus Ihrer Praxis ein Beispiel für die Situation nach einer Operation nennen?*

Bei Operation nach Brustkrebs zum Beispiel gibt es selten Rückfälle, auch Jahre danach nicht. Und den Patientinnen geht es gut. Vergleichen wir es mit den Fällen, die nach der Operation oder nach der Chemotherapie keine Homöopathie bekommen haben, dann sind die Rezidive viel höher. Ein weiteres Beispiel: Ich hatte den Fall eines Glioblastoma multiforme, also eines sich schnell verbreitenden hochmalignen Gehirntumors. Zwei meiner Patienten haben jetzt schon länger als fünf Jahre einen solchen Krebs überlebt – ohne Rezidive. Sie haben nach der Operation ausschließlich Homöopathie bekommen, keine Chemotherapie, keine Bestrahlung, nichts.

*Das ist mutig von Ihnen!*

## Die bewährtesten postoperativen Mittel

*Welche Arzneien verabreichen Sie in der Regel nach einer Operation?*

Sofort nach der Operation fangen wir mit postoperativen Mitteln wie *Arnica* und *Staphisagria* an. Diese Arzneien bieten einen guten Anfang, was sehr wichtig ist, denn man muss sich beeilen. Es ist ein kurzes Rennen, unter Umständen ein Hundert-Meter-Rennen. *Staphisagria* ist eines der wichtigsten postoperativen homöopathischen Mittel. Es hilft zur Heilung nach der Operation und vor allem verringert es Metastasierungen nach chirurgischen Interventionen. Krebszellen wandern überall hin und, wenn die Patienten operiert werden, verbreiten sie sich im ganzen Körper. *Staphisagria,* gewöhnlich in der C200-Potenz gegeben, stoppt diesen Ausbreitungsprozess der Metastasen.

Auch wenn ein Patient sechs Monate nach einer Operation zu mir kommt, gebe ich ihm als Erstes *Staphisagria* – egal bei welcher Krebsart und an welcher Stelle im Körper operiert wurde. Aber nach einer Hirntumor-Operation hilft uns *Staphisagria* allein nicht. Deshalb wird eine Woche später eine Einzelgabe *Hypericum* C200 für das Gehirn und das Nervensystem gegeben. *Hypericum* ist ein sehr wichtiges Mittel nach Verletzungen des Gehirngewebes und des Rückenmarkes. Es hilft bei postoperativen neurologischen Traumata und den daraus resultierenden neurologischen Defiziten. Je mehr wir mit Nervengewebe und Gehirnsubstanz zu tun haben, desto höher können wir die Potenz wählen. Wir können also von C200 bis C1000 hochgehen.

Bessere Ergebnisse erzielt man mit einer homöopathischen Behandlung, die unmittelbar nach der Operation stattfindet. Aber leider passiert das nicht so oft, weil die Patienten selten zur postoperativen Behandlung kommen. Aber wenn sie zu diesem Zeitpunkt zu uns kommen, ist die Homöopathie sehr effizient.

„Die besten Ergebnisse erzielt man
mit einer homöopathischen Behandlung,
die unmittelbar nach der Operation stattfindet."

*Geben Sie diese Arzneien am gleichen Tag kurz nach der Operation?*

Ja, am gleichen Tag, aber auch am nächsten Tag und am dritten Tag je nachdem, wann ich die Patienten zu sehen bekomme. Aber auch wenn sie erst vierzehn Tage nach der Operation zu mir kommen, verschreibe ich zuerst diese postoperativen Arzneien. Dann suche ich nach einem akuten krebsspezifischen Mittel, das auf das betroffene Organ zutrifft. Zum Beispiel bei Brustkrebs suche ich nach solchen Mitteln wie *Asterias rubens* oder je nach Symptom *Condurango* oder *Ornithogalum* bei Magenkrebs, *Cistus canadensis* bei Krebs der Halslymphknoten oder *Ruta graveolens* nach Rektumsoperation.

## Organmittel, die in der Urtinktur verordnet werden

*Manchmal verwenden Sie Urtinkturen. Wann kommen sie infrage?*

Nach den postoperativen Mitteln verschreibe ich gern organotrope Mittel als Urtinktur.

*Calendula officinalis* zum Beispiel ist sehr effektiv nach Krebsoperationen. Es hilft den Menschen, positive Kraft der Verletzung gegenüber zu entwickeln. Das krebsbefallene Gewebe wird wieder vitalisiert. Es ist auch ein großes antiseptisches Mittel. *Calendula* wird in der Urtinktur, aber auch in niedrigen Potenzen verordnet.

Nach unserer klinischen Erfahrung ist es besonders effizient bei Krebserkrankung des Zervix und der Vagina, wenn die Patientinnen einen übelriechenden Ausfluss haben. Wir verwenden es auch als Urtinktur verdünnt mit Wasser als Vaginaldusche. Bei Geschwüren mit übelriechenden Absonderungen ist die lokale Anwendung sehr wichtig.

*Passiflora incarnata* wird als organotropes Mittel im fortgeschrittenen Fällen sehr viel eingesetzt. Es hat eine beruhigende Wirkung auf Krebspatienten, die viele Sorgen haben und die auf der Geistes- und Gemütsebene unruhig sind und schlecht schlafen können. Auch wenn Kinder Probleme mit dem Schlaf haben, geben wir in der Regel 10 bis 20 Tropfen der Urtinktur in kaltes Wasser, bevor die Patienten schlafen gehen. Das Nervensystem kann sich dann wieder beruhigen, und es führt zu einer besseren Schlafqualität. Ein guter Schlaf hilft enorm beim Heilungsprozess.

„Ein guter Schlaf hilft enorm beim Heilungsprozess."

Aufgrund ihrer Wirkung auf das Nervensystem ist *Avena sativa* eine großartige Arznei bei der Behandlung von Gehirntumoren. Sie verleiht geistige Ruhe, Zuversicht und hilft, nervöse Erschöpfung und Schlaflosigkeit zu überwinden. Sie bringt zudem die toxische Nebenwirkung der Chemotherapie zum Verschwinden und hilft, die Abhängigkeitseffekte von Schmerzmitteln zu mindern. In fortgeschrittenen Krebsstadien nehmen die Menschen sehr viel Morphin. Man lässt sie diese Schmerzmittel nehmen und gibt ihnen *Avena sativa* dazu. Mit fünf bis acht Tropfen Urtinktur zweimal am Tag in warmem Wasser verringert sich das Abhängigkeitspotenzial maßgeblich.

*Echinacea angustifolia* ist ein ganz wichtiges organotropes Mittel. Wir verwenden es viel im septischen Stadium einer fortgeschrittenen Krebserkrankung. Es ist eines unserer größten antibiotischen Mittel und ein großes Antiseptikum. Wir geben fünf Tropfen in ein bisschen Wasser einmal oder zweimal täglich.

*Carduus marianus* ist ein großartiges organotropes Mittel bei fortgeschrittenen Krebsleiden. Mariendistel in der Urtinktur ist eine wunderbare Pflanze für die Leber. Die Leber ist in fast allen Krebsarten involviert. Sie ist selten von einem Primärtumor befallen, sondern ist eher das Objekt von Metastasen. Als unser größtes Entgiftungsorgan hat die Leber bei der Chemotherapie viel zu leisten. Hier wird *Carduus marianus* erfolgreich zur Leberstärkung eingesetzt.

*Gentiana lutea* ist hervorragend, um den Appetit zu fördern, wenn Patienten unter Anorexie und Inappetanz leiden.

„Urtinkturen sind für Patienten im fortgeschrittenen Krebsstadium ein Similimum."

Diese Urtinkturen sind für diese Patienten ein Similimum, weil die Pathologie „grob" und fortgeschritten ist. Unsere Erfahrung hat gezeigt, dass die Organmittel sehr häufig wiederholt oder gegebenenfalls häufig gewechselt werden müssen, weil sich das Krankheitsbild jede Stunde bzw. jeden Tag verändert.

## Das auf allen Ebenen tief greifende Konstitutionsmittel

Erst danach, wenn sich der Zustand des Patienten stabilisiert hat, das heißt, wenn die akuten Symptome wie Unruhe, Erschöpfung, Schmerzen, Blutungen, Anorexie usw. sich gebessert haben, machen wir uns auf die Suche nach dem konstitutionellen Mittel.

*Die konstitutionelle Arznei deckt die Totalität der Symptome des Patienten zu diesem Zeitpunkt und aus der Vergangenheit ab?*

Ja, aus der Vergangenheit auch, natürlich. Aber glauben Sie mir, bei sechzig Prozent der Fälle habe ich keine Gelegenheit, das konstitutionelle Mittel zu verschreiben. Die organspezifischen Mittel bewirken solche Wunder bei den Patienten, dass man für die Verschreibung des Konstitutionsmittels durchaus lange warten muss. Hier möchte ich eine Warnung aussprechen: Man sollte bei der Verordnung von tief wirkenden konstitutionellen antimiasmatischen Arzneien bei diesen fortgeschrittenen metastasierenden Krebsarten sehr vorsichtig sein. Der Körper ist noch zu schwach, um das auf allen Ebenen wirkende Mittel aufzunehmen und darauf zu reagieren. Man muss also warten, bis der Patient sich wirklich erholt hat. Dies kann bis zu sechs, acht Monate dauern, es kann aber auch nie der Fall sein. Viel Geduld ist hier gefragt. Man sollte also den Patienten am ersten Tag nicht zwingen, eine ausführliche Anamnese abzuliefern. Denn eine detaillierte Befragung ist sehr anstrengend für den Patienten. Er wird nicht richtig kooperieren, und man könnte viele Informationen falsch auffassen. Erst wenn der Patient zur Ruhe gekommen ist und er Vertrauen gefasst hat, kann man die Anamnese aufnehmen. Die Frage nach dem Beruf ist sehr wichtig bei Krebspatienten, um die Lebenssituation zu verstehen.

Nicht nur die Frage des richtigen Zeitpunkts für die einzelnen Mittel ist entscheidend, auch die Wahl der Potenz ist sehr wichtig. Tief greifende konstitutionelle Mittel sollten als Einzelgaben gegeben werden – ab C200 aufwärts. Auch die Häufigkeit der Wiederholung des Mittels muss sehr sorgfältig gewählt werden. Man kann viel Schaden anrichten, wenn ein Mittel zu oft wiederholt wird. Man kann sehr wohl zwischendurch ein Akutmittel geben, aber man muss sehr gut abwägen, wann man das chronische konstitutionelle Mittel wiederholt.

„Man sollte bei der Verordnung von tief wirkenden konstitutionellen antimiasmatischen Arzneien bei fortgeschrittenen metastasierenden Krebsarten sehr vorsichtig sein."

*Verwenden Sie auch Nosoden wie Carcinosinum?*

Nosoden werden häufig als Zwischenmittel benötigt, um die Wirkung des indizierten Konstitutionsmittels zu verbessern und um die Neigung zu Rückfällen zu stoppen. Aber Vorsicht: Nicht in jedem Krebsfall ist *Carcinosinum* als Nosode erforderlich. Man kann auch brillante Ergebnisse mit *Medorrhinum, Tuberculinum* und *Syphilinum* erzielen. Man darf sich nicht auf *Carcinosinum* beschränken!

*Carcinosinum* kommt immer dann infrage, wenn es eine Geschichte von Krebs in der Familie gab. Es ist auch ein großes Kindermittel bei schlimmen Nebenwirkungen von Impfungen und bei schwerwiegenden Kindererkrankungen wie Keuchhusten oder bei heftigen Lungenentzündungen. Es hilft auch sehr gut, wenn das Kind schlaflos ist, wenn wir eine traumatische Kindheit vorfinden – wenn zum Beispiel die Eltern sich trennen. *Carcinosinum*-Kinder haben unterdrückte Emotionen und entwickeln viele Ängste.

Man muss bei diesem Mittel sehr aufpassen: Wir haben ganz schlimme Effekte gesehen, wenn es zu häufig wiederholt wurde.

## Behandlung der fortgeschrittenen Krebsfälle

*Können Sie uns nun bitte genau erklären, wie Sie bei einer fortgeschrittenen Krebserkrankung vorgehen?*

Die meisten Krebskranken, die zu uns kommen, sind die Fälle, die von der Schulmedizin aufgegeben wurden und als austherapiert gelten. Diesen Menschen hat der Arzt verkündet: „Wir können leider nichts mehr für Sie tun." Das sind die Fälle, bei denen der Krebs nach anfänglicher Besserung zurückgekehrt ist und sich die Rezidive mit multiplen Metastasen im Körper manifestieren. Hier wirken die homöopathischen

Mittel und insbesondere die klinischen Mittel Wunder. Sie mindern das Leiden der Patienten, erhöhen ihre Lebensqualität und verlängern die Lebensspanne. Nicht zuletzt verbessert sich ihr Geistes- und Gemütszustand. In diesen Fällen sprechen wir nicht von Heilung, weil die Pathologie bereits zu weit fortgeschritten ist. Aber die Homöopathie bietet in diesem Bereich eine hervorragende palliative Unterstützung.

„Auch wenn die Pathologie zu weit fortgeschritten ist, bietet die Homöopathie eine hervorragende palliative Unterstützung."

Bei fortgeschrittenen Krebserkrankungen gehen wir sehr systematisch vor: An erster Stelle steht die Individualisierung des Falles. Die erste Priorität ist die Palliation der am schlimmsten beeinträchtigenden Symptome.

Was die Symptomatologie dieser Krebsfälle angeht, ist es wichtig, zunächst nach den Lokalsymptomen zu schauen und auf die wichtigsten Hauptbeschwerden im jeweiligen Augenblick. Die Mehrzahl der angezeigten Mittel sind organspezifische und klinische Mittel, die in den niedrigen oder in den mittleren Potenzen wie D3, C6, C12 und C30 gegeben werden, aber auch in der Urtinktur. Und im Gegensatz zu den Konstitutionsmitteln werden sie häufig wiederholt.

Wir können nicht jeden heilen, aber was wir sicher machen können, ist, ihre Beschwerden und ihre Lebensqualität zu verbessern. Hier möchte ich nochmals betonen, dass man bei den fortgeschrittenen Krebsarten nur die Allgemeinsymptome wie Schmerzen, Anorexie, Schwäche, Verlust des Geschmackssinns usw. repertorisiert. Anhand dieser Symptome kann man keine große konstitutionelle Arznei verschreiben. Der Patient würde die tief greifende Wirkung dieser Mittel nicht vertragen.

„Wir können nicht jeden heilen, aber wir können ihre Beschwerden und ihre Lebensqualität verbessern."

*Aber immer noch berufen Sie sich für Ihre Verschreibung auf das Repertorium und die Materia Medica?*

Ja, das ist unsere Basis. Wir können die Basis nicht verlassen. Aber bevor man zum Repertorium greift, sollte man sich ein Bild im Geiste machen und in der grundlegenden Materia Medica lesen. Unsere Materia Medica ist so reichhaltig. Wir sollten erst mal den bereits existierenden Arzneimitteln die gebührende Aufmerksamkeit schenken. Sie kommen aus *Hahnemanns* Zeit. *Hahnemann* hat mit ihnen gearbeitet, *Bönninghausen* hat mit ihnen gearbeitet. Das Repertorium ist zwar unentbehrlich, aber es ist nur ein Index, nur ein Wörterbuch mit Tausenden von Mitteln. Es gibt keine effizientere Methode, als täglich die Materia Medica zu lesen.

„Es gibt keine effizientere Methode, als täglich die Materia Medica zu lesen."

Repertorien enthalten zudem nicht so viele klinische und organotrope Mittel, die bei fortgeschrittenen Krebsfällen so wichtig sind. Das ist eines der größten Probleme der Repertorien. Deshalb sollten sie auf den aktuellsten Stand gebracht werden.

*Haben Sie in Ihrer Klinik Krebspatienten im fortgeschrittenen Stadium erlebt, die geheilt werden konnten?*

Wenn ich ehrlich bin, haben wir tatsächlich solche Fälle erlebt, die geheilt werden konnten, insbesondere Magenkrebs. Das war wirklich unglaublich. Aber das passiert nicht immer. Ich bin sehr vorsichtig, bevor ich behaupte, dass Heilung stattgefunden hat. Ich halte mich lieber an die Äußerung: „Die Lebensqualität dieses Menschen hat sich gebessert. Wir haben die Lebensspanne verlängern können." Aber auch wenn der Patient stirbt, stirbt er friedvoller.

Zurück zu der Symptomatologie in der terminalen Phase eines Krebskranken: Auf der mentalen Ebene finden wir die bereits erwähnte intensive Furcht, den Schock, das Nicht-glauben-Wollen nach der Diagnose. Nachdem diese Patienten erfahren haben, dass der Krebs sich ausgebreitet hat, ist es noch zerstörerischer als das erste Mal, und das führt zu einem geistigen Aufruhr. Nach unserer Erfahrung sind am häufigsten angezeigt: *Aconitum, Arsenicum album, Chamomilla* (großer Zorn), *Coffea* (große Empfindlichkeit und die Schlaflosigkeit), *Gelsemium* (starkes Zittern des Körpers aus dem Schock heraus), *Ignatia* (großer Schock, Depression und Weinen), *Kalium phosphoricum* (kompletter geistiger Zusammenbruch), *Nux vomica* (große Reizbarkeit). Zwei weitere wichtige organotrope Mittel, die wir häufig bei diesem Geistes- und Gemütszustand verordnen, sind *Avena sativa* und *Passiflora incarnata* in der Urtinktur.

## Die lebensbeeinträchtigenden Symptome auf der körperlichen Ebene

Auf der körperlichen Ebene ist der Schmerz das größte Problem bei den fortgeschrittenen Krebspatienten. Aus der klinischen Erfahrung, die wir in unserem Zentrum gesammelt haben, haben sich bewährt: *Aconitum* (ein großes Schmerzmittel), *Apis mellifica, Asterias rubens, Bryonia, Belladonna* (eins der stärksten Schmerzmittel bei Krebs), *Calcarea acetica, Cadmium sulphuricum, Colocynthis, Conium, Euphorbium* (ein wunderbares Mittel für Krebsschmerzen), *Hydrastis canadensis, Magnesium sulphuricum* und *Opium.*

Erbrechen und Übelkeit gehören zu den Hauptproblemen bei einer Karzinom-Erkrankung. Hier helfen unter anderem *Arsenicum album, Bismut* (bei Magenkrebs kann der Patient nicht mal Wasser vertragen, sondern nur noch Obstsaft und ein bisschen Milch), *Acidum carbonicum, Ipecacuanha, Kreosotum* (bei sehr schwachen Menschen, großes Mittel für Magenkrebs mit Erbrechen), *Phosphorus, Plumbum metallicum, Pulsatilla, Tabacum.*

Bei körperlicher Schwäche, Müdigkeit und Erschöpfung geben wir unter anderem *Arsenicum album, Cadmium sulphuricum, Acidum carbolicum, Carbo vegetabilis, Gelsemium, Hydrastis, Kalium phosphoricum, Acidum muriaticum* und natürlich *Phosphorus.*

*Könnten Sie uns bitte einen Fall aus Ihrer Praxis vorstellen?*

Gern. Ein Mann, der Lungenkrebs mit Metastasen in der Leber und in den Knochen hatte, kam zu uns. Er stand kurz vor dem Tod. Er litt unter starken Atembeschwerden, hustete viel und hatte Fieber. Er befand sich in einem wirklich sehr schlechten Zustand. Dieser Patient zeigte alle Symptome von *Carbo vegetabilis.* Wir gaben es ihm in der C30- und C200-Potenz, aber das Mittel wirkte nicht, obwohl alle *Carbo-vegetabilis*-Schlüsselsymptome vorhanden waren. Diesem Patienten habe ich dann fünf Tropfen der Urtinktur von *Aspidosperma,* dem „Digitalis der Lunge" gegeben. Danach konnte er besser atmen, und sein Husten hat sich auch gebessert. Nach zwei Tagen hat er angefangen, auf *Carbo vegetabilis* C30 zu reagieren. Das Leben wurde für diesen Patienten wieder angenehmer. Zwei Monate später bekam er *Phosphorus* und *Conium.* Er konnte noch sechs Monate überleben und ein Leben von einigermaßen guter Qualität führen.

## Lebensqualität erhöht durch Palliation

*Verbessert sich auch durch die homöopathische palliative Begleitung die Lebensqualität eines Patienten, der am Ende seines Lebens angelangt ist?*

Ja, die Lebensqualität ist das zentrale Thema. Ich gebe Ihnen gern ein weiteres Beispiel: Ein Mann kam mit Gallenblasenkrebs zu uns in die Praxis. Seine Familienmitglieder bestanden darauf, dass er sich einer Chemotherapie unterzieht. Er wollte sie aber nicht – und er vertrug sie nicht. Er ließ sich dann zur Chemotherapie überreden, aber alles wurde viel schlimmer. Die Familienmitglieder bestanden trotzdem weiter darauf. Freunde drängten ihn aber zu einer homöopathischen Behandlung. Die Familie bat uns, ihm ein homöopathisches Mittel zu geben, um die Folgen der Chemotherapie abzumildern. Wir gaben ihm *Cadmium sulphuricum* C30 zweimal am Tag. Und glauben Sie mir, der Patient konnte daraufhin die Chemotherapie besser vertragen. Und das darauffolgende Mal, bevor er die Chemotherapie bekam, kam die Familie wieder und bat: „Geben Sie uns nochmals dieses Zaubermedikament! Er hat es genommen und er konnte die Chemotherapie besser aushalten." Ich gab ihm dann immer wieder *Cadmium sulphuricum* – mit guten Ergebnissen.

„Die Lebensqualität ist das zentrale Thema."

Dieses Mittel verschreibe ich häufig Patienten, die sich einer Chemotherapie unterziehen. Ich verordne das Mittel auch als Prophylaktikum vor der Chemotherapie, damit sie diese besser aushalten können.
Bei Bestrahlung verwende ich häufig *X-Ray* (Röntgenstrahlen) und *Radium bromatum*, und die Menschen können dann viel besser die Nebenwirkungen der Strahlentherapie ertragen.

*In Deutschland gehen Männer und Frauen normalerweise regelmäßig zur Vorsorgeuntersuchung. So wird der Krebs oft im Frühstadium erkannt. Die Folge ist, dass in der Regel keine Lymphknoten befallen sind und keine Metastasierung stattgefunden hat. In diesem Fall haben wir mit der Homöopathie gute Chancen, erfolgreich zu behandeln!*

Ja, wenn der Krebs im Frühstadium erkannt wird, können wir die Behandlung sofort mit einem Konstitutionsmittel anfangen. Die richtig gewählte Arznei kann Wunder bewirken.

„Wenn der Krebs im Frühstadium erkannt wird, kann das richtig gewählte Mittel Wunder bewirken."

Aber da Konstitutionsmittel alle Ebenen ansprechen und zu heftigen Reaktionen führen können, fangen wir bei fortgeschrittenen Fällen mit klinischen Mitteln wie *Kreosotum* oder *Hydrastis canadensis* an. *Hydrastis* gehört zu den wichtigsten Krebsmitteln. In der C6- oder C30-Potenz führt es dem Patienten wieder Vitalität zu. Es hilft ihm, den Appetit wieder zu erlangen und bekämpft die Verstopfung. Kurzum: Es ist ein homöopathisches Tonikum bei Krebs.

*Gibt es nach Ihrer Erfahrung ausgeprägte Krebsarzneien, die Sie besonders empfehlen?*

Ein großartiges Mittel, das wir sehr häufig verwenden, ist das schon erwähnte *Cadmium sulphuricum* – in der C6- und in der C30-Potenz. Dieses Mittel passt wunderbar zu Patienten, die sehr geschwächt sind, deren Vitalität vollkommen verschwunden ist. Es ist eines meiner bevorzugten Mittel für Patienten, die Chemo- und Strahlentherapie nicht vertragen, die unter hartnäckiger Übelkeit leiden und kaffeesatzartiges Blut erbrechen. Die Patienten sterben beinahe unter der Chemotherapie. Mit *Cadmium sulphuricum* bekommen sie ihre Vitalität und Energie zurück. Diese aus dem Mineralreich stammende homöopathische Arznei ist darüber hinaus ein großartiges Mittel für die heutige umweltvergiftete Welt.

Eine weitere Krebsarznei, die oft angesagt ist, kommt aus dem Pflanzenreich: *Cistus canadensis.* Es ist ein wunderbares Mittel, das wir sehr häufig bei eiternden Nackendrüsen verwenden. Im Nacken bilden sich viele Metastasen. Hier kann diese Arznei Wunder bewirken.

Es gibt so viele weitere hervorragende Krebsmittel. Bei Krebs werden viele Arzneien aus dem Pflanzenreich eingesetzt. Mutter Natur ist so hilfreich für uns Menschen! Schauen Sie alle diese Blüten an, wie sie sich öffnen, um uns zu helfen! Erst dann kommen die Minerale, die Metalle, die Mittel aus dem Tierreich und schließlich die radioaktiven Elemente.

„Bei Krebs werden viele Arzneien aus dem Pflanzenreich eingesetzt. Mutter Natur ist so hilfreich für uns Menschen!“

## Behandlung von Gehirntumoren

*Was sind Ihre Erfahrungen bei Gehirntumoren?*

Wir sind immer mehr mit intracraniellen Tumoren konfrontiert. Auch wenn in der letzten Zeit große Fortschritte in der chirurgischen Onkologie erzielt worden sind, überleben Patienten nicht länger als zwei Jahre den chirurgischen Eingriff. Jeder Tumor im Gehirn – ob gut- oder bösartig – ist problematisch, weil er nicht wachsen kann bzw. in dem Moment, wo er versucht, sich auszubreiten, verursacht er Störungen.

Der große Vorteil der Homöopathie ist, dass wir nicht auf histologische Ergebnisse warten müssen, um mit der Behandlung anzufangen. Und die sensiblen Gebiete des Gehirns werden nicht zerstört. Wenn der Tumor chirurgisch nicht zugänglich ist, wie beispielsweise im Bereich des Hirnstamms, ist die Homöopathie von großem Nutzen.

Sobald wir bei Gehirntumoren eine Geschichte von Kopfverletzung vorfinden, müssen wir an *Arnica, Hypericum, Staphisagria* und *Natrium sulphuricum* denken.

Wenn der Ausgangspunkt eine unmittelbare Kopfverletzung ist, ist *Arnica* das erste Mittel. Es ist das Eröffnungsmittel. Ihm folgen *Staphisagria* nach der Operation und *Hypericum,* wenn neurologische Defizite einsetzen. *Natrium sulphuricum* ist eine großartige Arznei bei schlimmen Folgen von Kopfverletzungen, auch wenn diese vor etlichen Jahren stattgefunden haben.

„Der große Vorteil der Homöopathie ist, dass wir nicht auf histologische Ergebnisse warten müssen, um mit der Behandlung anzufangen."

Bei Gehirntumoren haben wir eine akute Symptomatologie, und sehr häufig ist es eine sehr ernsthafte Notfallgeschichte. *Belladonna* wird bei großer Erregung des Patienten und bei Kongestion gegeben. *Gelsemium* bei Schläfrigkeit, Benommenheit, Dumpfheit, *Glonoinum* bei heftigem Klopfen im Gehirn und wenn der Patient alles kalt auf dem Kopf haben möchte. *Cocculus indica* bei halbparalytischem Zustand, Erbrechen und deutlichem Schwindel und *Helleborus niger,* wenn der Patient in einen komatösen Zustand gefallen ist.

Bei den konstitutionellen Arzneien kann die Liste sehr lang sein. In unserem Zentrum haben sich als sehr nützlich erwiesen: *Barium carbonicum, Calcium, Causticum, Carbo animalis, Conium, Kalium jodatum, Lachesis, Phosphorus, Plumbum metallicum* (ein großartiges Mittel), *Silicea* und *Thuja.*

Die zwei Nosoden, die hier erfahrungsgemäß sehr hilfreich sind, sind *Carcinosinum* und *Medorrhinum.* Und die zwei Schüssler-Salze, die wir gern bei Gehirntumoren geben, sind *Calcium fluoratum* und *Kalium phosphoricum* in der D6.

*Barium carbonicum* ist eine wichtige Arznei bei geistiger Zurückgebliebenheit, aber auch wenn es sich um weiche Tumore handelt. Für die sehr harten Tumore kommen *Conium* und *Calcium fluoricum* infrage, bei den ganz harten Tumoren in den Knochen und dem Kiefer *Hekla lava.*

Wichtig für die heutige Zeit: *Barium carbonicum* ist ein großartiges Mittel bei zerebraler Demenz infolge von Verminderung der Gehirndurchblutung. Es wird in der Zukunft bei Alzheimer eine große Rolle spielen. Zwei weitere Mittel für Alzheimer sind *Anacardium orientale,* wenn die Menschen alles vergessen und darüber sehr wütend werden und schimpfen, und *Kalium phosphoricum.* Und die zwei besten Organmittel für Alzheimer sind *Avena sativa* und *Gingko biloba* in der Urtinktur.

## Pranayama und Meditation genauso wichtig wie Homöopathie

*Was empfehlen Sie Ihren Patienten zusätzlich zur Homöopathie?*

Homöopathie begrüßt immer andere Methoden, wenn sie nicht gegen die homöopathischen Prinzipien verstoßen. Das ist sehr wichtig, genauso wie die Arznei selbst. Wir versuchen grundsätzlich, mit den Patienten zu sprechen, um ihnen das Vertrauen zu geben, dass sie die innere Kraft besitzen, die Erkrankung zu bekämpfen und sich zu heilen. Das ist der erste Punkt.

„Wir versuchen grundsätzlich, den Patienten das Vertrauen zu geben, dass sie die innere Kraft besitzen, die Erkrankung zu bekämpfen."

An zweiter Stelle kommt die Lebensführung. Wir empfehlen ihnen naturgemäß zu leben, nahe der Natur, in einer nicht umweltvergifteten Umgebung mit viel Licht und reiner Luft. Dann raten wir ihnen, eine rein vegetarische Diät einzuhalten, ohne Fleisch und mit möglichst wenigen Milchprodukten. Wir empfehlen ihnen, mehr Suppen bzw. Gemüse zu essen und dazu viel Wasser zu trinken, um den Reinigungsprozess zu fördern.

Bei einer Krebserkrankung sind Körper, Geist und Seele im Ungleichgewicht. Yoga und Pranayama-Atemübungen ermöglichen, dass Harmonie auf allen Ebenen wieder hergestellt wird. Auch regelmäßige Meditation wird sehr empfohlen, um dem Geist göttliche Stärke zu verleihen. Durch die Meditation werden negative Gedanken und Gefühle durch Liebe und Zuversicht ersetzt, was förderlich ist für die Heilung des Krebses.

*Ihr Ansatz ist sehr ganzheitlich!*

Ja, das muss er sein! Der Mensch ist ein Ganzes, die Patienten sind ein Ganzes. Der Ansatz muss also ganzheitlich sein! Und ich denke, dass, wenn ein Homöopath auf diese Art und Weise arbeitet, er ein erfolgreicher Homöopath wird.

*Welche Botschaft möchten Sie jungen Ärztinnen und Ärzten ans Herz legen, die vorhaben, Homöopathie zu praktizieren?*

Meine einfache Botschaft an alle Studierenden der Homöopathie ist: „Kehren Sie zu der Basis zurück, zu den Fundamenten der Homöopathie. Seien Sie tüchtig und lesen Sie nach, wie die Homöopathie begann und wie ihre Gesetze wirken." Wenn man die Grundlagen der Homöopathie beherrscht, dann ist die Basis stark, und man macht keine Fehler. Diesen Rat möchte ich allen Homöopathen geben, die am Anfang stehen, damit sie Vertrauen in die Homöopathie sowie Selbstvertrauen entwickeln. Machen Sie keine Kompromisse bei den Grundlagen und Sie haben eine tolle Zukunft vor sich!

## Die Homöopathie als wissenschaftliche Medizin etablieren

*Am Ende dieses Interviews würden wir gern Ihrem Vater Dr. Radhe S. Pareek das Wort geben. Dr. Pareek, Ihr Beitrag zur Entwicklung der Homöopathie reicht bis 1957 zurück, als Sie dem „Royal London Homoeopathic Hospital" in Großbritannien angehörten. Was sehen Sie aus der heutigen Perspektive als Ihre größte Aufgabe?*

Mein großes Anliegen war und ist, die Homöopathie als wissenschaftliche Medizin in Indien zu etablieren. Ich habe vor Jahrzehnten ein wissenschaftlich ausgerichtetes homöopathisches Krankenhaus mit Operationssälen, einer Pathologieabteilung und den modernsten Untersuchungsgeräten aufgebaut. Damals haben uns die allopathischen Ärzte nicht geglaubt und verlangten von uns Beweise. So habe ich angefangen, die Patienten homöopathisch zu behandeln und meine Heilerfolge wissenschaftlich zu dokumentieren: „Schauen Sie diesen Fall an, der Patient leidet an einem Magengeschwür." Ich habe dann mithilfe eines Endoskops ein Bild des Geschwürs gemacht und habe mit der homöopathischen Behandlung auf der Basis der homöopathischen Grundlagen begonnen. Nach ein paar Tagen habe ich wieder eine Endoskopie durchgeführt, um zu zeigen, was die homöopathischen Mittel bewirkt haben. Nach zwei Monaten hatte sich das Geschwür deutlich reduziert und nach einem Jahr war es vollkommen verschwunden. Der Fall wurde dann den misstrauischen Ärzten vorgestellt, und das war sehr überzeugend für sie. Dann haben wir den Zustand des Patienten ein ganzes Jahr weiterverfolgt, um ihnen zu beweisen, dass das Geschwür nicht zurückgekommen ist, das heißt, dass eine vollständige Heilung stattgefunden hat.

Das war der Anfang der wissenschaftlichen Homöopathie in Indien. Und egal, wo ich aufgetreten bin, habe ich über die Homöopathie als wissenschaftliche Medizin gesprochen. Alles war sehr präzise und auf die modernste Art und Weise dokumentiert. Die allopathischen Ärzte, die vorher unsere Feinde waren, wurden unsere Freunde. Ihnen konnte ich zeigen, wie sinnvoll die Chirurgie in vielen Fällen ist und wie wirksam die Homöopathie sowohl bei akuten als auch bei chronischen Erkrankungen ist.

Heute sind mein Sohn und ich weiterhin leidenschaftliche Homöopathen. *Alok* reist in der ganzen Welt, hält Vorträge und gibt Seminare mit der Absicht, eine wirklich gute wissenschaftliche Homöopathie zu propagieren. Wir leben in einer schwierigen Zeit. Die Homöopathie wird von vielen Seiten angegriffen. Darum brauchen wir gute Wissenschaftler der Homöopathie. Wir wollen diese Heilkunst aus den Klauen der Fantasie entreißen und verdeutlichen, dass sie selbst in den schwierigsten Fällen wirkt. Wir führen eine sehr präzise Dokumentation von geheilten Fällen, um die Wirksamkeit der Homöopathie wissenschaftlich zu untermauern. Nur so können die Zweifel auf der anderen Seite überwunden werden.

„Die Homöopathie wird von vielen Seiten angegriffen. Darum brauchen wir gute Wissenschaftler der Homöopathie."

Die Homöopathie ist eine genau definierte Wissenschaft, wenn man sich an die Prinzipien von *Hahnemann* hält. Und wenn wir es tun, können wir sehr gute Ergebnisse erzielen. Diese Prinzipien sind ewig. Deshalb mein wärmster Rat an alle: „Versuchen Sie, den Menschen als Ganzes zu studieren. Alle Ebenen – die körperliche, geistige und emotionale – sollen berücksichtigt werden. Denn nur so kann eine ganzheitliche Gesundheit erzielt werden. Arbeiten Sie nah an den Prinzipien von *Hahnemann*, lesen Sie das „Organon" immer und immer wieder. Und lesen Sie die Klassiker: *Kent, Nash*. Lesen Sie jeden Tag die Schlüsselsymptome von *Hering*, damit Sie die Konstitution vor Augen haben. Orientieren Sie sich nach der Materia Medica pura. Das ist die reinste Art, die uns von den Arzneimittelprüfungen geliefert wurde. Aber heutzutage müssen Sie auch die Klinik mit einbeziehen. Denn die Zeiten ändern sich, *Hahnemann* hatte dieses Problem nicht. Wir brauchen die Evidenz klinischer Fälle, um die Homöopathie als Wissenschaft zu etablieren. Unser größtes Anliegen ist es, die Homöopathie wieder in den Hauptstrom der medizinischen Behandlung auf der Welt zu bringen!

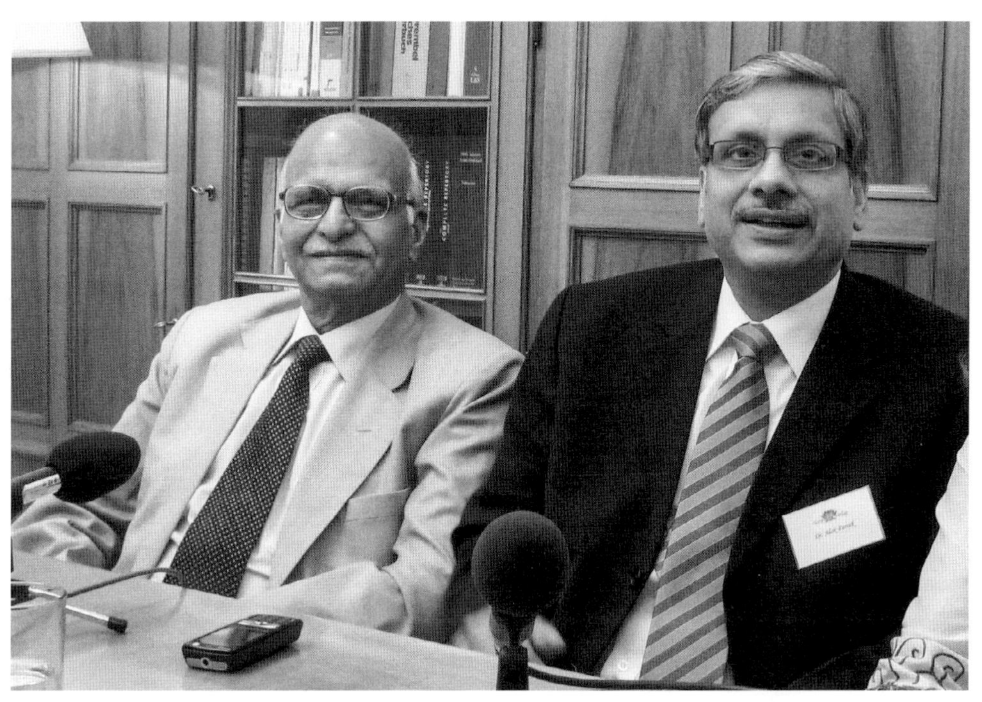

Dr. Radhe S. Pareek & Dr. Alok Pareek

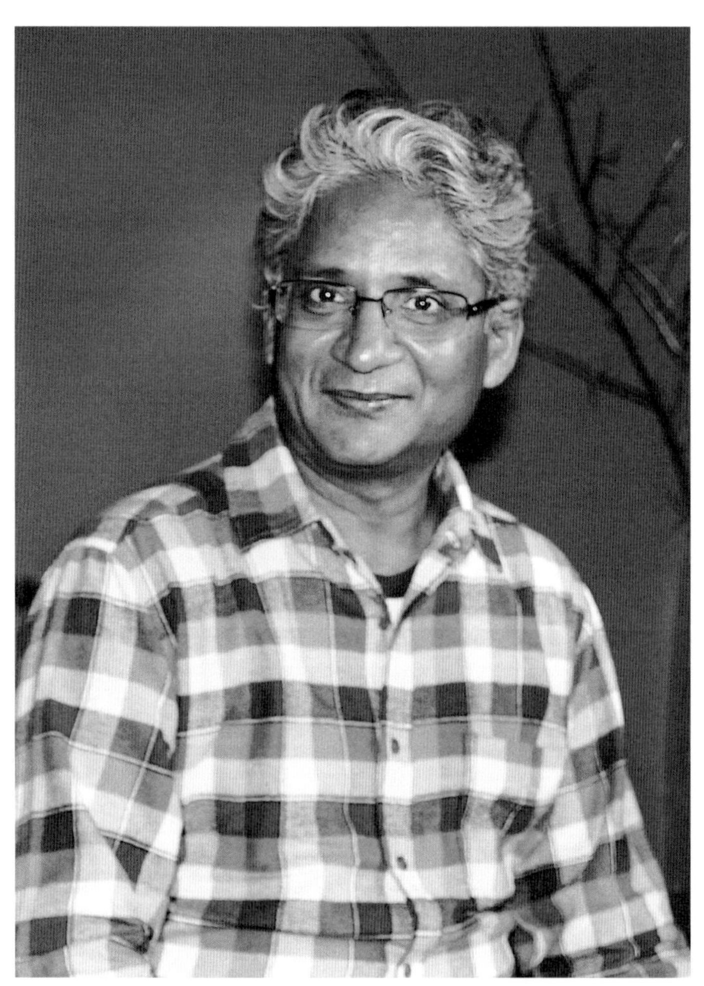

Dr. Rajan Sankaran

# Die Essenz der Sankaran-Methode

## Interview mit Dr. Rajan Sankaran

Dr. med. Rajan Sankaran (Indien) ist bekannt für seine innovativen Konzepte und die Entwicklung seiner speziellen Methode der Fallaufnahme. Er ist durch seinen Vater, einen in Indien renommierten homöopathischen Arzt, und seine Bekanntschaft mit berühmten Homöopathen wie Dr. S. R. Phatak mit der Homöopathie aufgewachsen. Auf diesem fruchtbaren Boden gelang es ihm, originelle Ideen zu entwickeln, die ihn zu einem weltweit geschätzten Homöopathen machen.

Im Zentrum seiner Arbeit steht die „Empfindungsmethode". Wurden Arzneimittel bisher anhand von Krankheitssymptomen und Pathologien ausgesucht, so rückt bei Rajan Sankaran das zentrale Empfindungsmuster des Patienten („Vital Sensation"), das sich auf allen Ebenen des Erlebens zeigt, ins Zentrum der Aufmerksamkeit. Mit großer Präzision hat er ein klares Schema mit den Merkmalen und Differenzierungen der drei Naturreiche – Mineral-, Tier- und Pflanzenreich – und den ihnen zugeordneten zentralen Empfindungen aufgebaut und damit eine systematische Ordnung der Arzneimittelgruppen ermöglicht.

Dr. Sankaran steht in engem Kontakt zu einem größeren Kollegenkreis, zu dem der bekannte Homöopath Jayesh Shah gehört. Mit ihm und mehreren Kollegen gründete er eine Arbeitsgruppe, die als die „Bombay Schule" bekannt ist. Eine enge Weggefährtin ist auch seine Frau Dr. Divya Chhabra, eine großartige homöopathische Ärztin, die ihren Schwerpunkt auf das freie Assoziieren legt. Sie haben beide zahlreiche Arzneimittelprüfungen durchgeführt.

In seiner „International Academy of Advanced Homeopathy – The Other Song", bietet Sankaran Kurse für Anfänger und Fortgeschrittene und intensive Trainings mit namhaften Homöopathen an. Er ist für seine weltweite rege Seminartätigkeit – unter anderem in Europa, den USA, Neuseeland, Südafrika und Japan – sehr geschätzt.

Rajan Sankaran hat seine Anamnesetechnik in den letzten 30 Jahren mehrmals verändert und verfeinert. Er hat den Mut, seine eigenen Konzepte infrage zu stellen, zu revidieren und zu erneuern.

*Herr Dr. Sankaran, Sie sind ein berühmter Homöopath, bekannt als Begründer der sogenannten Empfindungsmethode. Was hat Sie motiviert, diese spezielle Methode der Fallaufnahme zu entwickeln?*

Die Absicht hinter dieser Arbeit war es, ein System auszuarbeiten, das durchgängige Ergebnisse hervorbringt, die man Fall für Fall reproduzieren kann. Denn als ich mit der Homöopathie anfing, hatten wir gute Erfolge, aber wir konnten sie nicht in jedem Fall reproduzieren. Als ich mich mit der Voraussagbarkeit von Ergebnissen auseinandersetzte, begriff ich, dass sie nur durch ein klares Verständnis der Krankheit und der dazu passenden Arznei erreicht werden konnte. Das gesamte Konzept musste also so klar werden, dass es jedem Homöopathen gelingt, das richtige Mittel zu finden – und zwar sicher zu finden.

„Das gesamte Konzept musste so klar werden, dass es jedem Homöopathen gelingt, das richtige Mittel zu finden – und zwar sicher zu finden."

Bislang war es in der Homöopathie – so wie ich sie kannte – so, dass die Herangehensweise sich auf Symptome bezog. Der Patient nannte eine ganze Anzahl von Beschwerden, der Homöopath wählte daraus nach Wichtigkeit vier oder fünf aus und suchte dann nach der Arznei, welche diese Symptome abdeckte. Diese Methode war zwar erfolgreich, aber nicht vollkommen. Der Grund für die Fehlschläge war ganz einfach: Wählte man diese vier Symptome aus, gelangte man zu dem einen Mittel, wählte man vier andere, kam man auf ein anderes Mittel. Und wenn sich zwei Mittel sehr ähnelten, wusste man interessanterweise nicht wirklich, was man tun sollte. Bei ein und demselben Fall konnte mit fünf Symptomen *Sulphur* hochkommen, aber auch *Lachesis* oder *Phosphorus*, weil es Symptome gibt, die sie alle gemeinsam haben. Aber die Mittel entstammen völlig unterschiedlichen Quellen und entsprechen völlig verschiedenen Zuständen. Wenn man sich nur auf die Symptome stützt, entsteht Verwirrung.

Also dachte ich mir, wir sollten etwas haben, was mehr auf einem System basiert, anstatt uns allein auf die Symptome zu verlassen. Wir sollten uns zunächst fragen, worum es bei diesem Patienten eigentlich geht. Mit welcher Geschwindigkeit und wie tief greifend gehen die Beschwerden vonstatten? Wie viel Verzweiflung und Hoffnung empfindet der Patient? Wie nimmt er Dinge wahr?

Es müsste also etwas Tieferes im Hintergrund geben, das für das Verständnis der vorhandenen Thematik entscheidend ist. Mit der Zeit habe ich erkannt, dass alle Symptome, und insbesondere die Gemütssymptome, der Ausdruck einer spezifischen, individuellen Art sind, auf die Realität zu reagieren.

„Alle Symptome, und insbesondere die Gemütssymptome, sind der Ausdruck einer spezifischen, individuellen Art, auf die Realität zu reagieren."

Dann stellte sich die nächste tiefer liegende Frage: „Wo kommen diese Reaktionen her?" Wir haben uns dann auf eine tiefere Ebene begeben, und während wir Fälle tiefer verstanden haben, wurden die Voraussagbarkeit und die Konsistenz der Ergebnisse deutlich besser. So kam das Konzept der Vitalempfindung und der sieben Ebenen des Erlebens im Menschen zustande.

## Die Vitalempfindung

*Wenden wir uns zunächst dem Begriff der Vitalempfindung zu. Was ist darunter zu verstehen?*

Die Grundidee ist, dass jedes gesundheitliche Problem, jede Pathologie, worüber ein Patient klagt, Ausdruck eines Aufruhrs in seinem gesamten Wesen ist. Wir betrachten jedes einzelne Symptom als eine Störung der Lebenskraft. Körper, Geist und Seele drücken die gleiche Störung aus. Der Körper zeigt es direkter und klarer, aber wenn wir dann in die Tiefe gehen, kommen wir auf die Gemeinsamkeit mit Seele und Geist.

Auf jeden Fall wird die Kernempfindung eines Menschen immer besonders klar in dieser Hauptsymptomatik abgebildet. Die Art und Weise, wie diese Person ihre Hauptbeschwerde beschreibt, liefert uns ein genaues Bild ihrer Kernempfindung, die in ihrer Erfahrung praktisch überall zu finden ist. Diese nicht wirklich natürliche, sondern alles färbende Empfindung nennen wir Vitalempfindung.

„Die Vitalempfindung zieht sich wie ein roter Faden durch jedes Erleben, durch jede Erfahrung."

Die vitale Empfindung ist also die tiefste Erfahrung, das tiefste Erleben des Patienten. Sie geht über die Logik, den Verstand hinaus. Sie ist etwas, das sich durch das ganze Leben wie ein roter Faden zieht. Jedes Erleben, jede Erfahrung des Patienten in seinem Leben ist Ausdruck einer tiefen, ganz weit darunter liegenden Erfahrung.

*Wie schaffen Sie es genau, dieser Vitalempfindung auf die Spur zu kommen?*

Durch den Prozess der Fallaufnahme. Was wir machen, ist Folgendes: Wir untersuchen das, was bei den Patienten am hervorstechendsten ist zum Zeitpunkt, wenn sie zu uns kommen. Im Verlauf des Anamnese-Gesprächs und durch die Art der Befragung kommen die Patienten mehr und mehr mit einem Kernaspekt von sich in Kontakt. Durch diese verfeinerte Selbstwahrnehmung wird ihnen klar, dass alles – von ihren körperlichen Symptomen bis hin zu ihren Emotionen und Träumen – auf dieser tiefen Ebene miteinander verknüpft ist.

Das Ziel des Gesprächs ist es, den äußeren Ausdruck der Störung in zunehmend tiefer gehenden Ebenen aufzuspüren. Ich habe erkannt, dass man hier methodisch und gleichzeitig recht direkt vorgehen kann. Man nimmt das Problem, das der Patient schildert, und stellt ihm dazu ganz einfache, nicht-suggestive Fragen. Man bittet ihn zu erklären, was er genau fühlt und erlebt. Während er dies beschreibt, greift man seine Ausdrucksweise auf und bittet ihn, darüber noch etwas mehr zu erzählen oder es zu verdeutlichen. So dringen wir Schritt für Schritt tiefer in den Fall vor, bis wir das Zentrum, den Kern erreichen, einen Punkt, an dem sichtbar wird, wie alle Ausdrücke von Geist und Gemüt, Körper und Pathologie dieses eine Zentrum, diesen einen Kernbereich widerspiegeln.

Ein Mensch hat zum Beispiel Kopfschmerzen, dann befragen wir ihn zu seinen Kopfschmerzen: „Erzählen Sie mir von Ihren Kopfschmerzen." Wenn der Patient sagt: „Sie sind berstend – wie eine Bombe", dann fordern wir ihn auf, „berstend" und „wie eine Bombe" zu beschreiben. Berichtet er dann, dass die Kopfschmerzen plötzlich auftreten und Panik verursachen, dann stellen wir fest, dass er hier bereits mehr über sich selbst spricht als über die Kopfschmerzen. Der Kopfschmerz selbst tritt langsam in den Hintergrund, und etwas Umfassenderes, Zentraleres kommt zum Vorschein. Folgen wir dieser Spur immer weiter, gehen wir immer mehr in die Tiefe, erreichen wir das Zentrum des Falles. Das ist die Technik, die wir in der Empfindungsmethode anwenden. Und bei dieser Art der Anamnese erreicht man für gewöhnlich einen Punkt, an dem der Patient zur Beschreibung seiner innerlichen Erfahrungen seine Hände als zusätzliches Ausdrucksmittel mit einsetzt. Wir verstehen diese Handbewegung als direkten Ausdruck der fehlgeleiteten Energie, und bei Konzentration auf diese Geste werden viele weitere Dinge offenbar.

Das heißt, an der Art und Weise, wie ein Patient seine körperlichen Beschwerden ausdrückt, können wir erkennen, was für ein Muster sich in diesem Menschen verbirgt. Und dieser Mensch bestätigt dieses Muster wieder und wieder in den unterschiedlichsten Bereichen seines Lebens.

Das Erstaunliche ist, dass – egal welche Aspekte wir bei den Patienten anschauen: die Stresssituationen, die Interessen, die Hobbys, die Träume, die Ängste, die Kindheit usw. –, wir in jedem dieser einzelnen Aspekte, die äußerlich so verschieden wirken, auf die gleiche Empfindung stoßen.

„An der Art und Weise, wie ein Patient seine körperlichen Beschwerden ausdrückt, können wir erkennen, was für ein Muster sich in diesem Menschen verbirgt."

Wenn wir das Eigentümliche und Individuelle an einem Menschen bis zur Ebene der Empfindung erforscht haben, stellen wir also fest, dass alle Einzelaspekte dieselbe Sprache sprechen. Dann sind wir sicher, es handelt sich hier um das Grundmuster, um die Art und Weise, wie diese Person Lebenssituationen wahrnimmt und auf diese reagiert. An diesem Punkt drückt der Patient für uns sehr deutlich aus, was er benötigt, und das für ihn passende Mittel wird deutlich.

## Entlang des momentanen Symptoms zur tiefer liegenden Lebenserfahrung

*Das bedeutet, dass die Art und Weise, wie der Patient seine Erkrankung erlebt, die wesentliche Erfahrung ist, die zum Verständnis des Falles beiträgt?*

Jeder Patient hat in seinem Leben eine grundlegende Wahrnehmung. Diese Wahrnehmung unterscheidet sich von Mensch zu Mensch, aber jeder hat eine. Und diese grundlegende Art, das Leben zu erfahren, zu erleben, drückt sich auf allen Ebenen aus: in der Pathologie, in den Beschwerden, den Gefühlen, den Träumen, den Einbildungen bzw. Wahnideen und Empfindungen. Aber wenn ein Patient mit einem Problem zu uns kommt, dann hat in diesem Moment dieses Problem für ihn Bedeutung.

Alles ist viel direkter und einfacher, wenn man dorthin geht, wo die Energie des Patienten sich im Moment gerade befindet. Diese Energie kann sich im Kopfschmerz des Patienten zeigen oder in seinem Geschwür oder seinen Magenbeschwerden usw. Man muss sich an das halten, womit der Patient zu uns kommt. Denn dort drückt sich in diesem Moment seine tief greifendste Erfahrung am klarsten und intensivsten aus. Ich kann mit Sicherheit sagen: Was immer der Patient über seine

Hauptbeschwerde in diesem Moment sagt, es ist immer der zentrale Ausdruck seines Seins, ohne Ausnahme.

„Was immer der Patient über seine Hauptbeschwerde in diesem Moment sagt, es ist immer der zentrale Ausdruck seines Seins, ohne Ausnahme."

Dies wurde in Hunderten von Fällen in den letzten Jahrzehnten bestätigt. Daher traue ich dem absolut. Wenn der Patient sagt: „Ich habe einen Schmerz im Finger, der sich anfühlt, als ob da etwas kommt und es ergreift und herauszieht“, dann ist dieses Ding, dieses Greifen und Herausziehen, sein inneres Erleben. Das ist seine tief greifendste Erfahrung. Und Sie werden feststellen, dass das alles abdeckt, jeden Bereich und beinahe sein ganzes Leben.

*Das heißt, das System besteht darin, offen zu sein, dem Patienten viel Raum zu geben und ihn in die Tiefe zu führen, bis er sich seiner Kernerfahrung bewusst wird?*

Der Patient kann uns überall hinführen, einmal um den ganzen Globus, aber er wird immer auf die Kernerfahrung zurückkommen. Das ist der Anker seines Lebens und des ganzen Falles. Hier gibt es keine Überraschungen. Aus diesem Grund enthält dieses System das große Potenzial der Voraussagbarkeit.

## Das verborgene andere Lied

*Sie sagten vorhin, dass, wenn man bei der Ebene der Empfindung angelangt ist, alle Aspekte des Lebens des Patienten das Gleiche ausdrücken. Können Sie das näher erklären?*

Es scheint, als ob jeder Mensch neben seinem ganz eigenen menschlichen Lied ein anderes Lied singen würde, das einer anderen Welt entspringt. Diese zweite Melodie wird erst wahrnehmbar, wenn man näher hinhört. Das nenne ich „das innere Lied“ oder „das andere Lied“.

Es ist, als ob ein zweiter Geist in uns leben würde, der nicht spezifisch menschlich ist, sondern in Resonanz zu einem der drei Naturreiche – dem Mineral-, Pflanzen- oder Tierreich – steht. Unser menschliches Lied spielt im Alltag häufig im Vordergrund und das andere Lied im Verborgenen. Es schlägt sich in den Empfindungen nieder, die wir in verschiedenen Situationen spüren und äußern, ebenso wie in den äußeren Gesten, mit denen wir dieses innere Erleben begleiten. Diese Empfindungen können unzählige Formen annehmen – sich als Emotionen, körperliche Symptome, Schmerzen usw. zeigen.

> „Es scheint, als ob jeder Mensch neben seinem ganz eigenen menschlichen Lied ein anderes Lied singen würde, das einer anderen Welt entspringt."

Auf diese Konstante, die Empfindung, müssen wir unser Ohr einstimmen. Das ist das Ziel, zu dem wir den suchenden Menschen hinführen müssen. Und da findet sich der Hebel, der urplötzlich die Tür zu einer anderen und bis dahin verborgenen Welt öffnet. Dass wir erkennen, zu welchem Naturreich das Muster dieses Menschen gehört, macht es leichter, das passende homöopathische Mittel zu finden.

Die drei Naturreiche sind von sehr unterschiedlicher Energie.

- Das Pflanzenreich

Pflanzen besitzen eine hohe Sensibilität für innere und äußere Veränderungen. Ständig müssen sie auf veränderte Umgebungsbedingungen reagieren und sich darauf einstellen. So findet man bei einem Menschen, dessen Arznei pflanzlicher Natur ist, ganz in der Tiefe diese Empfindsamkeit, Reaktivität und Anpassungsfähigkeit in allen Bereichen seines Lebens – in seinen körperlichen Symptomen ebenso wie in seiner Imagination, seinen Ängsten, seinen Träumen.

Bei meinen weiteren Forschungen mit dem Pflanzenreich unter homöopathischen Gesichtspunkten war es sehr interessant zu entdecken, dass offenbar jede Pflanzenfamilie ihre ganz eigene Sensibilität besitzt, also eine Empfindung, die bei allen Arten einer bestimmten botanischen Familie zu beobachten ist. Die Familie der Terebinthengewächse, der *Anacardiaceae*, beispielsweise hat als gemeinsame Empfindung Steifheit, Enge, Gefangensein und Sich-nicht-bewegen-Können. Bei der Familie der Wolfsmilchgewächse, der *Euphorbiaceae*, finden sich Empfindungen von Gebundenheit und Ungebundenheit, so wie eine Schnur fest gebunden oder locker sein kann.

- Das Tierreich

Das Grundthema eines Menschen, der eine Affinität zum Tierreich hat, hat mit Überleben, Rivalität und Opfer-Aggressor-Situationen zu tun. Es geht um den Kampf von einem gegen den anderen und um den Sieg des Stärkeren.

Wie bei den Pflanzen unterscheiden wir bei den Tieren Untergruppen mit unterschiedlichen Überlebensmustern. Die verschiedenen Spezies mit ihren Untergruppen, wie die Säugetiere, Schlangen, Spinnen, Vögel, Fische etc., sichern sich das Überleben mit unterschiedlichen Strategien:

Bei den Säugetieren beispielsweise unterscheidet man zwischen den Raubtieren und den Beutetieren: Während ein Raubtier stets der Angreifer ist und sein Revier immer gegen Konkurrenten verteidigt, lösen Angriffe bei den Beutetieren Angstreaktionen aus. Entweder erstarren sie oder sie ergreifen die Flucht.

Die Reptilien haben ein ganz anderes Verhalten: Sie sind eher listig und verschlagen. Ihre Strategie besteht darin, im Hinterhalt das Opfer auszuspähen und es im richtigen Moment zu überfallen. Es ist sehr erstaunlich zu beobachten, wie die Überlebensstrategie eines Tieres genau vom Patienten wiedergegeben wird, durch die Ausdrücke, die er verwendet, um seinen Zustand zu beschreiben, und die Gesten, die seine Worte begleiten.

Auch die Spinnentiere, zu denen neben den Spinnen auch Skorpione, Milben und andere Lebewesen gehören, haben etwas Verschlagenes und Hinterhältiges. Viele Spinnen fangen ihre Beute in eigens dafür konstruierten Fallen. Man könnte sich fragen, ob Menschen, die diese Vorgehensweise an den Tag legen, sich doch nicht auf einer tiefen Ebene als klein und schwach wahrnehmen.

Bei den Insekten haben wir das Thema der Nahrung und Vermehrung, also des unmittelbaren Überlebens. Ihre typische Angriffsform ist der plötzliche Stich.

Die Vögel wiederum fühlen sich nur im Luftraum in ihrem Element. Die Leichtigkeit des Fliegens, das Gefühl der Freiheit und Weite, der Grenzenlosigkeit in allen Richtungen – das ist die tiefste Empfindung von Menschen, in denen das Vogellied klingt.

Die Mollusken oder Weichtiere haben als Überlebensstrategie den Rückzug in ihre Schale. Wenn ein Mensch das Molluskenlied in sich trägt, erlebt er sich als weich und verletzlich und sorgt für eine harte Schale, in die er sich zurückziehen kann. Da fühlt er sich sicher, aber diese Sicherheit hat ihren Preis: Er ist isoliert, wie im Gefängnis, und kann nicht viel an der Welt draußen teilnehmen. Auch hier kommt die Überlebensstrategie dieser Menschen auf einer tiefen Empfindungsebene in Worten und Gesten zum Ausdruck.

- Das Mineralreich

Bei den Mineralen ist es anders: Hier geht es um Struktur. Alles ist geordnet und überschaubar, was die Tabelle des Periodensystems mit ihren nach Atomgewicht geordneten Mineralen exakt darstellt.

Das Grundthema von Menschen, die eine Arznei aus dem Mineralreich brauchen, ist die Festigkeit der eigenen Struktur oder der drohende Strukturverlust. Es geht ihnen stets um die durch Struktur gegebene Sicherheit, die sie besitzen oder herstellen können. Die grundlegende Frage ist: „Werde ich diese Kraft und diese Festigkeit erhalten können oder verlieren?“

## Die Fallaufnahme und die sieben Ebenen des Erlebens

Die verschiedenen Grundmuster des Patienten zu studieren, ist in der Praxis extrem hilfreich. Es geht um eine bestimmte Kernempfindung, und bei der Fallaufnahme geht es darum, diese Empfindungen aufzudecken. Hier hilft uns das Modell der sieben Ebenen des Erlebens und Erfahrens.

*Können Sie uns bitte dieses Modell erklären?*

Im Laufe meiner Forschungen haben sich sieben verschiedene Erfahrungsebenen herauskristallisiert. Im alltäglichen Leben erfahren wir die Realität auf unterschiedliche Art und Weise. Wir können sie als Fakt wahrnehmen, oder auf emotionale bzw. fantasievolle Art und Weise oder als eine Empfindung. Dieses Ebenen-Modell lässt sich auf unsere alltäglichen Erfahrungen anwenden, genauso wie auf unsere Tätigkeiten, unseren Umgang mit anderen, auf unsere Gedankengänge und Wahrnehmungen. Wenn Sie zum Beispiel den Himalaya anschauen, dann möchten Sie vielleicht einfach nur den Namen wissen, das ist die *Ebene 1*. Oder Sie möchten erfahren, wie hoch er ist, also Fakten hören (*Ebene 2*). Der Anblick des Bergs löst vielleicht Freude, Bewunderung bei Ihnen aus, also Emotionen (*Ebene 3*). Sie stellen sich vielleicht vor, wie Sie auf ihn klettern oder fliegen und wie Sie ganz oben auf der Spitze des Berges auf dem Dach der Welt sind. Hier sind wir auf der Ebene dessen, was wir in der Homöopathie Einbildung bzw. Wahnidee (*Ebene 4*) bezeichnen. Die Erfahrung kann noch tiefer gehen: Sie nehmen beim Anblick des Berges in Ihrem Körper Empfindungen wie Leichtigkeit oder ein Gefühl des Schwebens wahr. Hier sind wir auf der Ebene der Empfindungen (*Ebene 5*). Und wenn Sie sich für dieses Erleben ganz öffnen, kann diese Erfahrung so tief sein, dass Sie die Energie (*Ebene 6*) des Berges innerlich spüren. Sie und der Berg sind eins geworden.

> „Bei der Fallaufnahme geht es darum, die Empfindungen aufzudecken. Hier hilft uns das Modell der sieben Ebenen des Erlebens und Erfahrens."

Die *siebte Ebene* nenne ich einfach „die Siebte": Tiefer als die Energie liegt eine Erfahrungsebene, der alle bestimmten Energiemuster entspringen. Ich vermeide es bewusst, dieser Ebene einen eigenen Namen zu geben. Wir können sie als eine Art leere Leinwand betrachten, auf der Muster oder Bilder Gestalt annehmen. Sie besitzt selbst keine Energie, bietet aber individuellen und spezifischen Energiemustern Raum, die auf der Leinwand erscheinen wollen.

Vermutlich wird die siebte Ebene im Augenblick der Geburt und im Augenblick des Todes spontan erfahren – als eine Leere, die aus der Form hervorgeht und in der sie sich wieder auflöst.

*Wie kann man diese verschiedenen Ebenen des Erlebens bei einer Erkrankung anwenden?*

Nehmen wir an, Sie erfahren, dass Sie Lungenkrebs haben. Entweder akzeptieren Sie die Diagnose ohne Angst oder Gram sozusagen als Tatsache: Sie haben Krebs (*Ebene 1* und *2*) oder Sie reagieren mit Wut, Verwirrung oder starken Zukunftsängsten, also emotional (*Ebene 3*) auf die Diagnose. Wenn Sie befürchten, dass andere Sie aufgrund Ihrer Erkrankung meiden werden, hat Ihre Krankheitserfahrung etwas Eingebildetes (*Ebene 4*). Wenn Sie Ihre Krebserkrankung als etwas Beengendes in der Brust empfinden und diese Empfindung in anderen Körperzonen und auf der geistigen Ebene wieder zu finden ist, erleben Sie Ihre Krankheit auf der Empfindungsebene (*Ebene 5*). Wenn Sie Ihr Empfinden mit einer Geste verbinden, die auf das beengte Gefühl hinweist, befinden wir uns auf der Ebene des Energiemusters (*Ebene 6*). Diese Grundenergie ist das, was nicht bewusst wahrnehmbar ist. Wenn wir geboren werden, befinden wir uns auf der Ebene der Energie, und mit der Zeit verlagert sich der Schwerpunkt unserer Erlebniswelt auf die Ebene der Empfindungen, dann der Wahnideen, der Gefühle, der Fakten und schließlich der Namen.

„Aus der Tiefe steigt etwas hoch,
das in einer Sprache gesprochen wird,
die einem der drei Naturreiche entspringt."

Diese verschiedenen Ebenen gelten auch für die Fallaufnahme. Der Patient beginnt mit der Beschreibung eines Problems, in der Regel mit einer Diagnose. Er nennt den Namen seines Leidens. Dann geht er in die Details und nennt die Fakten, das heißt, er schildert seine Symptome, wo sie lokalisiert sind, die verbessernden oder verschlechternden Modalitäten usw. Als Nächstes berichtet der Patient, welche Gefühle und Emotionen wie Ärger, Traurigkeit, Gereiztheit die Krankheit in ihm auslöst. Hier frage ich ganz gezielt nach: „Wie fühlt sich das an?" Daraufhin kommt bei den meisten Patienten etwas Bildhaftes zum Vorschein – eine Einbildung oder Wahnidee, wie zum Beispiel „ich fühle mich wie ein Aussätziger." In der Wahnidee zeichnet sich nun eine ganz charakteristische Empfindung ab. Bei der Beschreibung dieser Empfindung kommt es typischerweise zu Handbewegungen, die uns anzeigen, dass wir die Ebene der Energie erreicht haben. Ich gehe nun im Gespräch auf diese Geste ein, und es zeigt sich, dass aus der Tiefe etwas hochsteigt, das in einer Sprache gesprochen wird, die einem der drei Naturreiche entspringt. Das scheint sich durch diese Person von innen auszudrücken.

*Um ein solides System aufzubauen, mussten Sie also zwei unterschiedliche Ansätze miteinander verbinden.*

Ja, das eine war die Technik, die Patienten zu führen, bei ihnen zu bleiben, während sie sich auf eine Reise begeben – eine Entdeckungsreise, während der sie Zeuge ihrer eigenen innersten Erfahrung werden. Und auf der anderen Seite mussten wir die Materia Medica unter einem ganz neuen Paradigma studieren, und zwar unter dem Aspekt nicht eines individuellen Mittels, sondern einer Gruppe von Mitteln, wie sie in den Naturreichen auftauchen: im Mineral-, Pflanzen- und Tierreich. Wir mussten die Materia Medica studieren und in Kleinarbeit jedes Naturreich und jede Untergruppe herausarbeiten und beobachten, wie die gesamte Landkarte aussieht. Und als wir fertig waren, sind wir auf einer Ebene angelangt, auf welcher das gesamte System eine Basis bekommen hat. Diese Methode kann jetzt auf eine sehr effektive Art und Weise angewendet werden – was viele Kollegen weltweit durch mehr Erfolg in ihren Verschreibungen bestätigen können.

„Bei meinem Bestreben, ein System zu erstellen, stellte ich fest, dass die Einteilung in die drei Miasmen Psora, Sykose und Syphilis zu grob war."

## Neue ergänzende Miasmen

*Sie benutzen mehr Miasmen, als Hahnemann entdeckte. Warum haben Sie diese Miasmen erweitert und wie verwenden Sie sie, um die richtige homöopathische Arznei zu finden?*

Bei meinem Bestreben, ein System zu erstellen, stellte ich fest, dass die Einteilung in die bereits vorhandenen drei Miasmen *Psora, Sykose* und *Syphilis* noch zu grob war, um bei der praktischen Arbeit hilfreich zu sein. Also fragte ich mich, ob wir der Landkarte nicht weitere, kleine Punkte hinzufügen könnten. *Psora, Sykose* und *Syphilis* sind wie Amerika, Europa und Asien. Bei dieser Grobeinteilung kann man seinen Ort in Europa nicht finden. Einfach nur Europa zu sagen, ist zu groß. Können wir nicht ein paar kleinere Einteilungen auf dem Weg einbauen? Wir können Osteuropa oder Westeuropa sagen, dieses oder jenes Land nennen. Auf diese Weise unterteilte ich meine miasmatische Landkarte in weit mehr Miasmen. Ich fügte die Miasmen *Akutes Miasma, Typhus, Tinea/Ringworm* (Holzwurm), *Lepra, Tuberkulose* und *Krebs* hinzu und

kam damit auf insgesamt zehn Miasmen. Dann klassifizierte ich auch die Arzneimittel auf diese Weise und verstand, dass die Miasmen das System sind, mittels dessen wir wissen, mit welcher Geschwindigkeit, Tiefe und Verzweiflung der Patient sein Problem wahrnimmt.
Besteht völlige Hoffnungslosigkeit, so ist es *Syphilis*. Ist der Zustand feststehend, nicht heilbar, aber man kann damit leben, dann ist es *Sykose*. Bei Panik ist es das *Akute Miasma*, und ist das Problem lösbar, ist es *Psora*. Dann gibt es andere Varianten der Wahrnehmung: Vielleicht kann mein Problem gelöst werden, vielleicht aber auch nicht. Das liegt zwischen *Sykose* und *Psora*. Was könnte das sein? Da verstand ich, das ist das *Tinea/Ringworm*-Miasma. Genauso gibt es Situationen, in denen alles chaotisch ist und zerstört werden könnte, wenn keine Kontrolle erlangt werden kann. Es ist nahe am syphilitischen Miasma, aber es trifft es nicht ganz. Das ist das *Krebs-Miasma*.

Angesichts der möglichen Situationen suchte ich nach einer speziellen Infektion oder einer speziellen Krankheit, die für diese jeweilige Art der Wahrnehmung und Reaktion typisch ist. So kam ich zu einer Grobeinteilung von zehn möglichen Wahrnehmungsarten einer Situation und identifizierte spezifische akute oder chronische Infektionen, die aufgrund ihrer Natur eine solche Basis haben. So entwickelte ich diese „Landkarte". Diese Karte der Miasmen ist für mich in meiner Praxis jetzt sehr, sehr hilfreich.

Durch die Kenntnis des Miasmas ist es viel einfacher, das richtige Mittel zu finden. Das ist viel besser, als nur in das große Meer zu blicken und sich zu fragen: „Welches Mittel, welches Mittel?" Wenn Sie aus den zehn Miasmen eines erkennen, dann macht das Ihre Arbeit zehnmal einfacher.

„Durch die Kenntnis des Miasmas ist es viel einfacher, das richtige Mittel zu finden."

## Synergie

*Sie haben bisher sehr viele neue Ideen entwickelt: die sieben Ebenen des Erlebens und Erfahrens, das Modell der Vitalempfindung, die Ergänzung der Miasmen, wo stehen Sie jetzt in Ihrer homöopathischen Entwicklung?*

Es ist meiner Meinung nach sehr wichtig, nicht einseitig vorzugehen, sondern auf alle Informationsquellen, die wir zur Verfügung haben, zurückzugreifen. Im Falle der Empfindungsmethode bedeutet das, das Konzept der Empfindung mit den traditionellen Methoden der Repertorisation, der Anwendung der Materia Medica, der klinischen Informationen, des Genius eines Mittels und nicht zuletzt mit den Informationen aus der Pharmakologie und Toxikologie zu verbinden. Aus so vielen Quellen können wir schöpfen, auch aus Bereichen wie den Bachblüten oder der Phytotherapie! Sie stehen uns alle zur Verfügung. Aber keine von ihnen ist vollständig. Wenn wir sie nun zusammen verwenden, können wir uns in unserer Verschreibung viel sicherer fühlen.

Es lässt sich nicht aufhalten, dass neue Ideen auftauchen. Die Wissenschaft stagniert nie, sie muss wachsen. Wenn man aber die neuen Methoden auf eine einseitige Art und Weise anwendet und kein Repertorium und keine Materia Medica mehr benutzt, gibt man etwas äußerst Wertvolles auf. Was mich betrifft, habe ich niemals das Repertorisieren aufgegeben, auch wenn man immer wieder hören konnte: „Rajan hat nicht so sehr das Repertorium hervorgehoben. Benutzt er das überhaupt noch?“ Wie könnte ich es vergessen? Ich denke in der Sprache des Repertoriums. Die Rubriken und Symptome sind meine Muttersprache. Das heißt, das ist immer da. Aber die neuen Ideen sind wunderbar und sehr hilfreich! Sie machen alles sehr viel leichter für uns. Das ist unbestritten wertvoll.

„Wenn man die neuen Methoden einseitig anwendet und kein Repertorium mehr benutzt, gibt man etwas äußerst Wertvolles auf.“

Wenn wir uns auf Symptome bzw. Leitsymptome und Rubriken beschränken, geben wir Tatsachen, Fakten den Schwerpunkt. Zur Analyse der Gegebenheiten benutzen wir unsere linke Gehirnhälfte, die für Ratio, Logik und Analyse zuständig ist. Wenn wir uns wiederum dem Erleben zuwenden, rücken die Empfindungen in den Fokus. Hier wird unsere rechte Gehirnhälfte, zuständig für die Intuition, die Gefühle, Sinneseindrücke, beansprucht. Jedes Mal, wenn wir im Leben eine Entscheidung treffen, verbinden wir die beiden Seiten des Gehirns. Und wenn beide übereinstimmen, sagen wir: „Ja, ich bin sicher!“ Genauso funktioniert es in der Homöopathie, wenn wir die Wahl für ein Mittel treffen. Wir können das Konzept der Naturreiche (stammt das Mittel aus dem Mineral-, Pflanzen- oder Tierreich?) mit der konkreten Analyse der Symptome verbinden. Denn, wenn man die beiden Kräfte zusammenführt, das heißt, wenn dasselbe Mittel bei den Symptomen und der Empfindungsmethode herauskommt, ist das Vertrauen in die Richtigkeit der Verschreibung viel stärker, und die Ergebnisse sind auch viel besser.

*Das heißt, Sie öffnen sich für jede Art von Information.*

Ja, für jede erdenkliche Information! Wenn man eine Information isoliert verwendet, geht man ein Risiko ein. Wenn man sie aber zusammen mit einer anderen Information verbindet, ist der Synergie-Effekt unglaublich. Ich gebe dazu ein einfaches Beispiel: Vor ein paar Monaten kam ein Mädchen, das unter Hyperhidrose, also krankhaftem übermäßigem Schwitzen, litt. Sie schwitzte extrem stark an den Fußsohlen und Handinnenflächen. Zunächst habe ich angefangen, die Pathologie zu erforschen, und nachgelesen, dass es eine Krankheit sei, deren Ursache man nicht kennt und für die es keine Heilung gebe. Um das exzessive Schwitzen zu unterbinden, kann man zu radikalen Maßnahmen greifen, wie an den dazugehörigen Nerven zu operieren. Es gibt aber auch ein paar nicht operative Maßnahmen, die hilfreich sind. Eine davon kommt aus der Phytotherapie: Salbei. Daraufhin habe ich das homöopathische Mittel *Salvia officinalis* nachgeschlagen. *Salvia* gehört zur Familie der *Labiatae*, aus der auch die Pflanzengattung der Minzen, *Mentha*, stammt.

Das fand ich sehr interessant. Ich habe mich dann gefragt, ob dieses Mädchen Erlebnisse hatte, die auf die Minzefamilie hinweisen könnten. Als ich sie fragte, was ihre Interessen und Hobbys sind, antwortete sie: „Ich muss mindestens zwei Filme am Tag anschauen." „Was meinen Sie damit?" „An bestimmten Tagen schaue ich bis zu 18 Filme an!" „Was für eine Art von Filmen?" „Am liebsten romantische Filme." „Wie schauen Sie sie an?" „Ich richte es mir auf eine ganz spezielle Art und Weise ein: Ich ziehe die Gardinen zu, zünde Kerzen an und platziere meinen Computer ganz nah, um sie zu sehen: den Mann und die Frau – und wie sie sich küssen." „Was erleben Sie dabei?" „Ich bin total aufgeregt, ich habe Schmetterlinge im Bauch. Ich bin ganz leidenschaftlich."

Sie ist eine junge Frau, Anfang 20, nicht verheiratet, sie hat keinen Freund und fühlt so leidenschaftlich! Diese Erregung, dieses prickelnde Gefühl, das mit Schwitzen einhergehen kann, entspricht ganz genau der Empfindung der *Labiatae*. Ich habe ihr daraufhin *Salvia officinalis* verschrieben, und ihr ging es viel besser.

„Die Individualisierung ist in der Homöopathie ein sehr wichtiger Punkt."

Ich wusste bereits, dass Salbei für übermäßiges Schwitzen bekannt ist und bei Hyperhidrosis angesagt ist. Das Mädchen zeigte die Empfindung der Leidenschaft der *Labiatae*, also passte es. Das ist die Synergie. Ich suche nach Informationen aus unterschiedlichen Quellen, die zum selben Punkt führen. Das macht die Verschreibung sehr sicher.

*Salbei ist bekannt als hervorragendes Mittel für Menopause-Beschwerden. Bereits vor Jahrhunderten haben Frauen diese Pflanze gegen Schwitzen und Hitzewallungen genommen. Sie sind einen Schritt weiter gegangen und haben das dazugehörige Thema der Pflanzenfamilie erkannt.*

Ja! Niemand Seriöses wird in der Homöopathie ein Mittel nur auf der Basis eines Krankheitsnamens verschreiben. Das ist zu riskant. Man kann nicht behaupten, dass Salbei in jedem Fall von Schwitzen gegeben wird. Das wird nicht funktionieren. Die Individualisierung ist in der Homöopathie ein sehr wichtiger Punkt.

## Heilung und Vertrauen

*Durch Ihre Empfindungsmethode sind Sie in der Lage, tiefe Transformationsprozesse in Ihren Patienten zu beobachten.*

Mich beeindruckt sehr, was in den letzten 25 Jahren passiert ist. Ich praktiziere die Homöopathie nun bereits seit 40 Jahren. Als ich mit dieser Heilkunst anfing, wusste ich, dass sie wirkt. Ich habe wunderbare Heilungen erlebt, Wunder beobachten können. Wenn man mich aber vor vielen Jahren gefragt hätte, ob ich in der Lage sein werde, einem kranken Patienten mit tiefer Überzeugung und Zuversicht aufgrund der homöopathischen Gesetze und wiederholter Heilungen zu versichern: „Ihnen wird es besser gehen! Sie werden gesund werden!“, hätte ich daran gezweifelt.

Wenn ich ein Glas in die Hand nehme und es loslasse, bin ich hundertprozentig sicher, dass es auf den Boden fallen wird. Kann ich genau so sicher sein, wenn ich ein Mittel auf der Basis der homöopathischen Gesetze verschreibe? Heute kann ich sagen: Ja!

„Man erkennt einen guten Homöopathen an dem Maß des Vertrauens, das er in seine Verschreibungen hat.“

Wenn es nicht funktioniert, bedeutet es, dass unsere Methoden nicht perfekt genug sind, dass etwas in der Anwendung dieser Gesetze fehlt. Das war meine Situation damals. Ich wusste von meinem Vater und seinen Homöopathen-Kollegen, dass unsere Meister, das heißt die Lehrer-Generation, die vor mir kam, viel mehr Vertrauen hatten, viel sicherer waren als wir. Man erkennt einen guten Homöopathen an dem Maß des Vertrauens, das er in seine Verschreibungen hat. Ein einfaches: „Nehmen Sie dieses Mittel und es wird Ihnen besser gehen!“ – das ist das Maß an Vertrauen, das ich mir damals für mich gewünscht hatte.

Als ich acht, neun Jahre alt war, bekam meine Mutter eine akute Appendizitis. Mein Vater sollte am nächsten Tag in eine andere Stadt fahren, um Homöopathie zu unterrichten. Bereits am Nachmittag zuvor hatte sie starke Schmerzen in der rechten Seitengegend, die mit Rebound-Empfindlichkeit, Fieber, dem Drang, sich zu übergeben, verbunden waren – alles klassische Symptome einer akuten Appendizitis. Als ich meinen Vater aufgeregt fragte: „Vater, wie kannst du überhaupt wegfahren?“, antwortete er in einem ganz ruhigen Ton: „Keine Sorge, ihr wird es morgen gut gehen.“ Und es ging ihr gut! Bereits am Abend ging es ihr viel besser.

Ich habe auch von *C. M. Boger* eine ähnliche Geschichte gehört. Eines Tages wurde er gerufen, um einen Typhus-Fall zu behandeln. Er ist also zum Haus der Eltern gegangen, um das Kind zu begutachten. Am elften Tag der Erkrankung ging es dem Kind zunehmend schlechter. *Boger* nahm den Fall auf, verschrieb aber kein Mittel. Als die Eltern erstaunt fragten, warum er dem Kind kein Mittel gab, antwortete er: „Weil das Symptom noch nicht da ist. Ich komme morgen wieder.“ Er hatte noch kein charakteristisches Symptom. Am nächsten Tag tat er das Gleiche: Er kam und verschrieb nichts. Die Eltern waren verzweifelt. Als er am darauffolgenden Tag zu ihnen kam, sagte er: „Heute sehe ich das charakteristische Symptom. Geben Sie dem Kind dieses Mittel, und morgen wird es ihm wieder gut gehen.“ So viel Vertrauen hatte er.

„Was mir die Empfindungsmethode gegeben hat, ist ein zusätzliches Werkzeug, das ich zusammen mit allen anderen Wissenszweigen verwende.“

Dieses Maß an Vertrauen und Zuversicht konnte ich erst in der letzten Zeit durch die Anwendung der Synergie zwischen den verschiedenen Ebenen erlangen. Alle drei Ebenen müssen berücksichtigt werden: die allgemeine Ebene, die Symptomebene und die Empfindungsebene. Die früheren Meister haben es den dreibeinigen Stuhl genannt. Die drei Beine waren die Gemütssymptome, die Allgemeinsymptome und die eigentümlichen Symptome. Das ist, was wir jetzt tun: die Gemütssymptome, also der Gemütszustand, entsprechen der Empfindung. Das, was sie Allgemeinsymptome nannten, nennen wir jetzt den Genius eines Mittels, das heißt die Hauptidee eines Mittels, und die Lokalsymptome sind die Charakteristika. Wenn wir eine Arznei auf der Basis dieser drei Ebenen wählen, können wir vertrauen, dass das Mittel wirkt.

Was mir die Empfindungsmethode gegeben hat, ist ein zusätzliches Werkzeug, das ich zusammen mit allen anderen Wissenszweigen verwende. Das ist ein sehr mächtiges Werkzeug.

## Sich über den Patienten seiner selbst bewusst werden

*Man kann diese innere Sicherheit entwickeln, wenn man selbst erlebt hat, wie sehr man dem menschlichen Organismus vertrauen kann. Haben Sie im Laufe der letzten 35 Jahre Ihrer Arbeit diese Transformationsprozesse in sich selbst gespürt?*

Mit den Patienten haben wir die Möglichkeit, ins tiefste Innere, in den Kern des anderen Menschen vorzudringen, und auf dieser Reise wird man sich einer Menge Dinge bewusst. Man wird sich seiner selbst bewusst und erkennt, dass auch die eigenen Probleme und der eigene innere Aufruhr Ausdruck von etwas sind, das tief im Inneren sitzt.

Während man dem Patienten hilft, sich auf sein Inneres zu konzentrieren, und sich mit ihm auf eine Reise begibt, findet der gleiche Prozess im eigenen Inneren statt. Alles geschieht nonverbal, ohne Analyse oder Interpretation, nur durch direktes Erleben. Während man mit dem anderen bis zum Kern seiner zentralen Empfindung hinabsteigt, wird man mit seiner Selbstwahrnehmung konfrontiert.

„Während man dem Patienten hilft, sich auf sein Inneres zu konzentrieren, und sich mit ihm auf eine Reise begibt, findet der gleiche Prozess im eigenen Inneren statt."

Wenn ein Patient vor mir sitzt, gehe ich in seinen Zustand mit einem reinen Geist hinein. Ich habe keine vorgefertigte Meinung, keine Vorstellung. Ich bin ganz und gar mit diesem Menschen. Im Laufe der Zeit, wenn man bei anderen Menschen so viele unterschiedliche Welten, so vielfältige Reaktionen und Lebensmuster beobachtet hat, lernt man, eine Art von Zeuge zu sein. Man beurteilt niemanden mehr. Man beobachtet nur die Phänomene, wie sie sind. Man erkennt, dass dieser andere Mensch sich nicht grundsätzlich von einem selbst unterscheidet. Es gibt niemanden anderes außer einem selbst. Es gibt kein „Du" in diesem Prozess. Eine Art von Ablösung findet statt. Das Ich tritt in den Hintergrund. Alle diese unterschiedlichen Menschen sind wir selbst in unterschiedlichen Formen. Es gibt kein Richtig oder Falsch, Gut oder Schlecht. Es sind einfach die unterschiedlichen Farben des Regenbogens. Es ist wie eine Befreiung, denn man macht sich keine Vorwürfe mehr oder man steckt sich – und den anderen – nicht mehr in eine Schublade. Die Identität verschwindet. Der Geist expandiert. Man ist universeller als dieses kleine begrenzte Selbst.

## Das homöopathische Erbe des Vaters

*Ihr Vater war in Indien ein bekannter Homöopath. Sie bekamen sozusagen die Homöopathie in die Wiege gelegt! Welches Ereignis ist bei Ihnen besonders in Erinnerung geblieben?*

Ich hatte einen Cousin, der so alt wie ich war. Zu Hause hatten wir einen ganzen Schrank voller Schubladen mit homöopathischen Mitteln in allen Potenzen. 200 Mittel von C30 bis 50M. Man hat mir erzählt, dass, als ich drei oder vier Jahre alt war und meine Eltern weg waren, mein Cousin und ich von allen Mitteln etwas probiert haben. Sie haben so gut geschmeckt, sie waren so süß! Das war, glaube ich, mein erster Kontakt mit der Homöopathie. Später konnte ich durch die Arbeit meines Vaters die Wirkung der homöopathischen Mittel auf uns und auf seine Patienten beobachten. Ich habe einen sehr starken Glauben entwickelt, seit ich klein war.

*Was haben Sie von Ihrem Vater gelernt?*

Das Wertesystem meines Vaters habe ich verinnerlicht. Für ihn war es der wichtigste Wert, die Arbeit so gut wie möglich zu machen. Etwas zu tun, so gut man es überhaupt nur kann, mit bestem Wissen und Gewissen. „Was immer du tust, tue es mit deinem Herzen, mit deiner Seele, mit Leidenschaft!" – das hat er vorgelebt. Das ist die größte Freude, die man empfinden kann. Der zweitwichtigste Wert, den ich von ihm gelernt habe, ist offen zu sein – offen für alles, für jeden. Man muss bereit sein, von jeder Person zu lernen.

„Der wichtigste Wert ist, etwas zu tun, so gut man es überhaupt nur kann, mit bestem Wissen und Gewissen."

Was ein wahrer Lehrer oder ein Elternteil zu lehren hat, sind Werte. Diese Werte müssen dann im Inneren den richtigen Platz finden. Ich bin wunderbaren Lehrern begegnet, die mir ihre Wertesysteme vermittelt haben. Was auch immer ich von ihnen aufnehmen konnte, es hat mir bis heute geholfen. Die Offenheit, der Wunsch nach Perfektion, der Wunsch, die Arbeit so gut wie möglich zu vollbringen, der Wunsch, in die Tiefe zu gehen, zu forschen, wissenschaftlich zu arbeiten, auch der Wunsch, ehrlich zu sein. Der Wunsch, andere Menschen zu respektieren, auch das, was sie tun, zu respektieren. Denn jeder trägt etwas Einzigartiges in sich. All das hat mir mein Vater in dem Sinne nicht beigebracht, sondern er hat es gelebt. Er war das.

*Was Sie bei Ihrem Vater erfahren haben, war das Vertrauen, dass die Mittel wirken.*

Ja, er hatte großes Vertrauen. Diese Art von Vertrauen kommt erst mit der Erfahrung. Bei anderen großen Homöopathen konnte ich ebenfalls dieses Vertrauen wahrnehmen. Aber auch eine große Demut. Als ich den bekannten Schweizer Homöopathen *Dr. Jost Künzli* traf, war er 80 Jahre alt. Einer seiner letzten Sätze zu mir war: „*Dr. Sankaran*, ich habe die Homöopathie jetzt 50 Jahre praktiziert und ich denke, ich fange langsam an, eine Vorstellung davon zu bekommen.“ Das hat er gesagt! Das heißt, wir befinden uns fortwährend in einem Prozess der Reifung.

*Spüren Sie jetzt in sich das Vertrauen, das Ihr Vater hatte?*

Ja, es kommt langsam. Was mir auch sehr geholfen hat, ist, dass er, als ich 12, 13 Jahre alt war, Fälle nach Hause gebracht und mich gebeten hat, sie zu repertorisieren. Damals gab es ja keine Software. Deshalb habe ich die mechanische Arbeit für ihn gemacht. So habe ich mich im jungen Alter mit den Rubriken vertraut gemacht. Die Atmosphäre zu Hause, das Wissen um das Heilen mit der Homöopathie, das Behandeln akuter und chronischer Fälle – das alles habe ich aufgesaugt.

„Die Atmosphäre zu Hause, das Wissen um das Heilen mit der Homöopathie, das Behandeln akuter und chronischer Fälle – das alles habe ich aufgesaugt.“

*Und was war die Rolle Ihrer Mutter?*

Meine Mutter hat mir bedingungslose Liebe gegeben. Ich bin ihr einziges Kind und ich wusste, dass ich das Wertvollste für sie war. Das war für mich ein sehr wichtiges Gefühl zu spüren, dass es jemanden gibt, der mich absolut liebt. Ich habe sie vor ein paar Jahren verloren und vermisse sie sehr. Sie war ein stabilisierender Faktor in meinem Leben. Mein Vater ist sehr früh gestorben. Er war 56 Jahre alt, damals war ich 19. Das heißt, von diesem Zeitpunkt an war meine Mutter das stabile Element in meinem Leben. Die absolute Liebe, ohne Bedingungen, kann nur eine Mutter geben. Und sie war für mich die Versinnbildlichung dieser Mutterschaft.

## Auf einem soliden Fundament bauen

*Was würden Sie heute einem Anfänger in der Homöopathie empfehlen?*

Wirklich wichtig ist, dass die jungen Homöopathen, die noch keine soliden Fundamente in der Materia Medica, im Repertorium, in der Kunst der Fallaufnahme und in den grundlegenden Gesetzen der Homöopathie haben, sich diese Basis aneignen. Denn man kann kein Gebäude mit fünf, sechs Stockwerken ohne ein festes Fundament bauen. Die Überzeugung, die aus unseren Meistern sprach, und das feste Vertrauen, das sie hatten, basiert auf diesen Fundamenten.

„Das Vertrauen unserer Meister basierte auf den grundlegenden Gesetzen der Homöopathie."

Das dürfen wir nicht verlieren – unsere Materia Medica, unser Repertorium, unsere Arzneimittelprüfungen, unsere klinischen Erfahrungen. Sie sind absolut wertvoll und verlässlich.
Sie müssen wissen und ergründen, was *Hahnemann, Bennett, Kent, Bönninghausen, Tyler* verfasst haben. So wie bei den Arzneimittelprüfungen: Was sind die genauen Worte der Prüfer und der Patienten, deren Fälle geheilt wurden? Das ist fundamental wichtig, hier die Meisterschaft zu erlangen. Parallel oder danach können Sie neue Methoden studieren: Was wurde zum Beispiel über die Naturreiche geschrieben? Alles hat seine Berechtigung, vorausgesetzt, die Grundlagen sind solide. Denn darauf kann man sich hundertprozentig verlassen. Und wenn man beides zusammenbringt: die Basis und die neuen Konzepte, dann ist es sehr kreativ.

„Die rigorose klinische Ausbildung ist absolut notwendig, um als Homöopath gute Ergebnisse zu erzielen."

Was zudem wirklich fehlt in der Homöopathie, ist die klinische Ausbildung. In vielen Teilen der Welt wird die Homöopathie gar nicht erst bei schwierigen Fällen angewendet. Wie kann man klinische Erfahrungen sammeln? Eine akademische Ausbildung reicht nicht aus, um einen gut ausgebildeten Praktizierenden zu schulen. Allein vom Musikhören wird man ja kein Sänger. Die rigorose klinische Ausbildung ist absolut notwendig, um als Homöopath gute Ergebnisse zu erzielen.

*Ihre Familie stand auch in engem Kontakt mit dem berühmten indischen Homöopathen Dr. S. R. Phatak!*

Ja! Alles, was ich heute als Praktizierender kann, verdanke ich dem glücklichen Umstand, dass ich mit den besten Homöopathen meiner Zeit Kontakt hatte: mit eben *Dr. Phatak, Dr. Kanjilal, Dr. Kapadia* und natürlich meinem Vater. Ich habe Wochen und Monate neben ihnen gesessen und beobachtet, wie sie mit den Patienten gesprochen und ihnen die Fragen gestellt haben, wie sie den Fall studiert, im Repertorium und in der Materia Medica nachgeschaut haben, zwischen den Mitteln differenziert haben und wie sie mit ihren Misserfolgen umgegangen sind.

## Notwendigkeit weiterer Mittelprüfungen

*Sie haben in der Vergangenheit viele Mittelprüfungen durchgeführt. Warum halten sie Arzneimittelprüfungen für so wichtig?*

Ich glaube, die einfache Antwort lautet, dass wir mit *Hahnemann* ungefähr 100 Arzneimittel besaßen. Warum hat *Hahnemann* nicht nach 30 Mitteln aufgehört? Warum prüfte er 100 Mittel? Und hätte er noch länger gelebt, hätte er nach 100 Arzneimitteln aufgehört? Es gibt keine Begrenzung, man kann immer weiter prüfen. Und das ist wichtig, denn nach *Hahnemann* wurden weitere 1000 Arzneimittel geprüft, und wir verwenden viele davon. Hätten wir nach *Hahnemann* aufgehört, was wäre dann mit *Lachesis* und *Tuberculinum* und wer weiß mit wie vielen anderen Mitteln?

Es gab dann eine Phase, da lagen die Arzneimittelprüfungen auf Eis. In den letzten 20 Jahren gab es aber eine Wiederbelebung, zum Beispiel durch *Jeremy Sherr* oder *Jürgen Becker*. Das brachte die Dinge wieder ins Rollen. Und wir entdeckten eine neue Methode, und zwar die Gruppenprüfung. Das heißt, man prüft nicht individuell, sondern in einer Gruppe, und wir haben festgestellt, dass das die Erfahrung verbessert. Was man bei einer individuellen Prüfung nicht entdeckt, kommt bei einer Gruppenprüfung heraus.

„Wir benötigen spezifischere Arzneimittel. Je näher wir dem kommen, desto besser werden die Ergebnisse."

Es ist doch so: Die menschliche Spezies setzt sich aus einigen Milliarden Menschen zusammen, für die wir individuelle Arzneien auswählen. Sich auf 100 oder 200 Arzneien zu beschränken, wäre nur eine Annäherung. Wir benötigen spezifischere Arzneimittel. Je näher wir dem kommen, desto besser werden die Ergebnisse. Es ist offensichtlich, dass wir nicht alles prüfen können, dass wir nicht für jeden Menschen ein ganz individuelles Mittel finden können. Aber je mehr Arzneimittel wir prüfen, umso größer sind die Chancen, demjenigen Mittel immer näher zu kommen, das der vor uns sitzende Mensch braucht.

Was auch unentbehrlich für die Mittelfindung ist, ist das reine Erforschen. Das bedeutet, dass man alle Vorurteile zur Seite legt, dass man nicht klassifiziert, sondern mit dem Patienten in das präzise Erleben eintaucht. Am Ende bekommt man vielleicht ein Symptom, das man genau lokalisieren kann. Oder vielleicht ist es eine Empfindung, die man einem der Naturreiche zuordnen kann. Diese Genauigkeit kommt nur, wenn wir erforschen, und zwar mit einem reinen Geist.

Das reine Erforschen, die detaillierte Erforschung einer Krankheit ist das Allerwichtigste. Das fehlt den Leuten. *Hahnemann* hat es sehr betont. Wenn wir an die Arzneimittelprüfungen denken, die er gemacht hat, fällt uns die Aufmerksamkeit auf, die er den Details beigemessen hat. Dieselbe Aufmerksamkeit hat er den Patienten entgegengebracht. Diese akribische Detailversessenheit wollen die Homöopathen heutzutage nicht mehr. Die detaillierte Forschung kann aber durch nichts ersetzt werden.

„Das reine Erforschen, die detaillierte Erforschung einer Krankheit ist das Allerwichtigste."

## Scharfe Beobachtung ohne Voreingenommenheit

Diese detaillierte Befragung haben unsere Meister beherrscht. Sie haben den Patienten nach den genauen Modalitäten, den genauen Empfindungen, den genauen Begleitsymptomen, den genauen Allgemeinsymptomen gefragt. Sie haben scharf beobachtet. Dann haben sie identifiziert, was bei diesem einen Menschen eigentümlich ist. Daraufhin haben sie das Mittel verschrieben, das diese Eigentümlichkeit besitzt, wie *Hahnemann* im „Organon" im Paragraph 153 formuliert hat: „... die auffallenderen, sonderlichen, ungewöhnlichen und charakteristischen Zeichen und Symptome des Krankheitsfalles besonders und fast einzig fest ins Auge zu fassen ..." Sie haben sich auch nach dem Paragraph 83 gerichtet, der hervorhebt, dass „die individualisierende Untersuchung eines Krankheitsfalls von dem Heilkünstler nichts als Unbefangenheit und gesunde Sinne, Aufmerksamkeit im Beobachten und Treue im Aufzeichnen des Bildes der Krankheit verlangt."

Den Fall so detailliert wie möglich zu erforschen, ist wichtiger als alles andere in Homöopathie. Dann wird das Mittel deutlich hervortreten.

*Das ist eine gute Nachricht bei der Unmenge von Mitteln, die wir zur Verfügung haben!*

Deshalb war es notwendig, ein System mit den verschiedenen Naturreichen, den sieben Ebenen sowie den ergänzten Miasmen zu erstellen. Wir haben Tabellen entwickelt, damit wir uns nicht verlieren. Wenn diese Landkarten nicht existieren würden und wir nur von den Erfahrungen des Patienten direkt auf ein Mittel übergehen würden, wären wir wirklich verloren.

„Unsere Meister haben scharf beobachtet. Dann haben sie identifiziert, was bei diesem einen Menschen eigentümlich ist."

## Heilung auf der tiefsten Ebene

*Hat sich mit Ihrer Empfindungsmethode der Anspruch, was die Tiefe der Heilung betrifft, verändert?*

Ja, man erwartet jetzt, dass die Heilung auf der tiefsten Ebene stattfindet. Und man besteht darauf. Nachdem man die sieben Ebenen kennt, ist man nicht mehr damit zufrieden, dass die Gemütszustände sich verbessern, die Kopfschmerzen verschwinden. Man ist erst zufrieden, wenn sich etwas wirklich Grundlegendes verändert hat und Freiheit im Leben des Patienten eingezogen ist. Das heißt, wenn die Veränderung auf der siebten Ebene stattfindet. Der Patient muss nicht länger in dieser einen Erfahrung bis zum Ende seines Lebens feststecken. Ich denke also schon, dass die Erwartung dessen, was das Mittel erreicht, gestiegen ist. Natürlich ist es früher auch passiert, aber jetzt besteht man darauf.

„Man ist nicht zufrieden, solange die Heilung nicht auf der tiefsten Ebene stattfindet."

*Was fasziniert Sie an der Homöopathie?*

Was mich immer weitermachen lässt, ist die Möglichkeit, mich selbst kennenzulernen. Indem ich mich selbst kennenlerne, heile ich mich. Und in diesem Prozess des Kennenlernens und des Heilens meiner selbst kann ich anderen Menschen helfen, sich selbst zu heilen.

Das Ganze geschieht auf eine meditative Art und Weise, in der Ruhe, in der Stille, durch einfaches Beobachten. Im Beobachten Zeuge sein. Und ich denke, während dieses Prozesses wachsen wir, reifen wir, obwohl es nicht immer so sichtbar ist. Aber man weiß, irgendwo im Inneren wächst etwas, verändert sich etwas. Etwas wird klarer – und etwas wird ein bisschen stiller. Das ist für mich das Faszinierende.

## Mehr gute Homöopathen ausbilden

*Sie haben in Mumbai die „International Academy of Advanced Homeopathy" gegründet. Was ist das Anliegen dieser Akademie?*

Diese Akademie haben wir gegründet, um einen Ort zur Verfügung zu stellen, wo man eine fundierte klinische Ausbildung erhalten kann. Ich hatte das Glück, mit Meistern der Homöopathie zusammenzukommen und habe viel von ihnen gelernt. Jetzt möchte ich anderen diese Möglichkeit anbieten. Und mithilfe der heutigen Technologie, die es damals nicht gab, haben wir einen Kurs ins Leben gerufen, wo wir Live-Fälle übertragen und 50 Studierende sich einen Fall anschauen können. Der Homöopathie-Lehrer kann dann Schritt für Schritt erklären, wie der Fall aufgenommen und gelöst wurde. Fragen werden gestellt, Diskussionen kommen in Gang.

Wir bieten auch einen sechsmonatigen Kurs für Fortgeschrittene an. Die Veränderung, die bei den Teilnehmern innerhalb dieser sechs Monate stattfindet, insbesondere das Vertrauen, das sie Fall für Fall entwickeln, ist absolut erstaunlich.

„Nur wenn das Wissen um die homöopathischen Gesetze und die klinische Ausbildung zusammenkommen, bringen wir gute Homöopathen hervor."

Nur wenn das Wissen um die homöopathischen Gesetze und die klinische Ausbildung zusammenkommen, bringen wir gute Homöopathen hervor. Nur wenn das der Fall ist, haben wir eine Chance, als Homöopathen zu überleben. Nicht das Philosophieren über die Bedeutung des Lebens ist in der Praxis hilfreich, sondern wir müssen konkret sein und Ergebnisse hervorbringen. Das ist, denke ich, sehr wichtig für die Zukunft der Homöopathie.

## Ausblick

*Was ist Ihre Vision für die Zukunft?*

Ich glaube, wir brauchen eine Einheit in unserem Beruf. Sie ist schon da, aber es fehlt noch etwas. Wir sind eigentlich eine kleine Gruppe, und wir werden von vielen Medien angegriffen, die gegen uns publizieren. Es sieht nicht gut aus, denken wir allein an die Situation in England. Wir müssen also unsere Kräfte vereinigen: Zusammen lernen, zusammenwachsen, mehr Vertrauen gewinnen, sehr gute Fälle präsentieren, mehr gute Homöopathen ausbilden. Dieses gemeinsame Streben ist wichtig und soll deshalb stärker werden. Als Homöopath dürfen wir nicht darüber klagen, dass nichts passiert. Wir sollten anfangen, bei uns selber hinzuschauen, und uns fragen, warum sich nichts bewegt. Und wenn unsere Absicht klar wird, dann wird eine Veränderung automatisch stattfinden.

Das, was in der Homöopathie passiert, ist ein Ausdruck dessen, was im Moment auf der Welt geschieht. Das kann man nicht isoliert voneinander betrachten. Die innere Entwicklung, der Blick nach innen, die tiefere Einsicht müssen auch in anderen Bereichen geschehen – in der Kunst, der Musik oder der Wissenschaft, in der Spiritualität, Philosophie, Politik oder Landwirtschaft ... Einige Bereiche wagen diesen Blick nach innen, andere offensichtlich nicht.

„Das, was in der Homöopathie passiert, ist ein Ausdruck dessen, was im Moment auf der Welt geschieht."

Wenn jeder von uns einfach im Moment lebt und empfindet und seinen Beitrag dazu leistet, tiefer ins eigene Selbst und in den Menschen, der Hilfe sucht, hineinzugehen, wenn jeder von uns einfach nur diesen kleinen Beitrag leistet, dann ... Und wenn wir uns selbst gegenüber ehrlich sind und das tun, woran wir glauben, dann wird die Zukunft für uns sorgen. Ich glaube, das ist das Beste, was wir tun können.

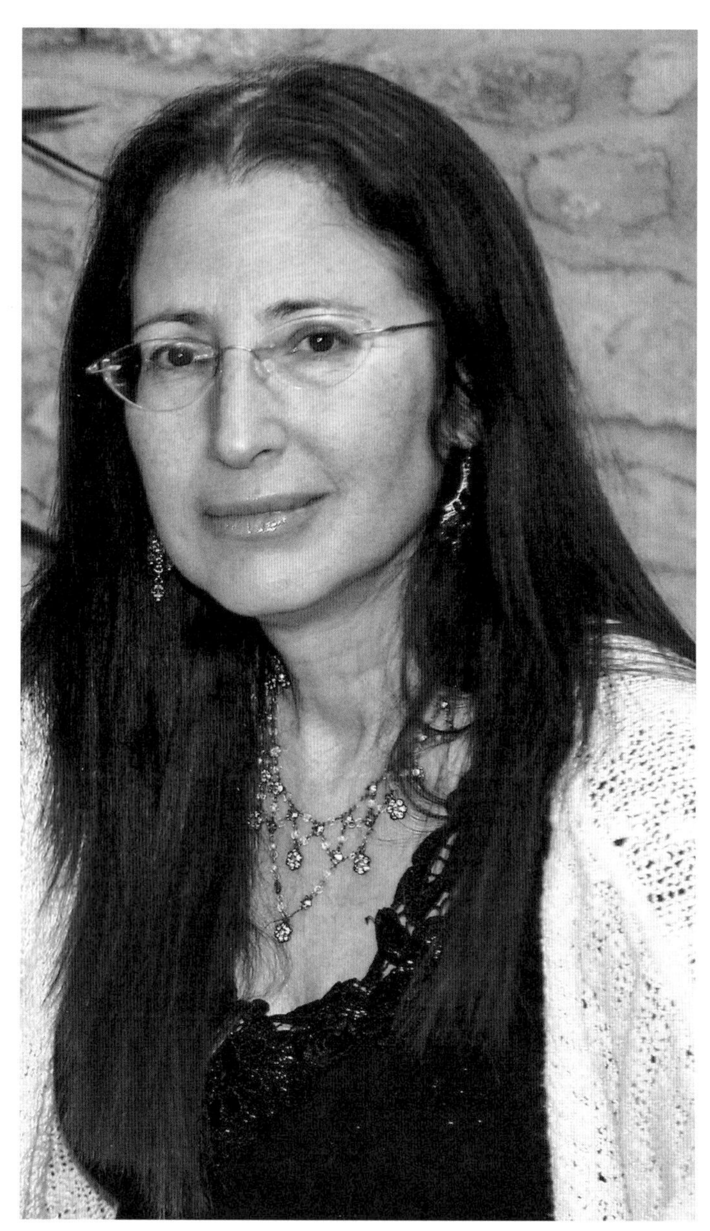

Dr. Michal Yakir

# Die wundersame Ordnung der Pflanzen

## Interview mit Dr. Michal Yakir

Dr. Michal Yakir (Israel) ist promovierte Botanikerin. Seit mehr als 30 Jahren ist sie Mitglied der „Israelischen Gesellschaft für Klassische Homöopathie" (IACH) und Chefredakteurin der IACH-Zeitschrift „Homeopathic Times".

Auf dem Boden ihrer 30-jährigen Praxiserfahrung entwickelte sie ein homöopathisches Pflanzenmodell „The Homeopathic Plants Table", das die Beziehung zwischen den Evolutionsstadien der Pflanzen und den Entwicklungsstadien der Menschen verdeutlicht. Ihre homöopathische Pflanzenordnung ist eine große Hilfe, um pflanzliche Arzneien differenziert zu verschreiben.

Michal Yakir lehrt Homöopathie am „Campus Broshim Homeopathy School" in Tel Aviv und wird als internationale Referentin für die klare und strukturierte Art und Weise geschätzt, mit der sie ihr umfassendes botanisches Wissen zu vermitteln weiß.

Als Homöopathin ist es ihr ein großes Anliegen, ihren Patientinnen Mut zu machen, ihre weibliche Seite zu stärken. Das, was den Kern ihrer Arbeit darstellt, zeigte sich bereits an ihrer Doktorarbeit über die Wirksamkeit der Homöopathie bei Frauen mit PMS-Beschwerden, die sie an der medizinischen Fakultät der „Hebrew University of Jerusalem" absolvierte. Diese Forschungsarbeit erfolgte in Zusammenarbeit mit Georgos Vithoulkas. Ein weiteres großes Interessensgebiet stellt die Ökologie dar, deren Studium sie zusammen mit Biologie mit einem „Master of Science" abschloss.

Michal Yakir beeindruckt sowohl ihre Patienten als auch ihre Studenten durch ihre starke und gleichzeitig sensible und ruhige Persönlichkeit.

*Frau Dr. Yakir, Sie sind Botanikerin und haben in Biologie promoviert. Sie arbeiten seit 30 Jahren als Klassische Homöopathin in Israel und halten weltweit Vorträge über die von Ihnen entwickelte Methode der Pflanzensystematik in der Homöopathie. Was hat Sie zur Homöopathie geführt?*

Das ist eine lange Geschichte! Nachdem ich mein Botanik-Studium beendet hatte, habe ich mich für Biologie und Ökologie interessiert und einen „Master of Science" in diesen beiden Fächern abgeschlossen. Für den Abschluss habe ich zwei, drei Jahre an einer umfassenden Studie über Kolibris und den Fressgewohnheiten von einigen Vögeln gearbeitet. Ich habe dann aber festgestellt, dass es theoretisch zwar sehr interessant war, dass aber letztlich niemand etwas davon hatte, weder die Vögel noch die Menschen. Daraufhin habe ich diese Arbeit ruhen lassen und ein Jahr lang Touristen durch die Natur geführt.

Um meine immer wieder auftretenden Kopfschmerzen zu behandeln, bin ich zu einem Homöopathen gegangen. Eines Tages erzählte er, dass er eine Schule eröffnen möchte, und nach einer Stunde wusste ich: „Dort will ich lernen!" So einfach war es. Nach einem Jahr ist er weggegangen und ich habe mich in der „Israeli School for Homeopathy" von *Dr. Chaim Rosenthal* angemeldet. Da es aber keinen fest vorgeschriebenen Kurs in der Homöopathie gab, habe ich angefangen zu forschen. Ich habe mich für meine Doktorarbeit an der medizinischen Fakultät der „Hebrew University of Jerusalem" im Bereich Homöopathie eingeschrieben, um im Rahmen eines Forschungsprojekts in Zusammenarbeit mit *Georgos Vithoulkas* die Wirksamkeit der Homöopathie bei Frauen, die an PMS leiden, zu untersuchen – mit hervorragenden Ergebnissen. So bin ich zur Homöopathie gekommen!

„Ich habe alles über die Merkmale der verschiedenen Pflanzengruppen gesammelt und die Pflanzenklassifikation auf die Homöopathie angewendet."

Erst später habe ich mich der botanischen Klassifikation als Verschreibungsgrundlage in der Homöopathie zugewandt. Das Ganze fing mit *Jan Scholten* an, als er nach Israel kam und über die Anwendung des Periodensystems und der Ordnung der Minerale in der Homöopathie sprach. Ich habe ihn dann gefragt: „Und die Pflanzen? Auch hier gibt es eine Ordnung. Die kenne ich!" Damals hatte niemand darüber nachgedacht, also habe ich mir selbst die Frage gestellt und habe alles über die Merkmale der verschiedenen Pflanzengruppen gesammelt. Es hat zehn Jahre gedauert, bis ich eine Antwort auf meine Frage bekam. Ich habe damals am „Campus Broshim Homeopathy School" in Tel Aviv Homöopathie gelehrt, auch in der Homöopathie-Schule von *Dr. Chaim Rosenthal*. Die Pflanzenklassifikation auf die Homöopathie anzuwenden, war Teil meines Unterrichts. Meine Studenten haben alles aufgeschrieben und daraus wurde ein kleines Büchlein. Ich habe mir dann überlegt, die ganze Materia Medica in botanische Entwicklungsstadien einzuteilen. Da aber die Materia Medica sehr umfangreich ist, habe ich mit einer Pflanzengruppe und den ihr entsprechenden homöopathischen Mitteln angefangen und anschließend eine Gruppe nach der anderen geprüft – mit sehr interessanten Ergebnissen. Ich habe zudem Fälle aus meiner Praxis gesammelt, und andere Therapeuten in Israel, die meine botanische Systematik angewandt haben, haben auch ihre Fälle präsentiert. Wir konnten erkennen, dass, wenn wir die Materia Medica in botanische Entwicklungsstadien einteilen, wir eine Geschichte bekommen, die weit über die existierende Materia Medica hinausgeht, nämlich, dass sie die Entwicklungsgeschichte der Menschheit widerspiegelt. Das konnten wir nur durch die Brille der botanischen Evolution erkennen. Es wurde dann deutlich, dass wir mit diesem System arbeiten konnten.

„Wenn wir die Materia Medica in botanische Entwicklungsstadien einteilen, bekommen wir die Entwicklungsgeschichte der Menschheit."

## Fokus auf dem Weiblichen

*Ein spannendes Leben, das Sie der Homöopathie, den Pflanzen und Ihrem botanischen Studium widmen! Könnten Sie uns bitte beschreiben, wie Sie bei Ihrer homöopathischen Fallaufnahme vorgehen?*

Aufgrund meiner Forschung über Frauenbeschwerden bin ich vielen Frauen begegnet und konnte beobachten, wie sie sich fühlen, wenn sie mit der herkömmlichen Medizin behandelt werden. Ich glaube, das hat eine große Rolle gespielt, warum ich meinen Fokus auf die Behandlung von Frauen gelegt habe. Meines Erachtens ist das weibliche Element heutzutage immer noch zu sehr unterdrückt. Das betrifft nicht nur die Frauen, sondern das ganze Schicksal der Menschheit. Denn die Welt wird zu sehr von der männlichen Kraft beherrscht – vom Kampf- und Wettbewerbsverhalten. Aber jetzt können wir es uns nicht mehr leisten. Die Erde leidet zu sehr, sie braucht das weibliche Element. Deshalb haben die Frauen von heute, so wie ich es sehe, die Verantwortung, aufzuwachen und sich zu erheben.

Als Frau die weibliche Seite in anderen Frauen zu unterstützen, ihnen Mut zu machen und ihnen zu helfen, sich zu heilen, ist der Kern meiner Arbeit als Homöopathin. Für mich geht es darum, ihnen dabei zu helfen zu erkennen, wer sie sind – durch die Homöopathie.

*Die Rolle der Frauen ist heutzutage zweifellos ein wichtiges Thema. Hat Sie die Geschichte Israels auch bewegt, auf diese Art und Weise in das Thema einzusteigen?*

Ich habe mich viele Jahre gefragt, warum ich als Jüdin geboren bin. Ich glaube ganz tief an etwas, aber ich gehöre keiner Religion an. Ich habe irgendwann verstanden, dass das Judentum es einem ermöglicht, in das Einssein einzutauchen. Es hat mir geholfen, mich auf diesen Aspekt zu konzentrieren. Auch im Buddhismus ist dies sehr stark der Fall. Aber um zur Einheit zurückzukehren, müssen wir die weiblichen Anteile in uns, an uns heilen. Bei jedem Menschen, der auf dieser Erde lebt, ist die weibliche Seite verletzt. Deshalb sollten wir und müssen wir zunächst diese weibliche Seite heilen, um wieder zur Einheit zu gelangen. Dort gibt es dann keine Spaltung mehr zwischen dem Männlichen und dem Weiblichen. Das ist der Hintergrund.

„Um zur Einheit zurückzukehren, müssen wir die weiblichen Anteile in uns heilen."

## Botanische Evolution und menschliche Entwicklung

*Nun zurück zur Fallaufnahme. Gibt es Punkte, worauf Sie sich bei der Anamnese konzentrieren?*

Ich mache eine einfache Anamnese, aber das Wichtigste für mich ist das Zuhören. Ich höre der Frau zu und ermutige sie dann, mir etwas von sich zu erzählen. Für mich steht die menschliche Geschichte im Vordergrund. Denn jede Patientin – natürlich auch jeder Patient – erzählt von ihrer Seelenreise, wenn sie von ihrem Leben spricht. Das heißt, wenn eine Person ihre Lebensgeschichte erzählt, und wir erfahren, woher sie kommt und wohin sie möchte und was vielleicht in ihrem Leben falsch gelaufen ist, dann erkennen wir, was die Seele erreichen möchte. Und die Pflanzentabelle hilft uns dabei sehr.

*Sie geben also ihren Patientinnen durch das aufmerksame Zuhören den Raum, in dem sie sich entfalten können. Was ist mit den klinischen Symptomen? Und mit den Gemütssymptomen? Wie wichtig sind diese?*

Beides ist wichtig. Häufig drückt der Körper die Geschichte aus, die der Geist, das Gemüt nicht erzählen kann. Wir können beobachten, dass der Körper die Essenz erzählt, die wir vom Gemüt erfahren sollten. Nehmen wir an, die Pathologie ist eine kranke Gebärmutter. Viele Frauen kommen zu mir mit Menstruationsbeschwerden. Das ist ein Mutterthema. So fordere ich sie auf: „Bitte erzählen Sie mir von Ihrer Mutter." Sie antworten erstaunt: „Woher wissen Sie, dass ich Probleme mit meiner Mutter habe?" „Das sagt mir Ihr Körper! Denn Sie sind 40 und haben immer noch Beschwerden, wenn Sie Ihre Menses haben. Das bedeutet, dass es ein schmerzhaftes Thema ist." Ich sage immer, dass wir unseren Körper träumen. Das heißt, unser Körper spricht in der Sprache der Träume und der Symbole. Häufig erzählt er viel mehr als das, was das Gemüt, der Geist offenbart. Das kombiniere ich und so komme ich zum Ziel.
Prinzipiell bitten die Patienten, die zu uns kommen, um etwas. Abgesehen von der Pathologie geht es hauptsächlich um Entwicklung. Und wenn diese Entwicklung behindert wird, entstehen Krankheiten. Unser

Gesundheitszustand ist hauptsächlich generiert durch das Bedürfnis unserer Seele, sich weiterzuentwickeln. Und da Pflanzen Lebewesen sind, die sich ständig verändern und wachsen, stellen sie das adäquateste Naturreich dar, in dem wir die Evolution der Botanik und die verschiedenen Stadien der Entwicklung bestmöglich erkennen können. Für mich war es höchst interessant, ein Modell herauszuarbeiten, das die Stadien der pflanzlichen Entwicklung mit der menschlichen Entwicklung in Verbindung bringt.

„Abgesehen von der Pathologie geht es bei den Patienten hauptsächlich um Entwicklung."

## Von der Einheit zur Einzigartigkeit – und zurück ...

*Auf dieser Basis haben Sie eine Pflanzentabelle mit sechs Spalten und neun Reihen entwickelt, die eine Hilfe für die Verschreibung homöopathischer Mittel darstellen. Können Sie uns aus der Vogelperspektive erklären, wie diese Tabelle funktioniert?*

Die Pflanzentabelle stellt die Reise der Seele dar – eine Reise, die mit dem ursprünglichen Zustand des Einsseins anfängt. Die Seele sehnt sich danach, wieder zur Einheit zurückzukehren. Sie möchte wachsen, sich weiterentwickeln und wird alle Mittel annehmen, die ihr zu diesem Wachstum verhelfen. Wenn wir also die Tabelle als eine ständig fortschreitende Reise lesen, erkennen wir, dass die Entwicklung der Pflanzen nicht nur die Entwicklung des individuellen Ich reflektiert, sondern auch die Entwicklung der Menschheit und ihrer Geschichte.

„Die Entwicklung der Pflanzen reflektiert nicht nur die Entwicklung des individuellen Ich, sondern auch die Entwicklung der Menschheit."

Die Tabelle wird in sechs Pflanzen-Hauptgruppen unterteilt, denen bestimmte Themen zugeordnet werden. Die Spalten beschreiben von links nach rechts den Weg des Werdens, der durch die Entwicklung des individuellen Ich geformt und aktiviert wird. Von Spalte zu Spalte gehen wir immer weiter vorwärts. Die Reise führt uns vom Einssein mit der Einheit über mehrere Trennungsstadien und die Bewusstwerdung unserer Einzigartigkeit bis zur Rückkehr zu dieser Einheit – diesmal mit allen Geschenken, die wir auf dem Weg bekommen haben.

*Die Reise beginnt also, wo alles anfängt: im Stadium des Einsseins.*

Ja, hier ist das Ich – in der *Freudschen* bzw. *Jungschen* Terminologie sprechen wir von Ego – noch nicht gebildet. Es entspricht einem vorgeburtlichen Zustand, der dem femininen Nährenden entspringt. Wir können jedoch in dieser Einheit nicht bleiben. Denn in dem Moment, wo wir geboren werden, wollen wir mit dieser weiblichen kreativen Energie etwas werden. Das Ego lernt dann Stück für Stück die Lektionen des Lebens durch Trennung, durch Individualisierung. Durch die zunehmende Hinwendung zu den maskulinen Qualitäten entsteht eine Spaltung. Das Männliche hilft dem Ego, sich genauer zu definieren. Es entwickelt sich weiter, wird differenzierter und individualisierter. Erst am Ende der Reise ist das Ich in der Lage, über sich hinauszuwachsen und so zu reifen, dass es in Beziehung zu anderen und der Welt treten kann.

„Die Reise führt uns vom Einssein mit der Einheit über die Bewusstwerdung unserer Einzigartigkeit bis zur Rückkehr zu dieser Einheit."

In der *ersten Spalte* befinden wir uns vor der Trennung, im Vorstadium des Ich, ohne Ego. Es herrscht feminine Qualität. Nach der Trennung fangen wir in der *zweiten Spalte* an, Grenzen zu setzen: Es gibt das Ich und etwas anderes, aber das Ich weiß noch nicht: „Bin ich hier oder bin ich dort?" Es folgen in der *dritten Spalte* Auseinandersetzungen und Kämpfe um Grenzen. Es ist der erste maskuline Impuls zu agieren. In der *vierten Spalte* geht es um die Gleichberechtigung der maskulinen und femininen Elemente. In der *fünften Spalte* wird die maskuline Qualität vorherrschend und schafft die endgültige Spaltung vom Ursprung. Zum Schluss ist das individuelle Ego in der *sechsen Spalte* sehr differenziert und stark entwickelt. Der Anfang bildet also das Einssein, aber die weitere Reise ist dann eine Geschichte der Ich-Bildung, der Individuation.

*Und auf die Pflanzengruppen bezogen?*

Links auf der Tabelle haben wir die sogenannten primitiven Pflanzen wie die Algen, die Farne, die Coniferen und rechts die bedecktsamigen Pflanzen – die Angiospermen. Wir unterscheiden die einkeimblättrigen Pflanzen, die Monocotyledons, die in vier Unterklassen unterteilt sind, und die zweikeimblättrigen Pflanzen, die Dicotyledons, die sechs Unterklassen aufweisen.

*Das heißt, die erste Spalte ist eher primitiv.*

Sie ist naiv, primitiv-naiv. Die Botaniker benutzen das Wort „primitiv", aber ich ziehe das Adjektiv „naiv" vor. In der ersten Spalte befinden sich also die naiven Pflanzen, in der zweiten Spalte sind sie ein bisschen weiterentwickelt und so weiter und so fort.

## Neun Reihen und sechs Spalten

*Wie sind Sie vorgegangen, um die Themen, die zu den Pflanzenfamilien gehören, herauszukristallisieren?*

Zunächst habe ich die Pflanzen der ersten Spalte und die dazugehörigen homöopathischen Mittel angeschaut, als wären sie ein einziges Mittel. So konnte ich die gemeinsamen Merkmale herausarbeiten. Dann habe ich mich den Pflanzengruppen nach Ordnungen zugewandt. Bei der Unterklasse der Kätzchenblütler, der *Hamamelididae*, beispielsweise habe ich die Ordnungen der *Urticales*, der *Hamamelidales*, der *Juglandales*, der *Myricales* und der *Fagales* angeschaut. Ich habe in jeder Spalte neun Reihen erkannt, die die Entwicklungsstadien von der Zeit vor der Geburt (1. Reihe) und dem Lebensbeginn (2. Reihe) über das Kleinkindalter (3. Reihe), die frühe Kindheit (4. Reihe), das Schulalter bzw. die Vorpubertät (5. Reihe) und die Jugend (6. Reihe) bis hin zum jungen Erwachsenen (7. Reihe), dem Erwachsenenalter (8. Reihe) und zur Vollendung des Alters (9. Reihe) beschreiben.

„Die erste Spalte ist die Spalte vor der Trennung, des Vorstadiums des Ich."

*Und die sechs Spalten? Können Sie uns ihre Bedeutung erklären?*

- 1. Spalte: Vor der Trennung, Vorstadium des Ich

Die erste Spalte bezieht sich auf Pflanzen, die primitiv-naive Eigenschaften haben wie die *Magnoliidae.* Die Pflanzen aus dieser Gruppe haben viele Blätter und viele Blüten und sind durch eine große Instabilität der Formen gekennzeichnet. Die homöopathischen Arzneimittel aus dieser Gruppe sind *Nux moschata, Lotus, Piper methysticum, Asarum, Pulsatilla, Staphisagria, Ranunculus bulbosus, Opium.*

In der ersten Spalte ist das Ego noch schlicht, naiv, noch nicht getrennt (*Lotus, Nuphar luteum*). Die Bedürfnisse und Gefühle sind „roh", sie bilden sich erst jetzt (*Piper methysticum, Adonis vernalis).* Das Ego ist schwach, abhängig. Häufig sehen wir, wie die Menschen beeinflussbar sind (*Pulsatilla, Staphisagria*) und das Bedürfnis haben, jemanden Starkes in ihrer Nähe zu haben. Es herrscht keine Stabilität, sie sind wie ein Fähnchen im Wind, daher die Veränderlichkeit der Symptome. Sie haben keine Grenzen (*Aristolochia clematitis*) und sind dadurch leicht sexuell zu missbrauchen. Alles dringt in sie hinein. Häufig sagen sie von sich: „Ich habe überhaupt keine Haut!" Sie sind überempfindlich und beeindruckbar und werden dadurch reizbar oder sehr ängstlich wie *Aconitum.*

Aufgrund der Empfindsamkeit fliehen viele Arzneimittel aus dieser Gruppe auf verschiedene Weise in die Fantasie. Sie können nach Lesen süchtig sein – denn beim Lesen flüchtet man in eine Traumwelt – oder nach Drogen oder Alkohol. In dieser Spalte finden wir daher viele Arzneien für Alkoholismus.

Durch die große Verwirrung und Instabilität (*Asarum, Nux moschata*), die in ihnen herrscht, fühlt sich der ganze Fall konfus an. Es gibt keine richtige Ordnung, sondern nur Veränderlichkeit und Wechselhaftigkeit. Da diese Patienten um ihre Instabilität wissen und ihnen klar ist, dass ihr Denkvermögen nicht stark ausgeprägt ist und sie leicht etwas vergessen können, bereiten sie sich vor und kommen mit einer Liste in die Praxis.

In der Menschheitsgeschichte befinden wir uns im Steinzeitalter, als die Menschen gerade anfingen zu reden. Es ist die Zeit, als die Menschen Jäger und Sammlerinnen waren, also mit der Natur lebten und eins mit ihr waren.

- 2. Spalte: Nicht hier, nicht dort / Grenzen

In der zweiten Spalte finden wir die Unterklasse der *Arecidae* mit den Mitteln *Sabal serrulatum, Amorphophallus rivieri, Arum, Caladium, Lemmna* und die Unterklasse der *Hamamelididae* mit *Cannabis indica, Cannabis sativa, Urtica, Ulmus, Ficus* sowie Nussbäume: *Juglans, Carya, Castanea* und starke Bäume: *Quercus* und *Fagus.*

Wir befinden uns hier nach der Trennung von dem Unendlichkeitsstadium, in dem wir mit der Ganzheit verbunden waren. Das Ego fängt an, sich langsam zu entwickeln und Grenzen zu spüren, aber es ist noch nicht ausgeprägt. Das erste Gefühl, das hochkommt, ist, sich ganz allein und unendlich klein zu fühlen. Das Ego denkt, dass es doch vielleicht besser wäre zurückzugehen, aber gleichzeitig möchte es seine Einzigartigkeit, seine Identität entwickeln. Das Ego ist also nicht ganz hier und nicht ganz dort. Diesen Zustand kennen wir von *Cannabis*: Es herrscht ein Konflikt zwischen dem Bedürfnis, in der Welt präsent zu sein, und gleichzeitig zurück zur Einheit fliehen zu wollen. Man ist hier, will aber gleichzeitig nicht hier sein.

Das Ego versucht, Kraft zu sammeln (*Juglans, Quercus*), fühlt sich aber gleichzeitig kraftlos. Man muss hart arbeiten, weil man jetzt auf sich gestellt ist. Das ist wie eine *Sisyphus*-Arbeit, besonders bergauf, wenn man sich weiterentwickelt. Man versucht, Verantwortung zu übernehmen, aber dann fällt alles unter der großen Last wieder zusammen. Am Ende hat man keine Kraft mehr (*Carbo vegetabilis*) und kollabiert. Man hat das Gefühl, es ist alles zu viel, und will doch am Ende keine Verantwortung tragen.

„Es herrscht ein Konflikt zwischen dem Bedürfnis, in der Welt präsent zu sein und gleichzeitig zurück zur Einheit fliehen zu wollen."

In der Menschheitsgeschichte befinden wir uns im Bronze-Zeitalter. Es findet die landwirtschaftliche Revolution statt. Der Mensch wird sesshaft und bearbeitet das Land. Es ist harte Arbeit. Der Mensch ist nicht mehr eins mit der Natur, denn er muss anfangen zu rechnen: Wann ist die Zeit, etwas Bestimmtes zu pflanzen? Zu säen? Er muss Mauern, Grenzen errichten, um seinen Besitz zu beschützen.

- 3. Spalte: Der Held – Kampf um die Trennung

Die dritte Spalte enthält die Unterklasse der Kakteen, der *Caryophyllidae,* und die dazugehörigen Mittel *Anhalonium, Cactus, Cereus, Opuntia, Phytolocca, Spinach, Rheum, Rumex.*

Die meisten dieser Pflanzen zeigen eine große Fähigkeit, extreme Bedingungen auszuhalten, sei es die Hitze der Wüste oder die Kälte der Tundra. Das sind die Helden unter den Pflanzen.

In der dritten Spalte möchte das Ego als wichtige Kraft in der Welt funktionieren. Es entspricht dem ersten maskulinen Impuls, zu agieren und sich vom weiblichen Element zu trennen. Die weibliche Energie wird im Außen als Drache empfunden: eine dominante Mutter, Lehrerin, Regierung, ein Glaube, irgendeine externe Macht, die einen unter Kontrolle setzt. Das Ego hat das Gefühl, gezwungen zu werden, etwas zu tun, und rebelliert. Das Hauptmotto der Kakteen ist: „Ich will tun, was ich tun will." Es bedeutet den ersten Schritt Richtung Unabhängigkeit.

„Die dritte Spalte entspricht dem ersten maskulinen Impuls, zu agieren und sich vom weiblichen Element zu trennen."

Ich hatte einen 16-jährigen Patienten, der ein ganzes Jahr mit seiner Mutter nicht gesprochen hatte. Als ich ihn fragte: „Warum denn?", antwortete er: „Sie versucht, mich ständig unter Kontrolle zu halten." Für ihn war es eine Frage des Überlebens, den Kontakt zu seiner Mutter abzubrechen. Er ist von zu Hause ausgezogen, was in Israel unüblich ist. Dort bleiben die Jugendlichen bei der jüdischen Mama, bis sie 21 sind.

Der junge Patient wollte seine Unabhängigkeit. Daraufhin habe ich ihm *Cactus* gegeben – mit großem Erfolg.

Wir haben hier eine bipolare Dynamik: Auf der einen Seite will man das weibliche Element mit ganzer Macht und Kraft, also mit Dornen und Stacheln, zurückweisen. Und auf der anderen Seite ist es nicht möglich, jegliche Verbindung mit dem Weiblichen und seinen Wurzeln im Inneren zu durchtrennen. Das verursacht eine Leere in unserer Mitte, da, wo sich das symbolische Herz befindet. Es ist also kein Wunder, dass man in der dritten Spalte viele Herzpathologien findet. Es handelt sich häufig um gequälte Menschen. Sie trocknen aus, weil sie sich vom lebensspendenden weiblichen Element abgeschnitten haben.

In der Menschheitsgeschichte entspricht diese Phase dem Eisenzeitalter. Die Kraft des Eisens wurde entdeckt, und Waffen wurden zum Kämpfen hergestellt. Die Menschen zogen in die Schlacht, mit Eisenwaffen ausgerüstet und auf dem Rücken von Pferden, die zu diesem Zweck domestiziert wurden. Sie fühlten sich unbesiegbar!

- 4. Spalte: Reifen, Nähren, Mutter-Kind

In der vierten Spalte sind die Mittel bei den Einkeimblättrigen meistens Esspflanzen: Hafer (*Avena*), Zucker (*Saccharum*), Weizen (*Triticum*), Mais (*Zea*), Reis (*Oriza*). Bei den Zweikeimblättrigen finden wir die Unterklasse der *Dillenidae* mit den Mitteln *Thea, Drosera, Chocolate, Cola, Bryonia, Brassica.*

Nach dem Kampf um die Trennung der dritten Spalte geht es in der vierten Spalte um die Reifung der weiblichen Qualität. Es wird versucht, einen Ausgleich zwischen dem weiblichen und männlichen Prinzip zu schaffen. Man fängt an zu verstehen, dass man sich nicht von seinen Wurzeln, die zum weiblichen Element gehören, abschneiden kann. Man kann nicht ohne die mütterliche Qualität, ohne die weibliche Seite existieren. Wir alle – Mann und Frau – tragen die beiden Yin- und Yang-Kräfte in uns.

„In der vierten Spalte wird versucht, einen Ausgleich zwischen dem weiblichen und männlichen Prinzip zu schaffen."

In dieser Spalte geht es um alles, was uns nährt. Die vorherrschenden Fragen sind hier: „Wie kann ich nähren bzw. genährt werden, geben bzw. empfangen und immer noch ich selbst und unabhängig bleiben?"

Die gemeinsamen Themen sind: Nähren, Unterstützen, Fürsorge, Mutterschaft, sicher in der Familie sein, Beschützen, aber auch das Gegenteil: die Unfähigkeit zu geben, ungeschützte Mutterschaft, Verlassenheit und Trennung von der nährenden Familie.

In der vierten Spalte begegnen wir vielen Themen im Hinblick auf Schwangerschaft und Geburt. Eines der Hauptthemen ist die Beziehung zur Mutter, entweder wie bei *Thea*: „Ich kann keine Mutter sein. Vielleicht will ich mein Kind irgendwann mal ins Feuer oder aus dem Fenster schmeißen!" Oder wenn man sich dem Ende der Spalte nähert, wechselt man seine Meinung wie bei *Chocolate*: „Ich werde Mutter sein. Ich werde mich um die Familie kümmern." Diese weibliche Rolle kann auch sehr früh als Kind aufgenommen werden. Kinder entwickeln dann eine Frühreife (*Abelmoschus, Chocolate*).

Später in der Spalte sehen wir Themen, die mit Ansammeln, Besitz, Geld zu tun haben. Man will wie bei *Bryonia* die Familie beschützen, indem man Geld hortet. Am Ende der Spalte finden wir die *Capparales*, die das Verlangen haben, die einschränkende Familie, die aber gleichzeitig einen stützt und Stabilität verleiht, zu verlassen, um selbstständig zu werden. Immer in der letzten Reihe, am Ende einer Spalte hat man das Gefühl: „Ich habe keine Lust mehr auf das Thema dieser Spalte, aber ich stecke fest."

In der Menschheitsgeschichte ist es die Zeit, in der *Jesus Christus* auftaucht. Der christliche Impuls erscheint als Gegensatz zu der zunehmend materiellen Ausrichtung der Welt. Alles, was bis jetzt als nährend empfunden wurde – die Familie, der Staat, die Religion – wird infrage gestellt. Jetzt geht es um eine allumfassende Liebe, die über die eigene Familie hinausgeht.

„Die Themen der fünften Spalte haben alle mit dem Anderen zu tun. Das maskuline Element kommt jetzt ins Spiel."

- 5. Spalte: Ich und der andere

In der fünften Spalte finden wir die Unterklasse der *Rosidae* und viele verschiedene Pflanzenfamilien und Mittel wie *Crataegus, Laurocerasus, Rosa, Alfalfa, Baptisia, Copaiva, Derris, Lathyrus, Rhus toxicodendron, Citrus, Anacardium, Olibanum, Hura, Croton tiglium, Mancinella, Ginseng, Aethusa, Angelica, Asafoetida, Cicuta, Conium.*

Die Themen der fünften Spalte haben alle mit dem Anderen zu tun. Das maskuline Element kommt jetzt ins Spiel. Hier ist eine Spaltung entstanden. Es lässt das Ich erkennen: „Was ist anders als ich selbst und was macht den Anderen anders?" Das Ego sieht jetzt den Anderen, aber auf eine rigide Art und Weise.

Das ist die Zeit des Vaters, der sein Kind die Hierarchie spüren lässt („Du bist hier und ich bin dort") und Gesetze und Begrenzungen aufstellt: „Das kannst du machen, das aber nicht."

Das männliche Element ermöglicht es dem Ego, sich der Welt zuzuwenden, aber auf eine maskuline Art und Weise. Die Emotionen werden unterdrückt. Das sehen wir, wenn wir uns weiter fortbewegen und bis zu der *Conium*-Familie, zu den *Apiales* gelangen. Hier trocknen die Menschen emotional aus.

Die männliche Qualität drückt sich des Weiteren aus durch Arbeit, Verantwortung, die Bereitschaft, etwas in Angriff zu nehmen, konkurrenzfähig zu sein. Das Ego ist jetzt stark. Es sagt: „Ich bin hier. Ich möchte arbeiten. Ich bin ich, und das, was ich in der Welt mache, ist richtig und gut."

Wenn das Männliche anfängt, das Weibliche zu dominieren, überwiegt der Verstand. Der weibliche Archetypus des Lebensgebenden wird als Hexe herabgesetzt. Erinnern wir uns an die Hexenverbrennung des späten Mittelalters. Das passiert auch den Patientinnen der fünften Spalte: Das Weibliche ist so unterdrückt, dass eine Art Hexenjagd im Inneren stattfindet. Deshalb beobachten wir die starke Spaltung bei *Anacardium.* Die Patienten haben die Wahnidee, zwei Personen in sich zu tragen, von denen die eine befiehlt, was die andere verbietet.

In der Menschheitsgeschichte entspricht die fünfte Spalte der Zeit ca. 250 nach Chr. bis zum Mittelalter. Das ist eine der rigidesten Phasen. Die christliche Kirche zeigt eine gut definierte Struktur, und die Botschaft der Liebe wird zum Missbrauch von Macht und Dominanz benutzt. Es ist die Zeit der Hexenjagd, der Heiligen Kriege: der Kreuzzüge, der Inquisition, des Jihad. Jetzt tötet man im Namen Gottes.

- 6. Spalte: Ich und die Welt

Die sechste Spalte ist die Spalte der *Lilidae* mit den dazugehörigen Mitteln: *Allium, Aloe, Colchicum, Convallaria, Crocus, Iris, Lilium tigrinum, Sabad, Paris, Veratrum album* und der *Asteridae* mit *Belladonna, Capsicum, Dulcamara, Hyoscyamus, Mandrogora, Solanum, Stramonium, Nux vomica, Ignatia, Spigelia, Curare, Gelsemium, Digitalis, Olive, China, Ipecacuanha, Coffea, Origanum, Mentha, Arnica, Chamomilla, Bellis, Cina, Echinacea, Calendula.*

Alle Mittel verbinden die Themen der Beziehung zur Welt, des Platzes in der Welt (*Veratrum, Aloe*). Das Ego hat sich während der ganzen Reise weiterentwickelt und sagt jetzt: „Ich bin einmalig! Ich weiß, dass ich einzigartig bin. Ich will scheinen, leuchten. Ich will, dass die Welt mich sieht. Ich brauche die Welt als Hintergrund, nicht nur eine Beziehung mit einer Person. Ich will mit der ganzen Welt in Beziehung treten. Ich will, dass alle mich sehen!" Das Ego fühlt sich einmalig, aber die Welt ist der Feind seiner Einzigartigkeit, denn sie attackiert seine Grenzen, sie verletzt es (*Arnica, Bellis*), aber das starke Ego schlägt zurück.

Das Thema des Mehr und Mehr und Mehr spielt auch eine Rolle. Das Ego möchte alles schmecken, was die Welt anzubieten hat. Das kann am Ende sehr überwältigend sein.

Am Anfang der sechsten Spalte versucht man, die Emotionen wieder zu integrieren. Aber jetzt ist der Geist sehr misstrauisch den Emotionen gegenüber, denn für ihn haben sie etwas Unkontrollierbares und Hysterisches, wenn man sie zulässt. Der Geist hat insofern Recht, dass die Emotionen – da sie so lange unterdrückt wurden – sehr stark herauskommen und explodieren können. Und der Geist beschließt: „Ich habe es doch gleich gesagt. Also werden die Emotionen wieder unterdrückt!"

In der zweiten Reihe sehen wir bei den *Gentianales* wie *Nux vomica*, dass infolge dieser angstmachenden Emotionen eine Maskulinisierung der Person stattfindet. Diesen Punkt können wir auch bei *Ignatia* erkennen. Die Frauen werden sehr maskulin, und bei ihnen spielt der Wettbewerb mit den anderen (*Nux vomica, Ignatia, Mentha*) eine wichtige Rolle. Der Wettkampf ist aber eine männliche Eigenschaft, die die biologische Fähigkeit des weiblichen Organismus, fruchtbar zu sein, zu empfangen und schwanger zu werden, schwächt. Deshalb beobachten wir hier Themen von Unfruchtbarkeit und Fehlgeburten.

Das Männliche und das Weibliche stehen sich in dieser Spalte gegenüber. Das Thema ist: Wie können das Weibliche und das Männliche in Balance gehalten werden? Es besteht ein großer Wunsch nach Partnerschaft, aber jeder Partner ist auf der Suche nach persönlicher Erfüllung. Mann und Frau sind im Wettbewerb um die Suprematie. Es ist der Krieg der Geschlechter.

„Das Männliche und das Weibliche stehen sich in der sechsten Spalte gegenüber. Mann und Frau sind im Wettbewerb um die Suprematie."

Wenn wir uns dem Ende der Spalte nähern, finden wir sehr wohlwollende Mittel. Sie denken über große, altruistische Projekte nach. *Olive* zum Beispiel kann für den Frieden durch die ganze Welt wandern und gleichzeitig für den Frieden kämpfen. Dieser Widerspruch ist ein Thema der sechsten Spalte.

Sie versuchen – wenn wir uns den *Asterales*, der *Arnica*-Familie, nähern –, einmalig zu sein, aber auch mit den anderen zu kooperieren. Am Ende der Spalte erfahren wir die Heilung ihres Empfindens, dass sie allen gegenüber misstrauisch sein müssen, weil ihre Einzigartigkeit bedroht ist. Und hier endet die sechste Spalte.

Viele Patienten der sechsten Spalte kommen in die Praxis mit dem Wunsch, sich wieder zu vereinen. In der ersten Spalte hatte der Mensch keine Hülle, er war schutzlos. In der sechsten hat sich das Ego fest etabliert und ist sehr stark. Aber die Seele will wieder zur Einheit zurück. Denn die ganze Reise macht keinen Sinn, wenn es nur darum geht, das Ego aufzubauen, um irgendwo herumzuschweben und zu leuchten. Die Seele will nach der ganzen Entwicklung wieder zurück zur Quelle.

In der Menschheitsgeschichte entspricht diese Phase der Zeit der Renaissance bis heute. Die Renaissance öffnete neue Horizonte. Die Wissenschaft ersetzte die Religion. Es war der Beginn des Humanismus, des Individualismus, aber auch der Egozentriertheit. Die totale Zerstörung der Welt ist vorprogrammiert, wenn der Mensch von heute seine Selbstbezogenheit nicht aufgibt und sich nicht wieder mit der Erde verbindet.

Wir können sehen, wie die ganze Tabelle eine Geschichte erzählt, die nicht nur die Geschichte des Egos ist, sondern auch die Entwicklung des Menschen und der Menschheit darstellt. Das ist für mich der wirklich wunderbare Aspekt der Pflanzen.

## Wirksamer und mit mehr Vertrauen verschreiben

*Das ist ein interessantes Modell! Welchen Nutzen kann ein praktizierender Homöopath daraus ziehen?*

Das ist ein wunderbares Werkzeug, um Krankheitsfälle besser zu verstehen und noch wirksamere Verschreibungen zu machen. Es ist auch sehr hilfreich zur Differenzialdiagnose.

Wenn ich einen Fall aufnehme, mache ich normalerweise eine klassische Repertorisation, die sich nach der Eigentümlichkeit der Symptome richtet. Erst dann, wenn ich das Gefühl habe, dass es um ein Thema aus der Tabelle geht, beschäftige ich mich mit den Charakteristika der verschiedenen Spalten und den infrage kommenden Mitteln. Nehmen wir *Crocus* als Beispiel: *Crocus* gehört zu den *Liliales* und hat demnach mit dem Thema „die Gruppe, die Anderen“ der sechsten Spalte zu tun. Das bedeutet, dass, selbst wenn *Crocus* als letztes Mittel in der Repertorisation kommt und andere Mittel ähnliche Symptome aufweisen, die Tabelle mir hilft, mich für dieses Mittel zu entscheiden. Die Tabelle ist auch sehr nützlich, wenn ich zum Beispiel feststelle, dass ich mit einem *Myrica*-Fall zu tun habe, weil die Symptome des Patienten spezifisch für *Myrica* sind. Ich verschreibe dann dieses Mittel, obwohl man nichts darüber weiß. Aber anhand der Tabelle weiß ich, dass *Myrica* zu den *Magnoliales* gehört und sich in der ersten Reihe der ersten Spalte befindet.

*Das bedeutet, dass ähnlich der homöopathischen Anwendung des Periodensystems Ihr Modell es ermöglicht, eine Arznei – auch unbekannt – gezielter verschreiben zu können?*

Ja! Was *Myrica* betrifft, haben wir keine Materia Medica zu Verfügung. Aber die Themen der Pflanzenfamilie geben uns die Bestätigung: Hier haben wir es mit einem sehr schwachen Ego zu tun. Es hilft uns, nicht nur den Fall zu verstehen, sondern auch den Patienten angemessen zu begleiten. Wenn eine Patientin beispielsweise kommt und mich um

Hilfe bittet: „Frau Doktor, können Sie mir helfen? Ich bin erschrocken, verwundert und orientierungslos. Dann wissen wir, dass wir ihr helfen sollen, ihre Einzigartigkeit zu erlangen. Bei *China* wiederum, das zur sechsten Spalte gehört, geht es darum, dem Patienten zu helfen, sein starkes individuelles Ego loszulassen.

Das sind also ganz unterschiedliche Themen, mit denen die Menschen in ihrem Entwicklungsprozess konfrontiert werden. Sie stehen an unterschiedlichen Punkten in ihrem Leben. Auch bei Kindern erkennen wir besser, wo sie stehen, woher sie kommen und wohin sie wollen. Das gewährt eine größere Einsicht in den Fall.

„Die Pflanzentabelle gewährt
eine größere Einsicht in den Fall."

Immer wieder bitte ich die Homöopathen, die mit mir arbeiten, darum, mir über ihre geheilten Fälle zu berichten. Und wenn sie erstaunt sind, warum das Mittel, das sie verschrieben haben, eine Verbesserung gebracht hat, reicht ein Blick auf die Pflanzentabelle, und ihnen wird klar, warum das Mittel so gut gepasst hat. Sie verstehen dann den Fall viel besser.

## Einheit in der Vielfalt

*Jan Scholten hat auch eine ausgeklügelte Pflanzensystematik zur Verschreibung der richtigen Arznei entwickelt. Viele Homöopathen arbeiten ebenfalls seit Jahren nach Rajan Sankarans Tabellen der Pflanzenempfindungen. Massimo Mangialavori verwendet wiederum ein ganz eigenes System, das der „homöopathischen Familien". Wenn Praktizierende bereits eins dieser Systeme anwenden, können sie es mit Ihrer Pflanzentabelle kombinieren?*

Meiner Meinung nach lassen sich die sieben Phasen, die *Jan Scholten* in seinem System herausgearbeitet hat, gut mit meinem Modell verbinden. Man kann dann parallel dazu bei jeder Pflanze nachschauen, um welche Spalte in meiner Pflanzentabelle es sich handelt.

Was auf jeden Fall sehr gut kombinierbar ist, ist *Rajan Sankarans* Empfindungsmethode und seine Differenzierung der Pflanzenfamilien. Als ich bei jedem Mittel, das ich geprüft habe, die Pflanzenfamilie angeschaut habe, konnte ich genau verstehen, warum die Empfindung des Patienten so war. Die *Euphorbiaceae* sind beispielsweise durch ein Gefühl der Engstirnigkeit oder Engherzigkeit gekennzeichnet. Man kann dadurch sehr schön erkennen, wie sehr diese Empfindung mit der menschlichen Geschichte dieses Patienten zu tun hat. Das erweitert unser Verständnis.

Diese wunderbaren Werkzeuge – *Sankarans* Empfindungen, *Scholtens* Tabellen –, die wir heute in der Homöopathie haben, ergänzen sich fabelhaft. Alles zusammen erzeugt ein großartiges Bild. Ich finde, dass die Homöopathie heutzutage sehr fortgeschritten ist. Sie befindet sich im Zeitalter der Vereinigung, der Einheit, wo sich alles zusammenfügt.

„Die Homöopathie befindet sich im Zeitalter der Vereinigung, der Einheit, wo sich alles zusammenfügt."

## Ein Weg, der sich lohnt

*Wie ist die Situation in Israel im Hinblick auf die klassische Homöopathie?*

Die Homöopathie hat in Israel spät Einzug erhalten. Eigentlich hat das Interesse für die Klassische Homöopathie erst vor 20, 25 Jahren richtig begonnen. Jetzt arbeiten ungefähr 400 Klassische Homöopathen in Israel. Wir haben 1995 die „Israelische Gesellschaft für Klassische Homöopathie" (IACH) gegründet, die sowohl Ärzte und Ärztinnen als auch nicht ärztliche Behandler vereint. Wir haben die Regelung für die Ausbildung genau festgesetzt, auch alles, was die Arbeit als Homöopath betrifft. Jetzt sind die meisten Homöopathen in Israel Mitglieder dieser Vereinigung. Ich war selbst Präsidentin der IACH und bringe als Chefredakteurin zweimal im Jahr die IACH-Zeitschrift „Homeopathic Times" heraus.

Diese Vereinigung ist stark etabliert in Israel. Wir arbeiten sehr effektiv mit anderen Zweigen der alternativen Medizin zusammen. Das stärkt unsere Macht. Die meisten von uns haben eine Privatpraxis, einige arbeiten im Krankenhaus und andere im staatlichen Gesundheitssystem. Das ist noch nicht so weit verbreitet, aber einige Krankenhäuser wenden alternative Therapien wie die chinesische Medizin oder die Reflexologie an. Viele junge Leute und auch viele Mütter mit Kindern kommen und fragen danach. Denn sie haben gemerkt, dass die Kinder sehr gut darauf reagieren. Jedes dritte Kind hat heutzutage in Israel Asthma oder Probleme mit den Bronchien. Die Kinder bekommen Antibiotika oder antientzündliche Medikamente, die für deren Wachstum sehr ungesund sind. Die Mütter wollen irgendwann dem Kind diese chemischen Medikamente nicht mehr geben und wenden sich der Homöopathie zu.

Wir entwickeln uns weiter und weiter, was aber seitens des medizinischen Establishments nicht willkommen ist, und sie versuchen, von Zeit zu Zeit unsere Arbeit zu unterminieren. Das ist also keine leichte Situation. Aber das Schöne ist, dass wir frei sind zu arbeiten. Und wir zählen viele nicht ärztliche Homöopathen sowie viele Privatpraxen. Das funktioniert schon. Die schlechte Nachricht ist, dass wir im Gegensatz zu früher nicht mehr so viele Homöopathie-Studierende haben. Das ist sehr traurig.

„Es ist unglaublich beeindruckend, die tiefen Veränderungen zu beobachten, die sich in einem Menschen vollziehen, wenn das Mittel den Kern seines Lebensthemas trifft!"

*Aus welchem Grund meinen Sie?*

Es liegt daran, glaube ich, dass wir nicht so viel Öffentlichkeitsarbeit gemacht haben und dadurch nicht so bekannt sind. Wenn Menschen bereits eine positive Erfahrung mit der Homöopathie gemacht haben, sind sie offener. Sonst hört man nicht viel davon. Hinzu kommt, dass man sehr auf sich gestellt ist, wenn man diesen Beruf ausübt. Das ist eine große Herausforderung. Das interdisziplinäre Arbeiten mit anderen Fachgebieten fehlt. Man hat keinen Berührungspunkt mit anderen. Man massiert zum Beispiel nicht oder berührt den anderen nicht. Das ist nicht mit viel Freude verbunden, sondern richtig harte Arbeit. Nicht jeder ist also bereit, Homöopath zu werden. Man muss offen dafür sein, sich zu ändern und sich weiterzuentwickeln. Ich denke, momentan ist der Markt ein bisschen gesättigt. Aus diesem Grund haben die Homöopathen nicht so viel Arbeit. Man muss eine regelrechte Leidenschaft entwickeln, um ein guter Homöopath zu werden und auch damit seinen Lebensunterhalt verdienen zu können. Aber der Weg lohnt sich. Es ist unglaublich beeindruckend, die tiefen Veränderungen zu beobachten, die sich in einem Menschen vollziehen, wenn das Mittel den Kern seines Lebensthemas trifft!

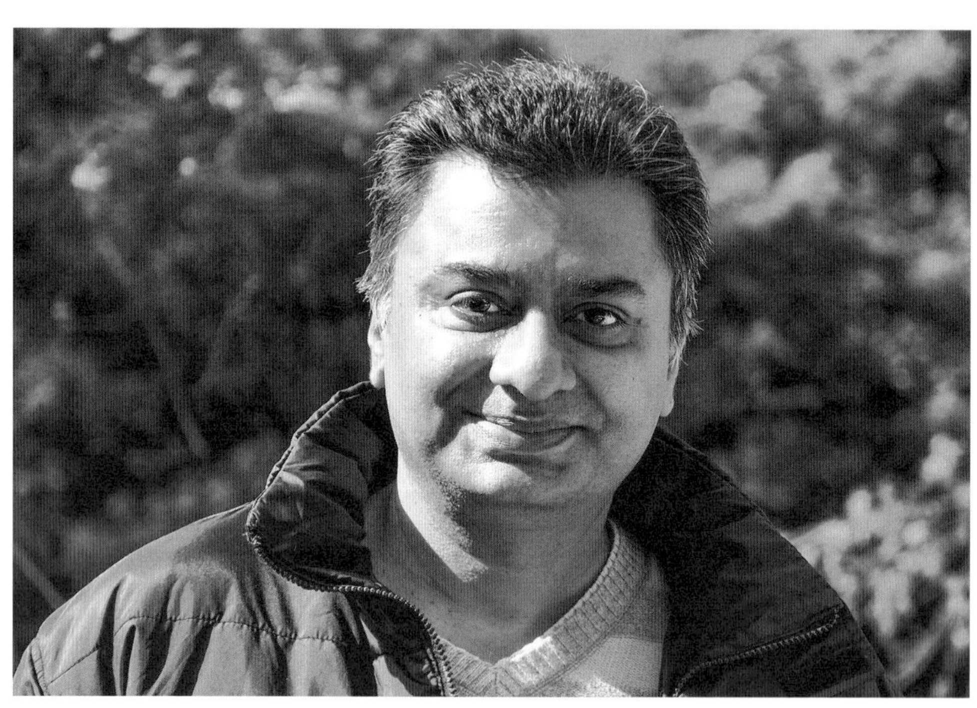

Dr. Mahesh Gandhi

# Homöopathie und Psychiatrie

## Interview mit Dr. Mahesh Gandhi

Dr. med Mahesh Gandhi (Indien), seit 1981 in Mumbai tätig, ist einer der bekanntesten und erfahrensten homöopathischen Psychiater. Er behandelt in Indien schwere psychische Erkrankungen, die wir hier in Europa kaum zu sehen bekommen. Er lehrte an verschiedenen Universitäten, leitete die psychiatrische Abteilung eines renommierten Krankenhauses und war Autor zahlreicher Fachbücher, bevor er sich ganz der Homöopathie widmete. Durch seine mehr als 30-jährige Praxiserfahrung verfügt er über ein überragendes Wissen hinsichtlich psychiatrischer Erkrankungen wie Schizophrenie, Zwangs- und Angststörungen.

Seit 15 Jahren arbeitet Mahesh Gandhi mit Rajan Sankaran zusammen und wird von ihm bei psychiatrischen Fällen zu Rate gezogen. Er leitet weltweit Seminare, und seine gut nachvollziehbaren Fallaufnahmen und -analysen, die er seinen Studenten auf eine lebendige Art und Weise zu vermitteln weiß, machen aus ihm einen international anerkannten und beliebten Dozenten.

*Herr Dr. Gandhi, Sie sind einer der renommiertesten homöopathischen Psychiater, nicht nur in Indien, sondern auf der ganzen Welt. Aufgrund Ihrer 30-jährigen Praxistätigkeit verfügen Sie über eine große Erfahrung in der Behandlung von psychiatrischen Erkrankungen wie Schizophrenie und Zwangsstörungen. Sie gehören der „Bombay-Schule“ an, die auf der Basis der Empfindungsmethode nach Rajan Sankaran arbeitet. Unterscheidet sich eine psychiatrische Fallaufnahme von einer herkömmlichen homöopathischen Anamnese?*

In der Homöopathie haben wir keine besondere Spezialisierung, wie es in der konventionellen Medizin der Fall ist, weil wir nicht die Krankheit an sich behandeln, sondern den Patienten hinter der Krankheit. Selbst wenn es sich um eine Psoriasis handelt, fragen wir: „Was für ein Mensch ist es, der diese Hauterkrankung hat?“ Bei psychiatrischen Erkrankungen wie Schizophrenie oder Zwangsstörungen ist es genauso: „Wer ist der Mensch, der diese psychische Störung hat? Was drückt er in seinem Leben aus?“ Äußerlich können wir jede Krankheit bekommen, aber tief innen gibt es etwas, das eigentümlich, spezifisch ist. Alle Krankheiten – seien es Hautleiden oder psychiatrische Störungen – sind eine

Manifestation auf der Oberfläche. Wir Homöopathen müssen nach innen gehen und ein Mittel auf einer sehr tiefen Ebene finden.

„Äußerlich können wir jede Krankheit bekommen, aber tief innen gibt es etwas, das eigentümlich, spezifisch ist."

Als Psychiater bin ich mit Patienten konfrontiert, die an Depressionen, Ängsten oder psychotischen Zuständen leiden. Bei den Letzteren treten wir in die Welt der Wahnideen ein. Um auf das richtige Mittel zu kommen, müssen wir hinter diese Wahnideen schauen und uns klar fragen: „Was ist das Kernthema, das sich dahinter verbirgt?"

## Wir tragen in uns die ganzen Naturreiche

Wir, die die Empfindungsmethode praktizieren, sind der Auffassung, dass es in uns tief im Unbewussten eine Ebene gibt, auf welcher wir mit dem Universum um uns herum – mit den Mineralen, den Pflanzen und den Tieren – etwas gemeinsam haben. Der ganze Prozess der Evolution entspricht der Entwicklung der Individualisierung. Ursprünglich waren wir ein undefiniertes Energiemuster. Daraus formten sich die unterschiedlichen Naturreiche, und an einem bestimmten Punkt der Evolution erschien der Mensch. Wir haben uns dann immer weiterentwickelt und weiter definiert. Aber ganz tief innen haben wir das, was vorher war, nicht verloren – wie auch immer das Entwicklungsstadium sein mag. Es ist immer noch in uns. Wir sind also nicht nur Menschen, sondern wir tragen in uns immer noch ein Element, das entweder aus dem Mineral-, Pflanzen- oder Tierreich kommt. Das ist etwas sehr Schönes, denn so erleben wir das Leben je nach Zustand durch die Augen eines Minerals, einer Pflanze oder eines Tieres.

„Wir sind nicht nur Menschen, sondern wir tragen in uns immer noch ein Element, das aus den Naturreichen kommt."

Im Laufe dieses Evolutionsprozesses kann der Mensch auch erkranken. Er bleibt stecken und die Lebensenergie fließt nicht mehr richtig. Als Behandler müssen wir herausfinden, was das Problem in diesem kranken Menschen ist. Auch die spirituelle Ebene wird angesprochen: „Was sind die Lebensthemen, mit denen dieser Mensch im Moment zu tun hat?"

Ich betrachte den Patienten als ein Ganzes und versuche herauszufinden, auf welcher Ebene dieser Mensch funktioniert, in welchem

Stadium der Evolution er sich befindet. Alle Seelen, die auf der Erde geboren werden, befinden sich in unterschiedlichen Stadien, die mit unterschiedlichen Themen verbunden sind. Wenn wir diese Themen und die Empfindungen anschauen, die dazugehören, kommen wir zu einem homöopathischen Mittel. Was sind die grundlegenden Empfindungen? Geht es um die Struktur eines Minerals? Um die Sensibilität einer Pflanze? Um den Wettbewerb eines Tieres? Oder hat man das Gefühl, dass man in der Entwicklung irgendwo feststeckt: im Mutterleib oder im Kinder- bzw. jugendlichen Stadium? Es ist eine sehr tiefe Arbeit, die wir mit der Homöopathie leisten.

Nichtsdestotrotz sollten wir versuchen, Homöopathie so einfach wie möglich zu praktizieren. Manchmal verkomplizieren wir sie zu sehr. Wir müssen zurücktreten und schauen, was zu behandeln ist. „Was passiert hier wirklich?“ „Was sollte sich verbessert haben?“ Diese Fragen sollten wir uns stellen, um auf eine einfache Art auf wirksame homöopathische Mittel zu kommen.

## Wir sind drei Individuen in einem

*Wie übersetzen Sie psychiatrische Erkrankungen in die homöopathische Sprache? Unter welchem Blickwinkel betrachten Sie psychisch Kranke, die zu Ihnen kommen?*

Das große Problem bei den Psychiatern ist, dass sie den Menschen nicht als Interaktionspotenzial von mehreren Teilen betrachten, sondern als einen Organismus. Sie versuchen, auf der biologischen Ebene zu erklären, warum ein Mensch an Schizophrenie oder Angstzuständen leidet. Im Fokus ihrer Aufmerksamkeit stehen die Neurotransmitter und die chemischen Veränderungen im Organismus eines psychisch Kranken. Die Behandlung wird dementsprechend auf der chemischen Ebene angesiedelt und berücksichtigt nicht, worunter genau dieser Mensch wirklich leidet.

„Es ist wichtig, das Drei-Instanzen-Modell von Freud zu kennen, um die Psychodynamik zwischen den verschiedenen Anteilen im Menschen zu verstehen.“

Ich dagegen betrachte die psychiatrischen Erkrankungen aus der *Freudschen* Perspektive. Es ist wichtig, das Drei-Instanzen-Modell von *Sigmund Freud* zu kennen, um die Psychodynamik zwischen den verschiedenen Anteilen im Menschen zu verstehen.

Nach *Freud* sind wir nicht nur ein Individuum, sondern wir bestehen aus drei Individuen, das heißt aus drei Teilen, die miteinander interagieren. Beruhend auf dem *Freudschen* Konzept unterscheiden wir:

Das Ego, von *Freud* als das Ich bezeichnet, ist das menschliche Gesicht, das wir in der Welt draußen zeigen. Es ist der exekutive Teil in uns, der kontrolliert und nach dem Prinzip der äußeren Realität agiert.

Alles in der Psychiatrie ist davon abhängig, wie stark das Ego ist. Je nach Ego-Stärke wird man mit unterschiedlichen psychiatrischen Erkrankungen konfrontiert. So wie wir den Herzschlag und den Blutdruck messen, müssen wir die Stärke des Egos messen, um die Intensität der Störung zu erkennen.

Das ganze Leben besteht darin, das Empfinden für das Ich, für das Ego zu schulen. Wenn man zu viel Druck ausgesetzt wird, versucht man, das Ego aufrechtzuerhalten, und hält alles so gut wie möglich unter Kontrolle. Das ist der Punkt, wo Zwang entsteht.

Besteht der Druck weiter, dann bricht man zusammen. Das Ego ist nicht mehr vorhanden. Man hat keine Unterscheidungsmöglichkeit mehr zwischen der inneren Realität und der äußeren: Das ist Schizophrenie.

Die zweite interagierende Instanz ist das Es. Es ist, was *Freud* unsere Triebe nennt. Aber in meinen Augen ist es mehr als das. Hier geht es um ein ganzes Universum, das wir im Inneren erleben. Es ist unsere wahre Identität, das andere Lied, wie *Rajan Sankaran* es nennt. Sie besteht aus allen psychischen Komponenten, die in einem Menschen von der Geburt bis zum Tod wirken – wie ein roter Faden, der durch das ganze Leben läuft. Sie ist ein Reservoir psychischer Energie. Sie ist unsere eigene Wahrheit, unser innerstes wahres Sein, das uns voneinander unterscheidet. Es ist dieses Innere, das unsere Wahrnehmung der Welt bestimmt.

„Beobachtet, schaut, was euch gezeigt wird. Bohrt nicht, sondern fragt euch: Was sind die Themen? Was sind die Probleme?"

Mein Blick richtet sich immer auf das Eigentümliche, das Eigenartige im Menschen, der vor mir steht. Ich beobachte auch seine Gesten, die jenseits der Worte, die er benutzt, mir spontan etwas mitteilen. Eine Patientin berichtet über ihren Zustand und bildet beispielsweise mit den Händen einen Uterus. Das ist eine wichtige Botschaft für mich. Aber wir dürfen die Patienten nicht drängen, die Gesten müssen spontan kommen. Beobachtet, schaut, was euch gezeigt wird. Bohrt nicht, sondern fragt euch: „Was behandle ich? Was redet der Mensch? Was sind die Themen? Was sind die Probleme?"

Als dritte Instanz kommt das Super-Ego, von *Freud* das Über-Ich genannt. Dieser Teil stellt dar, wie wir in unserer Erziehung programmiert sind. Er beinhaltet die ganzen moralischen Prinzipien, denen wir unterliegen: „Du darfst nicht lügen", „Man muss sich die Hände vor dem Essen waschen", „Man geht sonntags in die Kirche" usw. Das Über-Ich ist wichtig für die Gestaltung des gesellschaftlichen Lebens. Seine Entwicklung entspricht dem Zeitpunkt, wo wir die Familie verlassen und in die Schule gehen und zum ersten Mal mit den gesellschaftlichen Verhaltensregeln konfrontiert werden.

## Das Eigentümliche im Fokus der Aufmerksamkeit

Ein Mensch kämpft immer mit dem Es, dem Über-Ich und der äußeren Situation bzw. der externen Realität. Und wenn der Druck dieser drei Teile auf das Ego sich intensiviert oder zu lang besteht, entsteht Angst. Angst ist nichts anderes als das Ego, das infolge von Druck unter Stress steht. Angst ist ein Alarmsystem, damit der Mensch geeignet handeln kann.

Als Homöopath ist es wichtig herauszufinden, welche Geschichte sich hinter einem Menschen verbirgt. Was ist das Eigentümliche? Was regt ihn auf? Was sind seine Ängste, seine Träume? Wir versuchen, den anderen Menschen in dieser Person, das Es, zu analysieren – und von da aus kommen wir zum Mittel.

„Studiert die psychiatrischen Erkrankungen!
Das sind Fenster nach innen."

In der psychiatrischen Praxis haben wir nicht mit irgendwelchen merkwürdigen Symptomen zu tun – was auch immer die Symptome sind. Ich habe so viele Schizophrene behandelt. Jeder ist anders, unterscheidet sich vom anderen. Psoriasis beispielsweise ist eine Pathologie. Wenn ich Psoriasis habe und Sie auch, leiden wir beide unter derselben Art von schuppigem Hautjucken. Bei der Schizophrenie haben wir vielleicht beide Wahnideen und Halluzinationen, aber der Inhalt ist unterschiedlich: Ich habe vielleicht das Gefühl, ich habe gesündigt, Sie haben irgendwie das Gefühl, dass Leute über Sie reden und Ihnen nichts Gutes wünschen. Von da aus steigen wir Homöopathen tiefer ein und versuchen zu verstehen, warum und wie ein bestimmter Mensch etwas erlebt. Studiert die psychiatrischen Erkrankungen! Das sind Fenster nach innen. Wenn man begreift, was passiert, kommt man zum richtigen Mittel. Bitte nicht weglaufen!

## Psychiatrische Störungen nicht als Pathologie betrachten

*Die meisten homöopathischen Mediziner fürchten sich vor der Behandlung von psychiatrischen Erkrankungen. Was kann ihnen die Angst nehmen?*

Es ist sehr wichtig zu verstehen, dass eine Psychose keine Pathologie ist. Sie ist keine Erkrankung wie Colitis ulcerosa, Migräne oder Bluthochdruck. Sie ist nichts anderes als der innere Zustand eines Menschen, der nicht mehr unter der Kontrolle des Egos steht.

Auch die Schizophrenie sehe ich nicht als Krankheit. Das einzige Problem bei der Schizophrenie ist, dass der Filter zwischen der äußeren und der inneren Realität nicht mehr vorhanden ist. Das Innere kommt dann ungefiltert nach außen.

„Psychose ist keine Pathologie. Sie ist nichts anderes als der innere Zustand eines Menschen, der nicht mehr unter der Kontrolle des Egos steht."

Wir alle leben in zwei verschiedenen Realitäten. Wir führen sozusagen zwei Leben, eines am Tag und eines in der Nacht. Tagsüber leben wir in der äußeren Realität und nachts in der Wahnidee-Welt. Wir fliegen sogar in unseren Träumen, und am Morgen fragen wir uns, wie wir heute Nacht überhaupt fliegen konnten. Wir träumen, wir seien ein König, und stehen auf und stellen fest, dass wir gar kein Königreich besitzen, dass wir gar kein König sind.

Bei der Schizophrenie bricht das Ego, das Ich, zusammen. Man ist nicht mehr in der Lage, sich mit der äußeren Realität zu verbinden. So einfach ist es. Wenn ich nicht mehr mit der äußeren Realität in Kontakt bin, lebe ich meine innere Realität, die Wahnideen, die Halluzinationen.

## Der akute Zustand führt zum Mittel

*Es herrscht bei den praktizierenden Klassischen Homöopathen die Überzeugung, dass man bei Geistes- und Gemütskrankheiten den körperlichen Symptomen mehr Wert beimessen sollte, weil man in solchen Fällen leicht in die Irre geführt werden kann. Was meinen Sie dazu?*

Die Überzeugung ist tatsächlich weit verbreitet, dass die Mehrheit der Geistes- und Gemütssymptome nicht spezifisch, sondern lediglich Symptome der Pathologie sind, die für die Mittelwahl nicht hilfreich sind. Ich bin nicht dieser Meinung, wenn die Gemütssymptome vorherrschend sind. In diesem Fall bilden sie die Hauptbeschwerden. Wir müssen uns dann an sie halten und noch mehr in die Tiefe gehen. In meinen Augen ist jede Krankheit eine Kristallisierung des gesamten Zustands. Die Hauptbeschwerde ist die Kristallisierung des gesamten Falls, hier befindet sich die Energie des Falls. Was auch immer das Thema ist, womit ein Mensch kämpft und das er zu meistern versucht, es ist ein Fenster nach innen. Nehmen wir an, ein Patient kommt zu Ihnen in die Praxis mit dem Gefühl des Schmutzigseins und Ausgenütztseins, und Sie sagen ihm: „Wir vergessen das alles. Mich interessiert eher, was Sie gern essen!" Das würde ich nie tun! Sie müssen immer herausfinden, was das Eigentümliche an den scheinbar geläufigen Gemütssymptomen bei der jeweiligen geistigen Störung ist. Deshalb ist es sehr wichtig zu wissen, welche Symptome für welche psychische Störung charakteristisch sind. Ein Schizophrener beispielsweise hört häufig Stimmen. Stimmen hören ist ein wichtiges Kriterium für die Diagnose der Schizophrenie. Aber *was* er hört, ist eigentümlich und von Wichtigkeit, und nicht die Tatsache an sich, dass er Stimmen hört. Also *welche* Stimmen er hört, ist relevant für die Mittelwahl. Zum Beispiel mag eine Stimme sagen, dass er gesündigt hat, eine andere flüstert ihm zu, dass es Leute gibt, die vorhaben, ihn zu ermorden. Das ist das jeweils Eigentümliche am Stimmenhören.

„In meinen Augen ist jede Krankheit eine Kristallisierung des gesamten Zustands."

Viele Homöopathen glauben, dass es schwierig ist, ein Mittel für psychotische Personen zu finden. Dem stimme ich nicht zu. Aus Erfahrung wissen wir, dass es leichter ist, ein Mittel zu finden, wenn der Fall akut ist, wie beispielsweise bei einer Mittelohrentzündung oder einer Darmverstimmung. Bei einer Psychose ist es nicht anders. Die Symptome sind leicht zu entschlüsseln.

*Es tut gut, das zu hören! Denn oft wissen wir nicht, wie wir mit psychotischen Schüben umgehen sollen. Dr. Gandhi, Sie wirken dabei so entspannt. Sie empfehlen, die Symptome einfach aufzunehmen, als wäre es irgendeine Krankheit!*

Ich wünsche mir wirklich, dass die Homöopathen an sich selbst glauben und das Vertrauen entwickeln, dass sie psychiatrische Erkrankungen behandeln können. Ich bin selbst durch den Prozess gegangen. Ich war am Anfang sehr skeptisch, aber mit der Zeit und dem Dabeibleiben ist mein Vertrauen gewachsen, und das hat sich in meinen Ergebnissen niedergeschlagen. Ich konnte dann immer mehr Patienten behandeln. Das ist nicht schwierig, wenn man sozusagen mitfließt. Je mehr man das Vertrauen hat, dass man heilen kann, umso eher wird Heilung stattfinden.

## Schizophrenie – Träumen mit offenen Augen

*Wir würden uns nun gern Schizophrenie-Patienten näher zuwenden. Was kennzeichnet ihren Zustand? Was ist für Sie wichtig zu beachten?*

Schizophrenie ist eine Störung, die sich auf das Denken und das Verhalten auswirkt. Zehn Prozent der Bevölkerung leiden darunter. Die Wahrnehmung der Wirklichkeit ist verändert und so nimmt der Mensch seine Umgebung auf abnormale Weise wahr. Schizophrenie ist ein Begriff, der 1911 von *Eugen Bleuler* eingeführt wurde und „Spaltung" bedeutet. Man ist zwei in einem: mal ist man normal, mal anormal. Die Wahrheit ist aber, dass wir alle in einer äußeren und inneren Realität leben. Wir alle haben unser äußeres und unser inneres Lied. Schizophrene leben gleich ihr inneres Lied. Die innere Wirklichkeit wird die vorherrschende.

Am Tag leben wir 80 Prozent das menschliche Lied: *Mahesh Gandhi* führt jetzt ein Interview. Das ist die externe Realität. Aber ich habe auch meine Eigentümlichkeiten. Das sind die 20 Prozent, die von innen kommen. Diese müssen wir in einer homöopathischen Behandlung „erwischen". Nachts, wenn wir schlafen, sind wir 80 Prozent das andere Lied.

Wenn Menschen nicht schlafen können, bekommen sie mit der Zeit psychotische Schübe, weil sich das Es ausdrücken muss und in den Tag hineindringt. Entziehen Sie also jemandem, der potenziell schizophren ist, nie den Schlaf!

„Schizophrenie ist letzten Endes nichts anderes als träumen mit offenen Augen. Alle Irrationalitäten kommen hoch."

Bei der Schizophrenie bricht das Ego, also die soziale Maske, zusammen und man funktioniert nicht mehr in der gesellschaftlichen Wirklichkeit. Der Mensch lebt in seiner eigenen Welt. Er ist nicht mehr in Berührung mit der Realität. Er verliert den Kontakt zu der äußeren Wirklichkeit und fängt an, seine tiefer liegende Wirklichkeit ungefiltert nach außen zu bringen, was sich durch Wahnideen und Halluzinationen ausdrückt. Es ist, als würden seine Träume in den Wachzustand hinüberlaufen. Deshalb ist für mich Schizophrenie letzten Endes nichts anderes als träumen mit offenen Augen. Alle Irrationalitäten kommen hoch.

*Es gibt mehrere Formen der Schizophrenie, können Sie sie beschreiben?*

Bei der Schizophrenie unterscheidet man die paranoide Schizophrenie, die durch Sich-verfolgt-Fühlen, Wahnideen und häufig auditive Halluzinationen gekennzeichnet ist. Die Wahnideen haben alle mit einem speziellen Thema zu tun, wie „Meine Frau ist hinter mir her", „Die Leute wollen mich umbringen, mir mein Geld nehmen".

Bei der hebephrenischen Schizophrenie, die auch desorganisierte Schizophrenie genannt wird, sind emotionale Störungen sehr deutlich. Man beobachtet eine starke Desintegration der Persönlichkeit, als ob fast kein Ego mehr vorhanden wäre. Es ist eine tief greifendere Form, wo alles zusammenbricht.

Bei der katatonischen Schizophrenie sind psychomotorische Störungen vorherrschend. Sie können sich bis zu einem fast völligen Stupor entwickeln. Auch psychomotorische Retardierung ist möglich.

Hier werden häufig Mittel wie *Helleborus, Opium, Magnolia* verschrieben. Sie gehören zur Familie der *Ranunculaceae* und zur Gruppe der Zweikeimblättrigen. Alle drei haben das Gefühl, verloren zu sein. Sie sind alle nicht wirklich hier, nicht wirklich inkarniert. Dieser Zustand entspricht im Periodensystem der ersten Reihe, der *Hydrogenium-Reihe.*

Viele Menschen, die Arzneien aus dieser Gruppe brauchen, kommen zu mir. Allopathie ist für sie zu stark, sie benötigen zarte, vorsichtig wirkende Arzneien. Patienten, die Mittel aus der zweiten Reihe des Periodensystems, der *Lithium-Reihe*, benötigen, sind prädestiniert für psychische Erkrankungen.

## Psychiatrische Erkrankungen und Naturreiche

*Wenn wir schon mal beim Thema sind: Könnten Sie uns die Beziehung zwischen psychiatrischen Krankheitsfällen und den Naturreichen erklären? Haben bestimmte psychische Zustände eine Affinität zu einer bestimmten Pflanzenfamilie oder einer bestimmten Reihe im Periodensystem?*

Wie ich bereits gesagt habe, glaube ich an das grundlegende Thema eines Menschen, an ein Kernthema, welches das ganze Leben wie ein roter Faden durchläuft. Heute habe ich beispielsweise einen Streit mit meinem Freund gehabt, was in mir Angst ausgelöst hat. Der Streit an sich ist nicht das Thema, sondern die Tatsache, dass dieser Streit an etwas mir bereits Bekanntes angedockt hat. Das ist nicht ein einmaliger Vorfall, sondern ein Thema, das mit meinem ganzen Leben verwoben ist. Bei der *Ranunculaceae*-Familie sagt ein Patient von sich: „Ich habe eine dünne Haut. Ich bin zu empfindlich. Alles dringt in mich hinein."

Als Kind war dieser Mensch bereits empfindlich gegen Boshaftigkeit. Diese Empfindsamkeit erscheint auch in seinen Träumen. Er träumt beispielsweise, dass jemand zu ihm etwas Böses sagt, und er zittert vor Angst. Das ist ein Thema, das in jedem Bereich seines Lebens vorkommt – und dies gilt es zu behandeln.

Diese Lebensthemen kennen wir aus dem Periodensystem. *Jan Scholten* hat viel daran gearbeitet.

Die erste Reihe mit *Hydrogenium* stellt die Empfängnis dar. Hier ist das Ego nicht entwickelt, denn im Mutterleib besitzen wir kein Ego.

In der zweiten Reihe, die *Lithium-Reihe,* sind wir entweder noch im Mutterleib oder gerade herausgekommen. Dann folgt die dritte Reihe mit *Natrium,* wo wir in den Armen der Mutter sind und lernen, unabhängig zu werden. Wir entwickeln auch die Emotionen – und die Identität.

In der vierten Reihe, der *Calcium-Reihe,* gehen wir in die Schule. Hier fangen wir an, die ganzen gesellschaftlichen Verhaltensregeln zu lernen. Es folgt dann die *Silber*- bzw. die Kreativitäts-Reihe und schließlich die *Aurum-Reihe.* Das sind unterschiedliche Stadien der Entwicklung des Individuums. Und jedes dieser Stadien beinhaltet ein spezielles Thema, mit dem man zu tun hat: „Bin ich unabhängig oder nicht?" „Bin ich ausreichend getrennt von meiner Mutter oder nicht?"

„Jedes Stadium beinhaltet ein spezielles Thema, mit dem man zu tun hat."

Bei den Pflanzen ist es ähnlich. Ich betrachte die Pflanzen-Familien in unterschiedlichen Stadien der Evolution. Die neuartigen Erkenntnisse der Botanikerin und Homöopathin *Michal Yakir,* die die Pflanzen vom Standpunkt der menschlichen Entwicklung klassifiziert hat, sind eine große Hilfe für die Verschreibung des passenden homöopathischen Mittels. In ihrer homöopathischen Pflanzentabelle unterscheidet sie die vier Stadien der Einkeimblättrigen und die sechs Stadien der Zweikeimblättrigen und leitet daraus die verschiedenen Phasen der menschlichen Entwicklung – von der Geburt bis zum Tod.

Die *Magnoliidae* beispielsweise sind gerade erst inkarniert und völlig verwirrt („Ich habe mich in einer mir bekannten Straße verlaufen!"), die *Hamamelididae* sind erst auf der Erde und wissen nicht genau: „Bin ich hier oder noch in der anderen Welt?" Bei *Veratrum album,* dem Nieswurz, befinden wir uns in der Königsreihe. Der Mensch hat die Wahnidee, er sei ein König.

Auch bei Tieren achte ich auf das Stadium der Evolution. Ich habe einen Evolutions-Chart für das Tierreich entwickelt. So kann man auch weniger bekannte Tiere mit dem Evolutionsmodell verschreiben. In meinem Buch „Personal Evolution Model – The Foundation Book" werden die verschiedenen Charts und das Evolutionsmodell ausführlich erklärt. Hier sind hauptsächlich die unterschiedlichen Strategien, die ein Mensch zum Überleben verwendet, im Fokus der Aufmerksamkeit. Ist es die Strategie einer Schlange, die eines Säugetiers oder die einer Spinne? Was ist das Thema und warum? Wenn ich eine Schlange bin, besteht meine ganze Strategie darin, mich zu verstecken und aus dem Versteck heraus anzugreifen. Diese Strategie wird dann in allen Bereichen des Lebens verwendet. Die Frage ist: „Welches Muster erkenne ich als Homöopath?“ Das ist eine große Frage in Bezug auf die ganze Psychiatrie.

## Die Ego-Stärke ist ausschlaggebend

Alle psychiatrischen Erkrankungen hängen meiner Meinung nach davon ab, wie stark das Ego entwickelt ist. Die Stärke des Egos bestimmt also die psychiatrischen Probleme. Wenn man beispielsweise ein starkes Ego wie das eines Königs hat, dann kann man kämpfen und auch gewinnen. Befindet sich das Ego dagegen in der *Natrium-Reihe,* ist man sehr fragil. Sogar bei einer Kleinigkeit, bei einem kleinen Stress kann man zusammenbrechen.

„Alle psychiatrischen Erkrankungen hängen meiner Meinung nach davon ab, wie stark das Ego entwickelt ist.“

In der *Lithium-Reihe* ist das Ego noch nicht entwickelt. Man fühlt sich noch im Mutterleib – egal wie alt man ist. Man versucht, Geld zu verdienen, man spricht mit Leuten, bemüht sich, eine Beziehung zu führen, man geht arbeiten, aber man befindet sich noch im Mutterleib. Man will der Welt nicht ins Auge sehen.

Das Ego entspricht auch der Menge an Getrenntheit, die man entwickelt hat. Ist man nicht genügend individualisiert, kann man in die früheren Stadien zurückfallen und zusammenbrechen.

Im Mineralreich beobachte ich häufig, dass Fälle aus der *Hydrogenium-Reihe,* der *Lithium-Reihe* oder der frühen *Natrium-Reihe* psychiatrische Erkrankungen entwickeln.

In der *Lithium-Reihe* befindet sich der Mensch vor der Ich-Werdung, deshalb finden wir so viele psychiatrische Eigenschaften bei den Mitteln dieser Reihe. Hier herrscht auch viel magisches Denken. Das prädestiniert Menschen dieser Reihe für psychische Probleme. Da sie nicht definiert sind, ist die Welt zu kompliziert für sie. Magie hilft dann, weil sie alles einfacher macht.

Bei den Pflanzen beobachte ich in der Gruppe der Zweikeimblättrigen, wie den *Magnoliidae* oder den *Hamamelididae,* Fälle von

Zusammenbruch. Ebenfalls bei allen Pflanzen, die dem Stadium vor der Geburt entsprechen, wie zum Beispiel bei den *Solanaceae* oder den *Rosidae.* Vor der Geburt ist man noch nicht mit der irdischen Welt verbunden. Das Ego ist nicht stark genug und bricht zusammen.

*Die Solanaceae* haben immer wieder mit der Welt der Geister, der Gespenster zu tun. Sie fühlen sich von dieser Art von Geistern angegriffen und können ebenfalls zusammenbrechen.

Die ganzen psychiatrischen Erkrankungen können also damit erklärt werden, wie viel das Ego aushält. Wenn der Druck vom Es und Über-Ich zunimmt, wird die Angst größer und Zwangsstörungen können entstehen.

## Zwangsstörungen – Verzweifelter Versuch, die Kontrolle zu behalten

### *Wie zeigen sich Zwangsstörungen?*

Zwangsstörungen gehören zu den Angststörungen. Der Mensch möchte wieder Kontrolle über sein Leben erlangen. Er hat immer noch die Kontrolle, manchmal sogar viel mehr, als es notwendig wäre, und befindet sich dadurch an der Grenze zur Psychose: „Ich muss kontrollieren, sonst bricht alles zusammen." Das ist ein letzter verzweifelter Versuch, nicht wahnsinnig zu werden. Häufig reden Zwangspatienten davon, dass sie Angst davor haben, verrückt zu werden.

„Zwangsstörungen gehören zu den Angststörungen. Der Mensch möchte wieder Kontrolle über sein Leben erlangen."

Zwänge sind wiederkehrende und anhaltende Gedanken, Impulse oder Bilder. Sie sind eindringend und unangemessen und verursachen eine schlimme Belastung. Sie verbrauchen sehr viel Lebenszeit und stören maßgeblich den normalen Lebensablauf.

Die Hauptsymptome, denen man begegnet, sind Ekel bezüglich der eigenen Körperausscheidungen (Urin, Stuhl, Speichel, Schmutz, Toxine, Erreger) oder Angst, dass etwas Schreckliches passiert (Feuer, Krankheit, Tod). Der Betroffene macht sich auch viele Gedanken über Symmetrie, Ordnung oder Genauigkeit. Oder er hat Skrupel, betet viel bzw. hat exzessive religiöse Gedanken. Glücks- bzw. Unglückszahlen spielen ebenfalls eine Rolle. Auch verbotene, perverse sexuelle oder aggressive Gedanken sind vorhanden. Manchmal ist es ein Ohrwurm, ein Lied, das nicht mehr aus dem Kopf geht.

Zwänge sind exzessiv ritualisierte Handlungen wie Waschen, Duschen, Baden, Sich-Kämmen, die Türen auf- und zumachen, den Lichtschalter an- und ausmachen. Immer wieder muss man überprüfen, ob die Wohnung abgesperrt ist, ob der Herd ausgeschaltet ist, die Türen zu sind.

Sauber machen, berühren, bestellen, arrangieren, zählen, horten, sammeln. Verlangen zu beichten – das alles wird zur Besessenheit.

Bei Zwangsstörungen müssen zwei Faktoren vorhanden sein: die Wiederholung und die Kontrolle.

Die Betroffenen wissen, dass die Gedanken bzw. die Impulse nicht angemessen sind, dass sie Hirngespinste sind, die mit der Realität nichts zu tun haben. Wenn jemand zum Beispiel den Zwang hat, sich ständig die Hände zu waschen, weiß er, dass seine Hände nicht mehr schmutzig sind. Oder wenn sie wiederholt etwas bestellen, etwas überprüfen, zählen: Sie fühlen sich getrieben, es zu tun. Der ganze Sinn und Zweck der ständigen Wiederholung liegt darin, diese Zwänge zu reduzieren. Man erkennt auch hier, dass es im Übermaß ist, dass es unvernünftig ist und dass es keine reale Grundlage hat.

„Der ganze Sinn und Zweck der ständigen Wiederholung liegt darin, diese Zwänge zu reduzieren."

Im Periodensystem haben die Mittel der 15. Spalte (Verlust, Zerstörung) das Kontrollthema. Vor allem *Arsenicum album* zeigt Symptome wie Überprüfen, Misstrauen, Argwohn. Verlangen nach Symmetrie. Alle mineralischen Mittel haben prinzipiell ein Verlangen nach Symmetrie. Sie wollen alles in einer gewissen Ordnung haben, in einer Struktur.

*Könnten Sie uns bitte den Fall einer Zwangsstörung schildern, und wie Sie vorgegangen sind?*

Ein 25-jähriger Mann kam zu mir und berichtete, dass er den Impuls hat, immer und immer wieder Dinge zu überprüfen: Türen, Schlösser. Auch bei den Wasserhähnen muss er kontrollieren, ob er sie alle fest zugedreht hat, und bei den Lichtschaltern, ob sie alle ausgeschaltet sind. Auch mit Symmetrie hat er einen Zwang: Alles muss in die richtige Position geordnet werden. Die Kissen müssen immer richtig liegen.

Was für ein Gefühl steckt dahinter? Das Gefühl: „Ich bin nicht sicher."

Bei den psychiatrischen Fällen verlasse ich das Hauptproblem nie. Bei einer Zwangsstörung schaue ich, wie sie sich ausdrückt. Bei der Schizophrenie betrachte ich, was die Wahnideen, die Halluzinationen sind, bei einer Angststörung, wie die Panik erlebt wird. Man darf nicht davon abweichen, wie die Pathologie sich kristallisiert, um richtig zu verstehen, was in diesem Fall das Hauptgefühl ist.

Wie fing bei diesem jungen Mann die Pathologie an? Er erzählt, dass er in einer sehr sicheren Umgebung aufgewachsen ist. Seine Eltern haben ein sehr gutes gesellschaftliches Leben geführt. Sehr sicher war es da – bis eines Tages etwas passierte, das sein Leben von Grund auf veränderte. Er sah, wie sein Vater, der nach seinen Worten „so stabil wie eine Säule“ war, infolge eines falschen Berichts seiner Firma weinend zusammenbrach. Der Vater wurde entlassen aufgrund eines Fehlers, den er nicht begangen hatte.

„Man darf nicht davon abweichen, wie die Pathologie sich kristallisiert, um richtig zu verstehen, was in diesem Fall das Hauptgefühl ist.“

Das sind die Fakten. Welche Wirkung haben sie nun auf den jungen Mann gehabt? Hier tauchen Begriffe auf wie „in den Rücken fallen“, „sich betrogen fühlen“.

Auf die Frage, wie er dieses Ereignis erlebt hat, antwortet er, dass er nicht mehr essen und schlafen konnte. Sein Körper hat also reagiert, als wäre er selbst betroffen. Ab diesem Zeitpunkt konnte er niemandem mehr trauen, und er wurde sehr ernst und sehr ehrgeizig. Er wollte ständig die Kontrolle über eine Situation behalten. Die Zwangsstörung hat sich aufgrund dieser inneren Unsicherheit allmählich entwickelt. Im jetzigen Moment ist alles in Ordnung, aber er weiß nicht, was im nächsten passieren kann. Er muss also jederzeit vorsichtig und vorbereitet sein.

Die Eltern haben sich schnell wieder erholt. Nach ein paar Tagen war alles wieder gut und der Vater hat in der Firma weitergearbeitet. Aber beim Sohn hat das Ereignis eine tief greifende Veränderung in seinem Sein hervorgerufen. Die äußere Situation trat in Resonanz mit etwas in seinem Inneren und verursachte in ihm eine Verschlimmerung.

Vor dem Zwischenfall hat er sich keine Sorgen gemacht, berichtet er. Er war nicht ambitioniert, er befand sich fast wie in einem meditativen Zustand. Danach hat er die innere Sicherheit verloren, er konnte nicht mehr vertrauen und hat angefangen, Zwangsstörungen bei den kleinsten Dingen zu entwickeln.

Dieser Patient befindet sich in einem Dilemma, als würden zwei Personen in ihm sitzen: Die eine möchte entspannt und passiv sein, ohne sich große Gedanken zu machen, und die andere hat kein Vertrauen mehr, ist immer auf der Hut und hart zu sich.

Ich habe ihm *Boron* gegeben, und ich war sehr überrascht über die dramatische Veränderung seines Zustands. *Boron* befindet sich in der zweiten Reihe des Periodensystems, in der *Lithium-Reihe*.

*Warum Boron?*

Die *Lithium-Reihe* hat mit einem Individuum zu tun, das im Mutterleib ist. Nach der Empfängnis befindet man sich sofort in der *Lithium-Reihe*. Man ist also in der Gebärmutter, und dann setzen die Wehen ein und man erblickt das Licht der Welt.

Im *Boron*-Zustand ist man in einem meditativen Zustand und plötzlich wird man durchgeschüttelt. Man ist verunsichert und weiß nicht, was zu tun ist (dritte Spalte). Eine Wehe kommt, dann hört sie auf. Dann kommt die nächste und wieder und wieder und häufiger. Das Kind ist verwirrt und wird unruhig. Das ist das erste Mal, dass es aktiv werden muss. Es ist total unsicher: „Bleibe ich drin oder gehe ich raus?" Man kann sich vorstellen, was das für das Nervensystem bedeutet.

Ich habe in meiner Praxis viele *Boron*-Fälle mit Zwangsstörungen erlebt. Das Auffallende ist, dass hier Kleinigkeiten eine große Rolle spielen. Die Königsreihe, die *Aurum-Reihe*, hat mit Nationen und großen Konzepten zu tun, aber bei *Boron* geht es um klein, klein, klein. Kleinigkeiten erscheinen wichtig.

Warum begegnen wir so vielen psychiatrischen Pathologien in der *Lithium*-Reihe? Weil die Betroffenen ein schwaches Ego haben. Wenn sie geboren werden, haben sie das Gefühl, sie können der Welt nicht gegenübertreten. Die Welt scheint bedrohlich. Sie können nicht für sich selbst einstehen.

Das andere Thema bei *Boron* ist die Kontrolle: Alles schüttelt sich, und man will die Kontrolle behalten.

Unentschieden, zögerlich, zweifelnd („Habe ich den Herd ausgeschaltet oder nicht?"), nicht geerdet (als ob man auf einem glitschigen oder wackeligen Boden läuft), nicht mit beiden Füßen auf dem Boden, deshalb muss man sich irgendwo festhalten. Das sind die Merkmale von *Boron*. Die Modalitäten sind: Sich festklammern, sich festhalten. Die Struktur hält nichts fest.

## Wann bricht das Ego zusammen?

*Die Kontrolle über sein Leben, die man durch Zwangsstörungen zu bekommen versucht, ist also eine Kompensierung der Angst?*

Es ist ein verzweifelter Versuch, diesen Kampf doch noch zu gewinnen. Und wenn man den Kampf dann letztlich verliert, bricht das Ego als Konsequenz zusammen. Nun stellt sich die Frage: „Was für ein Mensch bricht zusammen?" Wir können es mit den Techniken der Polizei vergleichen. Diese weiß genau, wie sie jemanden je nach Persönlichkeit bricht. Hat ein Mensch ein schwaches Ego, wird allein die Nachricht, dass die Polizei ihn sucht, bei ihm zu einem Zusammenbruch führen.

Alle Menschen der *Hydrogenium*- und *Lithium-Reihe* und der ersten Unterklasse der Zweikeimblättrigen haben eine Prädestination für psychiatrische Störungen, weil sie von Haus aus kein groß entwickeltes Ego haben.

Eine weitere Technik der Polizei ist es, Menschen durch unterschiedliche Arten von Folter zum Zusammenbruch zu bringen. Nun, wer foltert unser menschliches Wesen? Unser inneres lepröses Miasma. Es ist, als würde jemand uns innerlich permanent quälen. Man fühlt sich verfolgt, gejagt, schmutzig, in eine Ecke gestellt.

Ein anderer Grund für ein Zusammenbrechen ist die Isolation. Denn per Definition sind wir Sozialwesen. Wenn wir abgeschottet werden und keinen Kontakt mehr zur Außenwelt haben, wird die äußere Welt schwach und die innere stark. Das Ego oder die soziale Maske braucht die Interaktion mit der Gesellschaft, eine Validierung von außen, um stark zu bleiben. Wenn man mich nicht *Mahesh* nennt und niemand mit mir spricht, fühle ich mich wertlos und werde innerlich schwach.

„Das Ego braucht eine Validierung von außen, um stark zu bleiben."

Auch starke Emotionen können zum Zusammenbruch führen. Bei einer Bombenexplosion beispielsweise bekommen die meisten Menschen Panik. Panik ist nichts anderes als eine mikropsychotische Episode. Das Ego ist für ein paar Minuten von den Geschehnissen überwältigt und man tickt aus. Dann kehrt man zur Normalität zurück. Panik ist keine Schizophrenie, aber gibt einen Einblick in diesen Zustand. Hier muss man an homöopathische Mittel denken, die im Mittelbild starke Emotionen haben: bei den Mineralen *Brom, Jod,* bei den Pflanzen die *Solanaceae,* oder bei den *Ranunculaceae* Mittel wie *Hydrastis.* Bei den Tieren passt *Lac equinum,* die Pferdemilch, zum Zustand der Panik.

## Die Spitze des Eisbergs

*Wie verändern sich die Ängste unter einer homöopathischen Behandlung? Die chemischen Medikamente unterdrücken ja eher die Angst. Was ist Ihre Erfahrung?*

Angst ist eine Emotion, die auf der Basis einer Wahnidee entsteht. Ich habe Angst, weil ich das Gefühl habe, die Menschen um mich herum sind gegen mich und wollen mir etwas antun. Wenn meine Wahnidee geringer wird, verkleinert sich auch meine Angst. In anderen Worten: Angst ist das Erste, das sich bessert, wenn man Schizophrene homöopathisch behandelt. Also das, was sich zuerst verbessert, sind das Verhalten und die Emotionen. Später kommt dann die Verbesserung des Gedankenprozesses. Wahnideen brauchen Zeit, bis sie sich verändern. Mit der Zeit werden sie milder und weniger und irgendwann werden sie überflüssig.

„Angst ist das Erste, das sich bessert, wenn man Schizophrene homöopathisch behandelt."

*Es ist bekannt, dass Schizophrene sich nach einer akuten Episode an nichts erinnern. Kann die Homöopathie dazu beitragen, dass sie das, was passiert ist, integrieren?*

Bei Schizophrenie macht man die Dose auf und lässt alles raus. Die homöopathische Behandlung bedeutet also, dass man alles wieder in die Dose reintut und diese zumacht. Warum erinnern sich die Patienten an nichts? Weil die Natur möchte, dass wir ein Mensch bleiben. Sie ist intelligent, sie lässt uns nur die Spitze des Eisbergs erblicken. Das, was uns wirklich tief innen regiert, lässt sie im Unterbewusstsein. Es ist, als ob heißes Wasser überkocht. Wenn die Hitze wieder heruntergedreht wird, beruhigt sich allmählich alles wieder. Dann will der Geist sich gar nicht mehr daran erinnern. Es ist etwas, was man nicht wissen soll.

*Aber das Unterbewusstsein ist immer präsent. Meldet es sich nicht, bis diese Episoden integriert werden?*

Nehmen wir an, Sie haben einen Fleck auf einer Decke. Jedes Mal, wenn Sie sie waschen, wird der Fleck blasser. Er verschwindet nicht ganz, aber irgendwann kommt der Zustand, in dem Sie diesen Fleck kaum noch merken. Bei einem homöopathischen Mittel ist es ähnlich: Das, was am Anfang intensiv war, wird mit jeder Mittelgabe milder, bis zum Punkt, wo fast nichts mehr da ist. Es ist nicht ganz weg, aber es verursacht kein Problem mehr. Das, was im Unterbewusstsein aufgetaucht ist, ist jetzt gezähmt, und der menschliche Teil wird stärker. Sie können sich dann besser annehmen. Sie sind entspannter mit sich selbst. Sie sagen sich: „Ja, ich habe einen Fehler gemacht, aber es ist nicht so schlimm." Ansonsten können Kleinigkeiten sehr wichtig werden.

## Jenseits von Religiosität und Moralität

*Immer wieder beobachten wir Patienten, die religiöse Wahnideen haben. Können sich diese religiösen Wahnideen im Laufe der homöopathischen Behandlung verändern?*

Die Religiosität und die Moral werden häufig in der *Calcium-Reihe* beobachtet – bei *Calcium* oder *Kalium bromatum* beispielsweise –, als ob Gott an diesen Menschen seine göttliche Rache ausüben würde. Diese Art von Gefühl findet man auch bei Schlangen-Arzneien, ebenfalls bei den *Rosidae* und bei den Zweikeimblättrigen und in Mitteln wie *Euphorbia, Mancinella, Anacardium*. Dieses Gefühl, man habe etwas richtig oder falsch gemacht, resultiert aus einer zu großen Strenge. Gut und schlecht, heilig oder teuflisch – diese duale Wahrnehmung hat nichts mit Spiritualität zu tun, sondern mit Moral. Wir müssen uns jenseits von richtig und falsch bewegen. Wird das richtige homöopathische Mittel eingenommen, funktioniert der Mensch besser, denn er muss nicht mehr alles in gut oder schlecht einsortieren. Zu viel Religiosität ist genauso wie zu viel Moralität eine Krankheit.

„Wir müssen uns jenseits von richtig und falsch bewegen."

Ich wurde immer wieder mit Patienten mit religiösen Wahnideen konfrontiert. Die *Mancinella*-Patienten zum Beispiel haben nach der Mittelgabe eine gesündere Art, mit Gott umzugehen. Sie sehen Gott nicht mehr als strafende Instanz, sondern als jemanden, der liebevoll ist. Diese Bewegung vom strafenden Gott zum liebenden Gott müssen wir vollziehen. Das ist der Gang der Evolution. Wir entwickeln uns alle in Richtung eines höheren Bewusstseins. Wir werden besser und besser – ob man an die nächste Geburt glaubt oder nicht. Und die Homöopathie hilft uns, näher an uns selbst, näher an unser Zentrum zu kommen. Das, was nicht sein soll, räumt sie aus dem Weg.

*Vivekananda* hat uns ein schönes Beispiel gegeben: Wirft man eine Münze in einen Teich, bewegt sich das Wasser, und man kann die Münze nicht sehen. Aber wenn das Wasser wieder still wird, wird die Münze deutlich sichtbar – und größer. Unserem Wesen nach sind wir spirituell. Wir sind Liebe. Wir sind Glückseligkeit. Wir sind ständig damit in Berührung. Aber aufgrund von Emotionen oder Wahnideen verlieren wir dieses Gefühl der Verbundenheit. Das sind Blockaden, die die Homöopathie imstande ist aufzuheben. Werden diese Hindernisse aus dem Weg geräumt, können wir wie in der Meditation tief in das Gefühl der Verbundenheit eintauchen.

*Gibt es Arzneien, die mehr Bezug zu spirituellen Prozessen haben als andere?*

Menschen, die Urpflanzen-Mittel brauchen, sind spirituell. Auf der tiefen Ebene herrscht ein Gefühl von Einheit: Sie und ich sind nicht getrennt, sondern verbunden. *Beryllium*-Menschen aus der zweiten Reihe sind ebenfalls sehr spirituell. Viele gehen sogar in ein Kloster. Sie fühlen sich wie im Mutterleib. Es gibt nichts, was man tun muss, kein Ziel, das erreicht werden müsste. Man ist einfach in einem glückseligen Zustand. Aus diesem Grund sehnen sich viele Menschen nach einer solchen universellen Gebärmutter. Sie gehen in eine Höhle in den Himalaya, um sich mit etwas Höherem zu verbinden und kreieren einen Mutterleib im Außen. Auch der *Hydrogenium*-Typ aus der ersten Reihe ist sehr gut verbunden. Das sind von Haus aus spirituelle Menschen. Aber sie müssen den Prozess der Evolution durchlaufen, das heißt, in die Individualisierung gehen und sich dann wieder rückverbinden. Denn *Hydrogenium* ist zwar verbunden, aber er ist unglücklich, weil er das Gefühl hat, dass er nicht existiert: „Ich möchte einen Wert haben. Ich möchte mich in diesem Universum manifestieren. Ich möchte mich individualisieren.“ Denn der Prozess besteht darin, den ganzen Kreislauf zu durchlaufen und sich später wieder zu verbinden. Oder umgekehrt: In der Königsreihe, der *Aurum-Reihe*, hat die Individualisierung bereits stattgefunden, und man hat alles, was man sich wünscht. Und trotzdem hat man das Gefühl, nicht richtig glücklich zu sein, und sehnt sich nach göttlicher Verbindung zurück. So oder so: Den Gang der Evolution kann man nicht aufhalten!

## Viel stärker als Chemie

*Psychiatrische Patienten nehmen häufig große Mengen an Psychopharmaka ein, bis zu zehn verschiedene Medikamente. Wie gehen Sie hier mit chemischen Medikamenten um?*

Die Psychiatrie war das letzte Feld der Medizin, das in der medizinischen Fakultät integriert wurde. Zunächst war sie im spirituell-religiösen Bereich angesiedelt, dann kamen *Freud* und seine Zeitgenossen und haben die psychologischen Theorien entwickelt. Es waren wunderbare Konzepte, aber die Patienten mussten sich einer Psychotherapie unterziehen, die teilweise bis zu fünf Jahre dauerte. Es war einfach zu lang. Mit der Zeit verbesserte sich ihr Zustand, aber oftmals auch nicht. Man konnte damit weder die Schizophrenie noch körperliche Beschwerden behandeln. Ich lehne nicht grundsätzlich Psychotherapie ab, aber sie ist nicht dafür geeignet, wenn man viele Patienten hat. Außerdem: Wer hat so viel Zeit zur Verfügung für eine solche Therapie? Es war notwendig, etwas Schnelleres zu finden.

Um 1950 herum wurde *Chlorpromazin* erfunden. Mit diesem ersten Arzneistoff aus der Gruppe der Neuroleptika fing die Ära der modernen Psychopharmaka an. Die Psychiater erhofften sich damit, Besserungen bei psychotischen Patienten zu erzielen. Sie vergaßen aber den gesamten psychologischen Zusammenhang und verschrieben nur noch diese chemischen Drogen. Sie interessierten sich weder für das Wesen der Patienten, noch für deren Beziehungen oder deren finanzielle Lage. Die Patienten wurden wie Maschinen behandelt und bekamen alle diese Substanzen. Das ist diametral entgegengesetzt zu dem, was wir Homöopathen tun: Wir berücksichtigen den Menschen in seiner Ganzheit und verschreiben ein Mittel, in das wir das ganze psychodynamische Verständnis mit hineinnehmen.

Ich bin grundsätzlich nicht gegen Psychopharmaka. Sie haben beim Krisenmanagement ihren rechten Platz. Jemand erleidet beispielsweise einen Herzinfarkt und wird auf die Intensivstation gebracht. Leidet diese Person an einer Psychose, macht sie alles kaputt. Sie muss erstmal beruhigt werden. Hier hat ein chemisches Medikament seine Berechtigung. Gibt man aber diese Medikamente, die für akute Zustände gedacht waren, weiter, also wenn die Einnahme chronisch wird, wird es problematisch.

„Unsere Homöopathie ist viel stärker als die Psychopharmaka. Sie ist von der Energie her wie die Atombombe!"

Drei Arten von Patienten kommen zu mir: Diejenigen, die keine allopathischen Medikamente nehmen wollen. Da bin ich sehr glücklich. Die Zweiten bitten darum, eine Zeit lang ein allopathisches Medikament zu bekommen, weil die Homöopathie in ihren Augen ein bisschen Zeit braucht, um zu wirken. In diesem Fall verschreiben wir ein allopathisches Arzneimittel und machen dann mit der Homöopathie weiter. Und schließlich nehmen die Dritten starke chemische Drogen und kommen zu mir mit der festen Überzeugung, dass sie mit allopathischen Medikamenten kein Problem haben.

Unsere Homöopathie ist viel stärker als diese stofflichen Mittel. Sie ist von der Energie her wie die Atombombe!

Prinzipiell verbessern keine Psychopharmaka die Qualität des Lebens. Wenn man homöopathisch behandelt, verringern sich die allopathischen Mittel und die Lebensqualität bessert sich. Die „Weltgesundheitsorganisation" definiert Gesundheit als ein Gefühl von Wohlbefinden. Diese Dimension vergessen wir häufig.

Wenn man die richtigen homöopathischen Mittel einnimmt, ist man entspannter, mehr in seinem Zentrum – kurzum glücklicher. Mit der Homöopathie behält man die Krankheit nicht nur im Griff, sondern man heilt. Was wünscht man sich mehr?

„Wenn man die richtigen homöopathischen Mittel einnimmt, ist man entspannter, mehr in seinem Zentrum – kurzum glücklicher."

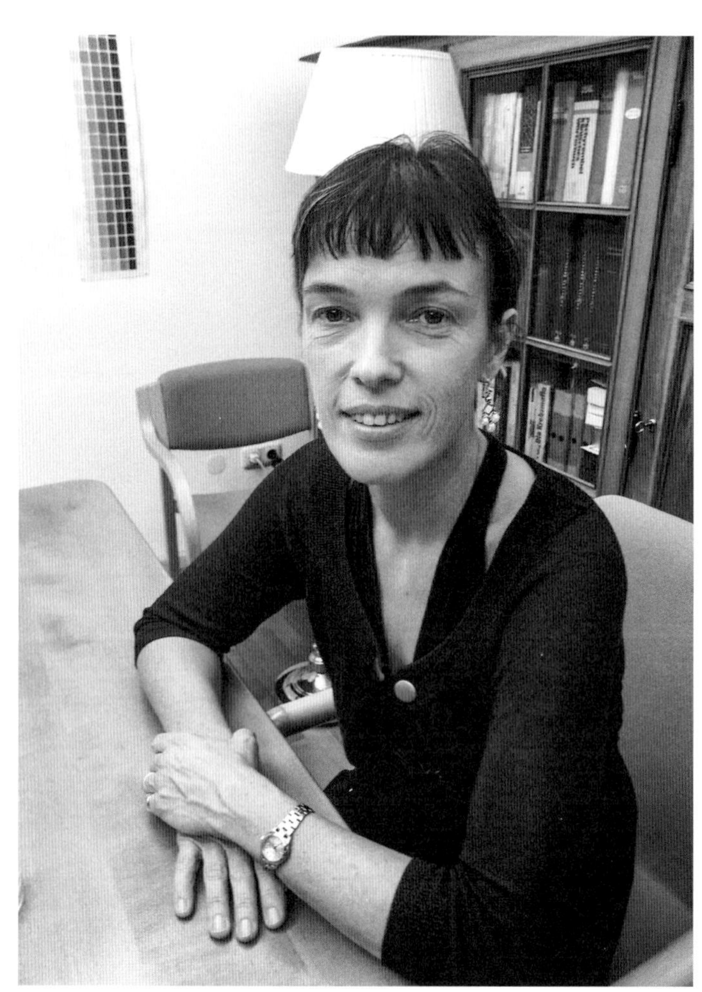

Dr. Patricia Le Roux

# Homöopathie in der Kinderheilkunde

## Interview mit Dr. Patricia Le Roux

Dr. med. Patricia Le Roux (Frankreich) war Kinderärztin und Mutter von vier Kindern und führte in Marseille eine homöopathische Privatpraxis. Nach ihrer homöopathischen Ausbildung an der Medizinischen Universität von Marseille unterrichtete sie dort anschließend Homöopathie in der Pädiatrie. Sie arbeitete parallel dazu als Kinderärztin für Notfallmedizin in der Kinderambulanz des größten Universitäts-Lehrkrankenhauses (Hôpital Timone) in Marseille.

Dr. Le Roux leitete die Ethikkommission „Europa und Ethik" innerhalb des Universitätskrankenhauses in Marseille. Zudem war sie sehr aktiv in der Ärztevertretung, zum einen als Vizepräsidentin der „Französischen Nationalvereinigung homöopathisch arbeitender Mediziner" (SNMHF) und zum anderen auf europäischer Ebene als Generalsekretärin des „Europäischen Komitees für Homöopathie" (ECH).

Sie ist Autorin zahlreicher homöopathischer Werke.

Sie starb im Oktober 2011 an den Folgen eines Verkehrsunfalls.

Patricia Le Roux wurde von ihren homöopathischen Kollegen weltweit für ihr innovatives Denken und ihre Fähigkeit, Homöopathie und traditionelle Medizin zu verbinden, sehr geschätzt. Sie war eine ausgezeichnete Klinikerin und eine mutige Forscherin in der Homöopathie. Ihre unermüdliche Energie und ihr unglaubliches Arbeitspensum haben bewirkt, dass sie neue Mittelgruppen wie die Schmetterlinge in die Kinderheilkunde einführte. Mit ihren 13 Schmetterlingsarzneien hat sie den Weg für neue vielversprechende Verschreibungen gebahnt.

Eine weitere Pionierarbeit leistete sie, indem sie die Actinide, die bis dahin für Themen des Alters und des Todes standen, für die Kinderheilkunde entdeckte. Seitdem beziehen sich viele praktizierende Homöopathen auf ihre Erfahrungen.

Unser großer Wunsch ist, dass ihr von Herzen kommendes tiefes Engagement für die Homöopathie in der Medizin eine Vorbildfunktion hat und alle praktizierenden Klassischen Homöopathen ansteckt.

*Frau Dr. Le Roux, Sie arbeiten im „Hôpital de la Timone" in Marseille, dem größten Universitätslehrkrankenhaus in Frankreich und dem drittgrößten in Europa. Gleichzeitig führen Sie eine homöopathische kinderärztliche Praxis, in der Sie immer wieder mit Krebserkrankungen bei Kindern konfrontiert werden. Könnten Sie Ihre Erfahrung mit Krebs im Kindesalter mit uns teilen?*

Zum Glück ist Krebs bei Kindern verhältnismäßig selten. Nur ein Prozent aller Krebserkrankungen betrifft Kinder. Doch aus diesem Grund wird die pädiatrische Pathologie wenig verstanden, weder von den Medizinern noch von den Homöopathen noch von der Öffentlichkeit. Deshalb begegnen wir oft dem Problem, dass die Krebsdiagnose sehr spät gestellt wird.

Die meisten Krebserkrankungen bei Kindern, obwohl sie sich sehr schnell entwickeln, sprechen sehr gut auf Chemotherapie an. Diese Sensitivität auf Chemotherapie und die Tatsache, dass krebskranke Kinder die heftigen, sehr toxischen konventionellen Behandlungen besser vertragen als Erwachsene, führen dazu, dass 75 Prozent aller Kinderkrebsfälle geheilt werden können. Dennoch ist Krebs – nach Unfällen – die zweithäufigste Todesursache bei Kindern, die älter als 12 Monate sind.

Da wir als Kinderärzte nur die Kinder und Jugendlichen zwischen einem und 15 Jahren behandeln dürfen, kann man sagen, dass wir im Laufe einer 30-jährigen Praxistätigkeit mit bis zu 30 Krebsfällen konfrontiert werden.

## Verbindung zwischen Homöopathie und konventioneller Medizin

*Behandeln Sie diese Fälle ausschließlich homöopathisch?*

In Frankreich und in den meisten europäischen Ländern wird die Krebsbehandlung bei Kindern, vor allem bei soliden Tumoren, nach streng reglementierten Protokollen angegangen. Wenn die Homöopathie eingesetzt wird, um Krebspatienten zu unterstützen, fungiert sie immer als eine komplementäre Behandlungsmethode, die auf diese Behandlungsprotokolle immer Rücksicht zu nehmen hat. Das Ziel der begleitenden homöopathischen Behandlung ist es, die Lebenskraft des Kindes zu stärken, damit es mit den gefährlichen Dosen der Chemotherapie und den toxischen Nebenwirkungen besser umgehen kann und dadurch die Heilungschancen erhöht werden. Das ist besonders wichtig bei Kindern, denn sie bekommen in der Regel verhältnismäßig höhere und toxischere Dosen dieser Medikamente als ihre erwachsenen Leidensgenossen. Nach unserer Erfahrung können wir klar sagen, dass unsere jungen Patienten die konventionelle Therapie mit homöopathischer Unterstützung viel besser vertragen.

„Junge Patienten vertragen die konventionelle Therapie mit homöopathischer Unterstützung viel besser."

## Die wichtigsten Krebsfaktoren bei Kindern

*Was passiert, wenn die Diagnose Krebs gestellt wird?*

Wenn ein solider Tumor diagnostiziert wurde, wird in Frankreich ein Netzwerk zwischen niedergelassenen Ärzten vor Ort und Ärzten in der Klinik gebildet, die sich dann zusammen um das Kind kümmern. Der gesamte Prozess wird von einem multidisziplinären Team, das aus einem Kinderarzt, einem Onkologen, einem Psychologen und den Krankenschwestern besteht, begleitet. Alle arbeiten zusammen an dem gleichen Problem. Was das Team vor Ort betrifft, kann die Familie in Frankreich entscheiden, ob der behandelnde Hausarzt das Kind betreuen wird oder ein anderer Arzt ihrer Wahl. Sie kann auch bestimmen, welche Krankenschwester sich um das Kind kümmern wird, wenn es nach der Entlassung zu Hause noch gepflegt werden muss. Es wird versucht, den Kindern so weit wie möglich lange Krankenhausaufenthalte zu ersparen. Nur für die hochakute Chemotherapie kommen sie stationär, für alles Weitere dürfen sie nach Hause und werden dort weiterbehandelt.

„Ich bin als homöopathische Kinderärztin Teil eines Netzwerkes und versuche, die Ärzte, die mit involviert sind, zu unterstützen."

Ich bin als homöopathische Kinderärztin Teil dieses Netzwerkes und versuche, die Ärzte, die mit involviert sind, zu unterstützen. Es ist nämlich nicht leicht, krebskranke Kinder zu begleiten. Man muss sich sehr bewusst dafür entscheiden, plötzlich auf seinem Handy angerufen zu werden und Hausbesuche zu machen, auch nachts, und Kriseninterventionen zu bewältigen. Es fordert einen sehr, ein krebskrankes Kind zu begleiten, und der Zeitraum kann sich auf ein, zwei Jahre erstrecken, bis es dem Kind wieder besser geht. Man muss wirklich bereit sein, sich darauf einzulassen.

Sobald das Kind mit der Behandlung beginnt, trifft das Krankenhaus-Team das Team vor Ort. Den ganzen Tag wird der Fall des Kindes besprochen. Das heißt, der Hausarzt weiß Bescheid, wie die Diagnose lautet und die Prognose aussieht. Die Eltern sind nicht dabei, aber sie wissen auch alles über den Tumor, die Diagnose und welche Behandlung das Kind bekommen wird, auch welche Arten von Nebenwirkungen auf dieses zukommen werden. Der Hausarzt kann das Kind besser behandeln, wenn er vor Ort ist und das alles weiß. Die Krankenschwestern werden auch geschult, sie bekommen eine Sonderausbildung und lernen unter anderem, mit einem Zentralvenen-Katheter umzugehen und vieles mehr. Sobald sich etwas beim Follow-up der Erkrankung verändert, trifft sich das Team wieder.

Eine weitere Entscheidung wird fällig, wenn eine Palliativ-Behandlung angezeigt ist. Die Teams treffen sich dann wieder, und der Arzt wird gefragt, ob er das Kind in diesem Stadium weiterbehandeln möchte. Dies ist nämlich eine große Herausforderung. Wir alle werden informiert: „Wie ist der Zustand des Kindes? Wie geht es weiter? Was ist zu erwarten?"

„Familienfaktoren und das, was in der Schwangerschaft passiert ist, sind immer sehr wichtig, vor allem, wenn der Krebs in jungem Alter auftritt."

*Warum bekommt nach Ihrer Meinung ein Kind von anderthalb Jahren Krebs? Welche sind in Ihren Augen die wichtigsten Ursachen einer Krebserkrankung bei Kindern?*

Die Umweltfaktoren, die uns allen bekannt sind und die auch zum Erwachsenenkrebs beitragen, spielen eher eine kleine Rolle bei der Krebserkrankung von Kindern. Meiner Erfahrung nach, und dies wird von anderen Pädiatern bestätigt, ist der frühe Krebs in 90 Prozent der Fälle genetisch bedingt und somit angeboren. Bestimmte pathologische Indikatoren zeigen eine Prädisposition für Kinder, zum Beispiel wenn eine chromosomale Abnormalität wie Morbus Recklinghausen oder Morbus Deutschweber vorhanden ist. Was diese genetische Abnormalität betrifft und wenn man die meisten früheren Fällen in der Pädiatrie anschaut, ist es ganz sicher, dass Erbfaktoren eine große Rolle spielen. Das Kind wird dann mit dem Tumor geboren. Weitere Gründe für die Entstehung einer Krebserkrankung können emotionale Komponenten sein. Alle möglichen Familienfaktoren und das, was in der Schwangerschaft passiert ist, sind immer sehr wichtig bei chronischen Fällen, vor allem, wenn der Krebs in jungem Alter auftritt.

*Welche Rolle spielen die Geburtsumstände und die Emotionen der Mutter während der Schwangerschaft genau?*

Die Geburtsumstände sind zweifellos wichtig und werden bei der Fallaufnahme miteinbezogen: Was ist während der Schwangerschaft passiert? Was ist in der Familie passiert, bevor die Schwangerschaft überhaupt eintrat? Und was ist vorher passiert: Trennungen, Umzüge?

Ich hatte den Fall eines kleinen Mädchens mit einem Nephroblastom, dessen Vater die Mutter zwei Monate nach der Geburt verlassen hatte. Dieses einschneidende Ereignis wurde natürlich in der Anamnese berücksichtigt. Sie müssen nicht nur die Geschichte des Kindes in Betracht ziehen, sondern auch den Hintergrund der Eltern: Wie sieht ihr Leben aus? Wie ist die Geburt abgelaufen? Was ist ihre Pathologie?

„Die Rolle des homöopathischen Arztes ist sehr wichtig, wenn die Diagnose übermittelt wird."

## Die Rolle des homöopathischen Arztes

*Wann wird der homöopathische Arzt in die Behandlung hinzugezogen?*

Die Rolle des homöopathischen Arztes ist sehr wichtig, wenn die Diagnose übermittelt wird. Das ist ein kritischer Punkt im ganzen Prozess. Das, was der Onkologe sagen muss, ist das Letzte, was die Eltern hören wollen. Es gibt keine feststehende Regel, wie man diese schmerzliche Wahrheit am besten ausspricht. Ethikforscher haben einige Richtlinien und Empfehlungen aufgestellt, aber dieser Moment ist immer äußerst beängstigend für die Eltern. Die Art und Weise, wie die Nachricht überbracht wird, wirkt sich sehr auf den Vertrauensgrad aus, den die Eltern dann in das Behandlungsteam setzen: in die Ärzte – auch in die homöopathischen Ärzte –, in die Krankenschwestern. Es geht also um die Qualität, wie diese Nachricht übermittelt wird. Es gibt ganz klare Belege, dass solche schlechten Nachrichten niemals auf dem Flur des Krankenhauses übermittelt werden sollen, schon gar nicht, wenn andere Menschen sich in der unmittelbaren Nähe befinden. Es muss immer in einem gesonderten Raum mit Privatsphäre stattfinden, wo die Eltern ihren Reaktionen freien Lauf lassen können. Der Zeitraum sollte lang genug sein, damit die Eltern nach der ersten Fassungslosigkeit die Fragen stellen können, die ihnen am Herzen liegen, und sie über die Prognose sprechen können. Meistens kann der Arzt zu diesem Zeitpunkt viele Fragen, die die Eltern haben, nicht beantworten. Er muss sehr sensibel reagieren und darf sich, was die Prognose angeht, nicht zu weit aus dem

Fenster lehnen oder Versprechungen machen. Oft werden die Fragen gestellt: „Wie lange?" „Wie sind die Heilungschancen?"
Der Schock der Nachricht überwältigt die Eltern. Der Name der Krankheit und die Vorhersagen, was die Heilbarkeit angeht, sind meistens das Einzige, was ihnen in Erinnerung bleibt. Deshalb brauchen sie auch eine Krankenschwester, die mit dabei ist und weiß, wie die Diagnose lautet, wie die Prognose aussieht, und die dann ein paar der Fragen dazu beantworten kann, mit welchen der Arzt sich nicht beschäftigt hat. Es ist auch sehr wichtig, dass ein Psychologe in der Nähe ist, nachdem der Arzt mit den Eltern gesprochen hat, und der homöopathische Arzt zugegen ist, um die Familie zu unterstützen.

## Die Toxizität negativer Emotionen

*Wie gehen Sie homöopathisch vor?*

Ich möchte vorweg sagen, dass es immer effizient ist, so nah wie möglich am Similimum zu bleiben. Dann hat dieses die bestmögliche Wirkung auf das Wohlergehen des Patienten. Aber da viele Symptome als Nebenwirkung der konventionellen Behandlung auftauchen – des operativen Eingriffs, der Chemotherapie – brauchen wir durchaus zwischendurch andere Arten von Verschreibungen, die sehr nützlich sein können.

So erfolgt zunächst die Mittelwahl aufgrund der klinischen Symptome, die der Patient zeigt, wie Übelkeit, Schwindel, Temperaturerhöhung usw. Diese Verschreibungen sind sehr hilfreich, denn sie sorgen für das allgemeine Wohlbefinden des Patienten.

„Die Homöopathie muss das Kind sowohl auf der körperlichen als auch auf der emotionalen Ebene erfassen."

*Und wann kommen die emotionalen Faktoren ins Spiel?*

Die emotionale Komponente spielt eine wichtige Rolle. Die Homöopathie muss als begleitende Behandlung das Kind sowohl auf der körperlichen als auch auf der emotionalen Ebene erfassen. Sobald der Tumor identifiziert ist und behandelt wird, verschafft es dem Patienten eine große Erleichterung. Solange der Krebs besteht, werden homöopathische Arzneimittel gegeben, um dem Patienten zu helfen, mit der konventionellen Behandlung fortzufahren. Wenn der Krebs geheilt ist, ist die Homöopathie eine weitergehende Hilfe für die Patienten. Es ist auch wichtig zu erkennen, ob etwas reversibel ist oder nicht. Wenn eine negative Emotion von Anfang an für die Entstehung des Krebses mitverantwortlich ist, muss man sie identifizieren und behandeln, weil sich sonst nichts verändern wird.

Ansonsten sind es eigentlich nur genetische Faktoren, die uns noch Hinweise geben. Das ist ein großer Unterschied zu den Krebserkrankungen bei den Erwachsenen. Viele Dinge, die man bei Erwachsenen beobachtet, sieht man bei Kindern nicht.

Es gibt äußere Faktoren, die karzinogen sein können, wie Tabak, toxische Stoffe. Aber Emotionen können auch toxisch sein!

„Es gibt äußere karzinogene Faktoren, aber Emotionen können auch toxisch sein!"

Experten auf diesem Gebiet haben untersucht, wie sich Emotionen bei der Entwicklung von Krebs negativ auswirken. Furcht und Schreck, Traurigkeit und Kummer, Demütigung und Kränkung, Zorn und Hemmung – diese negativen Emotionen können alle für die Krebsentstehung verantwortlich sein.

Die emotional geprägten Ereignisse, die das Kind durchlebt hat, die die Mutter durchlebt hat, sind also sehr wichtig für den homöopathischen Zugang.

Ich wähle bewusst das Wort Toxizität, um klarzumachen, wie stark die Emotionen zur Entwicklung eines Krebses bei einem Kind beitragen können. Im Fall einer Trennung beispielweise, wenn ein Vater die Mutter zwei Monate nach der Geburt eines Kindes verlässt, ist das sehr heftig. Das ist es, was ich Toxizität nenne.

*Können Sie diesen Punkt aus Ihrer Perspektive als Kinderärztin näher erklären? Was passiert im Körper, wenn eine emotionale Belastung vorhanden ist?*

Als Homöopath ist es wichtig zu verstehen, welche Art von Emotion aufgetaucht ist und welches Gefühl das Kind als Reaktion darauf entwickelt hat. Nehmen wir beispielsweise den Fall eines großen Kummers infolge einer Trennung. Was ist im Geist des Kindes passiert? Zum Beispiel bei *Acidum phosphoricum* liegt das Problem im Verlust der Kommunikation mit der geliebten Person. Das ist es, was die Trennung verursacht hat. Man muss sich also fragen: „Was ist tatsächlich aufgrund der Trennung passiert? Woran leidet das Kind?"

## Ursache der Beschwerden der Eltern und Mittelverschreibung fürs Kind

*Als Kinderärztin behandeln Sie keine Erwachsenen. Haben Sie es erlebt, dass Sie aufgrund einer Verschreibung für das Kind auch die Mutter mitbehandelt haben?*

Ja, natürlich passiert das, vor allem bei Säuglingen. Ich hatte ein paar Fälle, bei denen ich zuerst das Kind behandelt habe, und die Mutter bat mich dann um eine Behandlung. Aufgrund der Verschreibung für das Kind fiel mir die Verschreibung für die Mutter leicht. Das Kind hat sozusagen die Tür für ein besseres Verständnis des Falls der Mutter geöffnet.

„Man kann das Leben des Kindes von der Zeit vor der Schwangerschaft nicht trennen."

In Frankreich haben wir eine sehr eindeutige Rechtslage: Als Kinderarzt darf man nicht die Eltern mit behandeln. Es kann passieren, dass wir mal den Eltern eine homöopathische Gabe mitgeben. Es ist aber in einer Kinderarztpraxis nicht legal, jedoch ein durchaus interessanter Aspekt im Rahmen einer allgemeinärztlichen Praxis.

Ich hatte den Fall eines Mädchens mit einem bösartigen, aggressiven Hirntumor. Das erste Mittel, das ich dem Kind wegen seines Krebses verschrieb, hatte einen Bezug zum früheren Leben des Vaters und seinen Beschwerden. Ich habe also bei der Mittelwahl für das Kind das Leiden des Vaters mitberücksichtigt. Dies ist sehr wichtig in der Pädiatrie. Man kann das Leben des Kindes von der Zeit vor der Schwangerschaft nicht trennen.

## Eine emotional sehr mitnehmende Situation

*Was würden Sie Kollegen in Bezug auf die Behandlung von Krebs bei Kindern empfehlen?*

Was ich ihnen als Erstes empfehlen würde, ist, sich einem Team anzuschließen. Wenn man so harte Fälle von Krebs behandelt, ist man selbst als fürsorgliche Person emotional sehr verunsichert und destabilisiert. Man ist affektiv immer sehr involviert. Man investiert sehr viel von seiner eigenen Persönlichkeit. Die Krankenschwestern, die sich um die krebskranken Kinder kümmern, geben irgendwann auf, weil sie unter der Last zusammenbrechen. Wenn man sich also solchen Fällen zuwendet, darf man nicht auf sich allein gestellt sein. Man muss im Team arbeiten. Der Arzt selbst braucht psychologische Hilfe, um in der Lage zu sein, emotional mit der Situation umgehen zu können. Man sollte nie allein damit bleiben, das ist sehr wichtig. Man muss das Kind begleiten und gleichzeitig Menschen an seiner Seite haben, mit denen man dieses schwere Erlebnis teilen kann. Wenn man das nicht tut, wird man es körperlich und emotional nicht durchstehen. Das vermittle ich immer den Ärzten. Und denjenigen, die zu uns ins Krankenhaus kommen, stelle ich immer die Frage: „Wollen Sie das wirklich tun? Fühlen Sie sich dem gewachsen?“ Es gibt Ärzte, die dann ehrlich antworten: „Nein, ich sehe mich leider nicht in der Lage, es zu tun.“ Und ich respektiere es immer. Man muss in der Lage sein, stark genug zu sein, um ein Kind, das so lange so krank ist, zu begleiten. Hier ist die Hilfe von den anderen Therapeuten im Team vonnöten.

„Man muss in der Lage sein, stark genug zu sein, um ein Kind, das so lange so krank ist, zu begleiten.“

## Der Spagat zwischen Privatpraxis und Notfallaufnahme

*Sie führen eine Privatpraxis und sind auch als Nofall-Kinderärztin in der Kinderambulanz des „Hôpital de la Timone“ in Marseille tätig. Wie schaffen Sie den unglaublichen Spagat zwischen diesen beiden Tätigkeiten?*

In meiner Praxis sehe ich zum Glück nicht nur Kinder, die an schwerwiegenden, lebensbedrohlichen Krankheiten leiden. Das ist etwas Positives, dass man sich um Kinder kümmern kann, die gesund sind, und dass man einfach präventiv handeln kann.

„Bei Kindern, die gesund sind, kann man präventiv handeln.“

Ein Großteil unserer Behandlungszeit widmen wir älteren Kindern und Jugendlichen, die Verhaltensauffälligkeiten aufweisen. Wir schauen dann ihren Charakter, die Art, wie sie durch das Leben gehen – hier können sie durch eine homöopathische Behandlung eine große Unterstützung bekommen. Es sind also Kinder, die keine ernsthafte Erkrankung haben, aber eine homöopathische Begleitung in ihrem Leben brauchen. Das ist sehr positiv, weil wir Homöopathen in der Lage sind, sie in ihrer Entwicklung zu unterstützen – in Bezug auf ihr Wohlbefinden und die Entwicklung ihrer Persönlichkeit und ihrer künstlerischen Fähigkeiten. Und das ist etwas, was ich als Homöopathin tun kann und wo die Allgemeinärzte in der Regel mehr eingeschränkt sind.

Ich habe natürlich in meiner Praxis auch Patienten, die akut krank sind. Wenn man ein Kind bereits eine Zeit lang begleitet hat, können die akuten Fälle zeigen, wie man in einer chronischen Situation reagieren muss. Sie können das Similimum für den chronischen Zustand herausfinden, weil Sie die akuten Situationen mitbekommen haben.

Des Weiteren haben wir die Patienten, die an einer chronischen Krankheit leiden. Hier sind die Erfolge mit der konventionellen Medizin oft sehr begrenzt. Die Patienten fragen dann nach weiteren Therapien und finden in der Homöopathie eine sehr gute komplementäre Hilfe. Häufig bestätigen die Eltern, dass sie diese Erfolge mit der konventionellen Medizin nicht erzielt hätten. Die Gelegenheit zu haben, die Qualität der Fürsorge für das Kind zu gewährleisten, ist etwas sehr Schönes.

Neben dieser Tätigkeit in meiner Privatpraxis arbeite ich in der Notfallaufnahme im Universitätslehrkrankenhaus. Das ist eine sehr nervenzehrende Arbeit, weil wir mit wirklich schlimmen Notfällen konfrontiert werden, die aus dem ganzen südfranzösischen Raum kommen. Hier können Sie nicht immer als Homöopath arbeiten. Aber drei Viertel der Patienten sind zum Glück nicht wirkliche Notfälle und haben geringe Symptome. Wir können sie mit Homöopathie gut behandeln.

*Dürfen Sie in der Notfallabteilung eines staatlichen Krankenhauses homöopathische Mittel verschreiben?*

In Frankreich darf jeder Arzt homöopathische Mittel verschreiben, soweit er das verantworten kann. Und solange Sie das gründlich tun, können Sie genauso wie in einer Privatpraxis in solchen Situationen homöopathische Mittel mit Erfolg verschreiben.

Aber die Notfälle setzen Sie sehr unter Druck, denn Sie brauchen eine sehr scharfe Diagnosestellung. Ist einmal die Diagnose gestellt, wissen Sie, was und in welchem Umfang Sie homöopathisch verschreiben können. Das ist wirklich sehr interessant, weil Sie sehr schnelle und beeindruckende Ergebnisse erzielen können.

„Auch bei Notfällen erzielt man mit Homöopathie schnelle und beeindruckende Ergebnisse."

## Studium der Homöopathie ein Leben lang

*Wann haben Sie mit dem Studium der Homöopathie angefangen?*

Ich schloss 1995 meine homöopathische Ausbildung an der Medizinischen Universität von Marseille ab. Es gibt in Frankreich einige wenige medizinische Fakultäten, die Homöopathie als Fach anbieten. Dort habe ich anschließend regelmäßig dieses Fach unterrichtet. Parallel dazu habe ich mein Wissen über die Klassische Homöopathie bei Lehrern wie *Didier Grandgeorge*, dem Präsidenten der Schule für klassische Homöopathie in Fréjus, vervollständigt. Und ich lerne immer noch!

*Die Homöopathie ist eine Heilmethode, die wir bis ans Ende unseres Lebens lernen. Wir bleiben ein Leben lang Studierende!*

Absolut. Vor allen Dingen in der Kinderheilkunde ist es sehr interessant, mit der Homöopathie zu arbeiten.

## Ein Schritt nach dem anderen

*Sie haben viele Bücher über Homöopathie geschrieben, unter anderem „Homöo-Kids – 60 homöopathische Typenbilder bei Kindern“. Was hat Sie ermutigt, ein Buch über Schmetterlinge in der Homöopathie zu schreiben?*

Das erste Buch, das ich geschrieben habe, betraf die Milchmittel. Die Milch bildet die Grundlage der Ernährung des Kindes. Das Milch-Thema ist das erste mögliche Problem, das bei einem Kind auftritt, also habe ich mich ihm zugewandt. Nach diesem ersten Schritt habe ich mich gefragt: „Was passiert mit einem Kind, das gut ernährt und geliebt wird, das aber mit einer Trennung konfrontiert wird?“ So kam ich zu den Säure-Mitteln.

Die Schmetterlinge sind dann in den Fokus meiner Aufmerksamkeit gerückt, als ich mich mit der Entwicklung der künstlerischen Fähigkeiten eines Kindes beschäftigt habe. Anschließend hat es mich sehr interessiert, wie die Menschen sich entwickeln und selbst zu Persönlichkeiten werden, und habe mich mit den Metallen, insbesondere mit den Actiniden, auseinandergesetzt. Eines hat mich also zum Nächsten geführt. Eine Familie nach der anderen hat sich mir geöffnet. Ich fand es sehr interessant, so zu arbeiten.

## Die Säure-Mittel besser verstehen

*Zunächst die Säure-Mittel: Welche Gemeinsamkeiten haben die homöopathischen Mittel, die zur Familie der Säuren gehören?*

Ich habe 27 verschiedene Säuren – neben *Acidum nitricum* und *Acidum phosphoricum* auch weniger bekannte Säuren wie *Ribonukleinsäure, Hippursäure* oder *Milchsäure* – geprüft und analysiert. Ihre chemische Formel basiert auf Wasserstoff. Seine Wirkung zu verstehen, hilft uns, das allgemeine Thema der Säuren besser zu erfassen.

Das zentrale Symptom, das man bei allen Säure-Patienten findet, ist die unablässige kräftezehrende und anstrengende Suche nach Vereinigung. Dieses Bedürfnis hat einen unersättlichen, ätzenden Beigeschmack, denn Grenzen werden nicht akzeptiert. Alles wird vereinnahmt und aufgezehrt. Menschen, die ein Säure-Mittel brauchen, lassen nicht locker, bis sie ihr Ziel – oft bis zur Selbstzerstörung oder der Zerstörung des zu vereinnahmenden Objekts – erreicht haben.

„Es wird immer lebenswichtiger, die Familie der Säuren besser zu verstehen."

Unser moderner Lebensstil ist von Stress, Trennung und Leiden besonders geprägt. Daher wird es immer lebenswichtiger, diese Familie der Säuren kennenzulernen und besser zu verstehen.

## Die Schmetterlingsmittel: vielversprechende Verschreibungen

*Welche Verbindung sehen Sie zwischen Schmetterlingen und Kindern?*

Das Interessanteste bei der Beschäftigung mit Schmetterlingen war die Entdeckung der Familie, das heißt der vielen Verbindungsglieder zwischen den Schmetterlingen. Viele gemeinsame Züge und viele Bezüge zur Pädiatrie wurden deutlich.

Ich habe zunächst versucht herauszufinden, in welchen Fällen ich ein Schmetterlingsmittel verschrieben habe, und habe erkannt, dass es oft im Fall von Unruhe und Hyperaktivität war. Wir Kinderärzte haben viele hyperaktive Kinder in unseren Praxen. Grundsätzlich wird Hyperaktivität – von der milden bis zur ausgeprägten Form – in der konventionellen Medizin mit Ritalin behandelt. Unruhe und Hyperaktivität sind ein sehr häufiger Grund, warum die Eltern überhaupt zum Kinderarzt kommen.

Schmetterlingsmittel haben sich in der Praxis also besonders bei ADHS-Kindern bewährt. Ich verordne sie mit Erfolg an die ruhelosen und sehr agilen jungen Patienten.

Die Schmetterlingskinder fühlen sich oft verlassen, besonders von Vater und Mutter. Sie empfinden es als Verlust der natürlichen Autorität und der sicheren Grenzen und leiden darunter, weil sie ein starkes Bedürfnis nach Schutz haben. Dieses Schutzbedürfnis, diese Sehnsucht nach einer Art Kokon drücken sie mit einer Geste aus, die man oft bei ihnen findet: Sie halten die Arme über der Brust gekreuzt.

Auffällig ist auch ihr Wunsch nach Metamorphose: Sie haben das Bedürfnis, sich hübsch anzuziehen und sich zu verkleiden und haben eine Vorliebe für Masken.

An diesen Merkmalen kann man Schmetterlingskinder – und auch Schmetterlingsmütter – erkennen. Ich habe versucht, die Themen und die klinischen Zeichen herauszukristallisieren, damit man schneller erkennen kann, wann ein Schmetterlingsmittel angesagt ist. Das war wirklich eine sehr interessante und faszinierende Arbeit.

*Mit den Schmetterlingen haben Sie ein nahezu unbekanntes Reich betreten und haben damit ungeahnte Therapiemöglichkeiten eröffnet!*

Die Entdeckung neuer Arzneien aus dem Reich der Schmetterlinge nahm im Frühjahr 2001 in Marseille ihren Anfang. Ich begann mit einer Gruppe von Kollegen zu forschen, und wir tauschten unsere Ideen aus.

Ich war fasziniert von der Originalität der Schmetterlingsarznei-Verschreibungen homöopathischer Kollegen. So begann unsere kleine Studiengruppe – bekannt unter dem Akronym CHUMS – vorsichtig, Schmetterlingsmittel bei unseren eher fragilen Patienten zu verschreiben. Wir haben 13 Schmetterlings- und Falterarzneien geprüft und eingesetzt. Nach einiger Zeit wurde mir klar, dass die Schmetterlingsfamilie in vielen Fällen hilfreiche Arzneien bietet. Ich beschloss, dieses Gebiet gründlicher zu erforschen und zu experimentieren, und damit begann dieses Projekt – ausgedrückt in der Schmetterlingssprache – sich zu entfalten.

## Die Actinide: zu wenig bei Kindern verschrieben

*Arbeiten Sie in Ihrer kinderärztlichen Praxis auch mit dem Periodensystem nach Jan Scholten?*

Ich wurde in meiner pädiatrischen Arbeit besonders von der 4., 5. und 6. Reihe, also von der *Eisen-, Silber-* und *Goldserie*, des Periodensystems von *Jan Scholten* inspiriert. Ich habe seine Erkenntnisse nicht so sehr bei der Behandlung der jüngeren Kinder, sondern eher der Jugendlichen angewendet, insbesondere in der Phase, in der sie auf der Suche nach einem Sinn im Leben und nach ihrem Weg sind und in der sie ihre künstlerischen oder sportlichen Fähigkeiten entwickeln.

Inspiriert hat mich außerdem *Didier Grandgeorge* dazu, mich auf den Kern, die Essenz der homöopathischen Mittel zu konzentrieren. Das ist viel leichter in der Pädiatrie anwendbar, weil das Leben noch sehr kurz ist und wir müssen noch nicht die ganzen „Zwiebelschalen" des Erwachsenenalters abtragen. Wir können ein Kind aufgrund seiner Aktionen schnell diagnostizieren: „Ist es in der Lage, das, was es sich vorgenommen hat, zu tun? Zögert es? Kann es seine Hemmschwelle überwinden? Oder ist es nicht in der Lage, den ersten Schritt zu machen?" Das richtige Mittel ist bei Kindern einfacher herauszufinden.

*Radioaktive Substanzen sind in der Homöopathie bislang nur wenig erforscht. Sie haben hier etwas Bahnbrechendes geleistet, indem Sie die Anwendung dieser gerade für die heutige Zeit bedeutenden Mittel erforschten. Warum sind diese Mittel für Kinder so bedeutend?*

Ich habe mich insbesondere mit den *Actiniden,* den radioaktiven Elementen, die der 7. Reihe, der *Uranserie*, angehören, auseinandergesetzt mit besonderem Augenmerk auf die Anwendung bei Kindern. Wir als Therapeuten müssen den Nutzen und die manchmal zerstörerische Kraft dieser Medikamente verstehen lernen, die den Patienten helfen, an die Grenzen ihrer persönlichen Ressourcen zu gehen, um einer dramatischen Situation zu entkommen, die oft ausweglos erscheint.

Während in der 6. Reihe, der *Goldserie*, alles stabil, ganz und komplett ist, ist die 7. Reihe, und hier insbesondere das Stadium 3 der *Actinide*, durch Zerfall und Auflösung gekennzeichnet. Kinder, die *Actinide* brauchen, sind frühreif, ihrem Alter voraus. Sie werden früh mit dem Tod konfrontiert – oft mit dem gewaltsamen Tod eines Familienmitglieds – oder mit der Auflösung der Familie. Die *Actinide* sind Mittel, an die man zu wenig denkt, vor allem bei der Behandlung von Kindern. Sie werden eigentlich öfter benötigt, als sie verschrieben werden.

„Die Actinide sind Mittel, an die man zu wenig denkt, vor allem bei der Behandlung von Kindern."

Die Unterstützung mit Homöopathie ist unschätzbar wertvoll. Sie aktiviert die Lebenskraft und hilft den Kindern, alle Chancen für ihre Heilung zu mobilisieren. Besonders bei schweren Pathologien wie einer Krebserkrankung wäre es sehr sinnvoll, Netzwerke zu bilden, damit man in Teamarbeit auf komplementäre Verfahren zurückgreifen und somit alle Kräfte bündeln kann, damit der Patient wieder gesund wird. Dieses Konzept der integrativen Medizin erfordert Intelligenz und Offenheit zwischen den Ärzten, um miteinander das Bestmögliche für den Patienten zu erreichen.

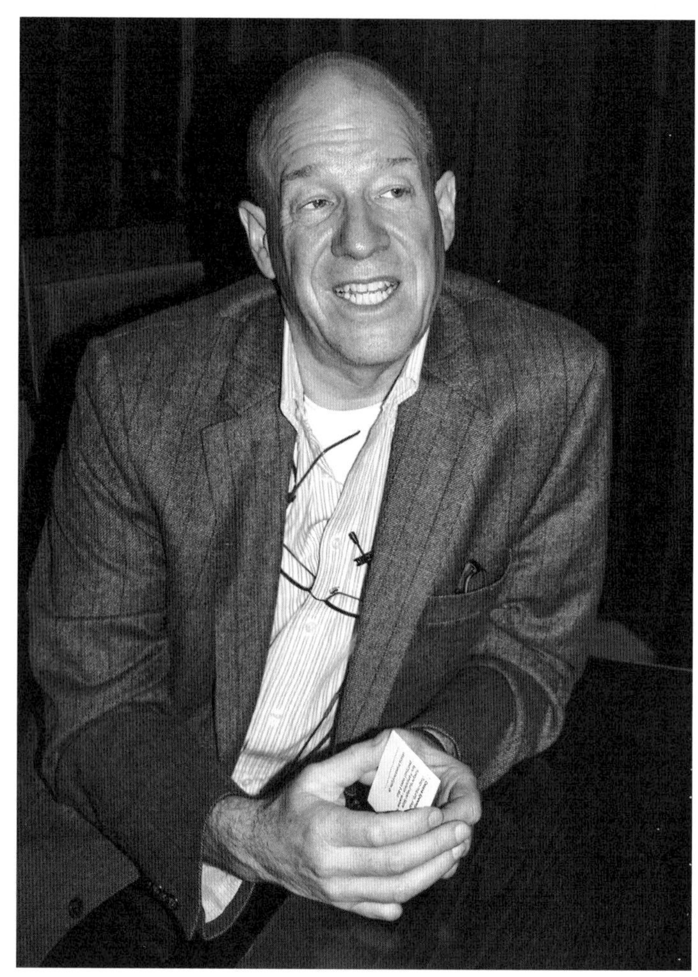

Dr. Heiner Frei

# Die Polaritätsanalyse

## Interview mit Dr. Heiner Frei

Dr. med. Heiner Frei (Schweiz) ist Facharzt für Kinder- und Jugendmedizin in Laupen bei Bern. Von 2001 bis 2005 war er Präsident der „Schweizerischen Ärztegesellschaft für Homöopathie". Als Studienleiter der homöopathischen ADHS-Doppelblindstudie der Universität Bern gelang ihm der wissenschaftliche Nachweis einer Wirkung individuell verschriebener homöopathischer Arzneien. Er wurde dafür mehrfach ausgezeichnet.

Die Polaritätsanalyse ist eine direkte Folge der hohen Anforderungen, die die ADHS-Doppelblindstudie an die Genauigkeit der Mittelbestimmung stellte. Sie führte dazu, dass über 80 Prozent der ADHS-Patienten erfolgreich behandelt werden konnten, und erfüllt damit auch die Voraussetzung für künftige Doppelblindstudien.

Durch die Übertragung der Methode auf andere Krankheiten ergab sich eine leicht erlernbare und effiziente Arbeitsweise, in der das homöopathische Arzneimittel mithilfe polarer Symptome, das heißt Symptome, die das Gegenteil aufweisen, ermittelt wird. Die Revolutionierung der homöopathischen Verschreibung ermöglicht es denn auch, ein Pensum von vierzig Patienten und mehr am Tag erfolgreich zu bewältigen.

Viele Kollegen wenden heute die Polaritätsanalyse in ihrer Praxis und auch in Krankenhäusern an, weil sie reproduzierbare Mittelbestimmungen ermöglicht und die Ergebnisse der Verschreibungen wesentlich verbessert und somit schnell und zielsicher zur richtigen Arznei führt.

Dr. Frei ist Autor mehrerer Bücher und vieler Publikationen über die Polaritätsanalyse, die in verschiedene Sprachen übersetzt wurden. Die wichtigsten Themen betreffen das ADHS, akute und chronische Erkrankungen und multimorbide Patienten.

Neben seiner Praxis- und Forschungsarbeit ist Heiner Frei auf nationalen und internationalen Kongressen in Europa, Indien und den USA ein gefragter Dozent. Seine Bescheidenheit, sein Fleiß, sein didaktisches Geschick und nicht zuletzt die Effizienz der Methode und die hervorragenden Ergebnisse beeindrucken die Zuhörer.

*Herr Dr. Frei, Sie führen eine stark frequentierte homöopathisch ausgerichtete Kinderarztpraxis in der Schweiz und sind für Ihre hohe Erfolgsquote bei der Behandlung von Kindern und Jugendlichen bekannt. Sie haben auf der Basis der Bönninghausen-Methode die Polaritätsanalyse entwickelt. Was hat Sie dazu geführt, sich eingehender mit dem Ansatz von Bönninghausen auseinanderzusetzen?*

*Bönninghausen* behandelte sehr viele Patienten, weshalb ihm für die Mittelfindung nur wenig Zeit zur Verfügung stand. Als naher Freund von *Hahnemann* hat er mit dessen Einverständnis die Fallaufnahme gestrafft und damit die Homöopathie auch für eine stark frequentierte Grundversorgerpraxis tauglich gemacht.

In meiner Praxis war ich mit dem gleichen Problem konfrontiert wie er. In den ersten Jahren behandelten wir bald einmal über 50 Patienten am Tag, und es wurden ständig mehr, sodass eine Lösung gefunden werden musste.

Auch heute sind es immer noch etwa 40 Konsultationen am Tag, das heißt, dass für ein Kind nur etwa 15 bis 20 Minuten zur Verfügung stehen. In dieser Zeit muss eine Diagnose gestellt und ein Arzneimittel bestimmt werden. Scheinlösungen kommen nicht infrage, weil das nur zu zusätzlichen Konsultationen führen würde.

„In meiner kinderärztlichen Praxis war ich mit dem gleichen Problem konfrontiert wie Bönninghausen."

*Wie kamen Sie dazu, die Polaritätsanalyse zu entwickeln?*

Meine erste homöopathische Ausbildung erhielt ich von Elsässer Ärzten, die eine spezielle Homöopathie vertraten: Chronische Krankheiten behandelten sie nach *Hahnemannschen* Grundsätzen, während sie akute eher mit anthroposophischer Homöopathie angingen. Das hatte den Vorteil, dass man das Gelernte sofort umsetzen konnte, was mir sehr entgegenkam. Mit der Zeit schienen aber die behandelten Kinder weniger gut auf die Mittel zu reagieren, weshalb ich nach drei Jahren eine *Kentsche* Ausbildung begann und während zwei Jahren auch versuchte, nach dieser Methode zu arbeiten. Bald wurde es klar, dass unsere vielen Patienten so nicht versorgt werden konnten, und ich wandte mich *Boger* zu.

*Boger* konzentrierte sich auf die momentanen typischen Symptome eines Krankheitsfalles und bestimmte damit das Arzneimittel. Das funktioniert gut. Die Mittelbestimmungen mit der Lieth-Kartei, einem Lochkartenrepertorium, ergaben gute Ergebnisse mit wenig Zeitaufwand, wenn auch das ständige Durchblättern der Kartei mit der Zeit ermüdend war.

Mithilfe einer Software zum „Therapeutischen Taschenbuch" begann ich mich deshalb in die *Bönninghausen*-Methode einzuarbeiten, zunächst mit dem Taschenbuch 1897, später mit der revidierten Ausgabe des Taschenbuchs 1846. Das funktionierte nun wirklich nicht schlecht.

Der nächste und letzte Schritt entstand durch die Notwendigkeit, in der ADHS-Doppelblindstudie noch genauer zu arbeiten. In der Anfangsphase der Studie zeigte sich schnell, dass die Behandlungsresultate mit herkömmlichen Mittelbestimmungen nicht genügten, um zu einem positiven Ergebnis zu gelangen. Also musste die Treffsicherheit der Verschreibungen verbessert werden. Aus der Idee, *Bönninghausens* Konzept der Kontraindikationen zu verallgemeinern, entstand die Polaritätsanalyse. Seitdem arbeite ich nur noch nach dieser Methode.

## Die aktuellen Symptome sind die zuverlässigsten

*Was machte die Bönninghausen-Methode für Sie so interessant?*

Das Entscheidende bei *Bönninghausen* ist, dass er die homöopathische Mittelwahl ausschließlich auf die aktuell vorhandenen Patientensymptome abstützte. Interpretationen und Theorien spielen keine Rolle. Er gewichtete das Hauptsymptom am höchsten, dann kamen die Nebensymptome und schließlich die Gemütsveränderungen, die zur Differenzierung zwischen verschiedenen Mitteln verwendet wurden. Er hat damit die *Hahnemannsche* Fallaufname stark gestrafft. Eine übliche homöopathische Fallaufnahme braucht viel mehr Zeit, als wir in einer Grundversorgerpraxis zur Verfügung haben, was ein großes Problem ist. *Bönninghausen* hat es mit seinem Vorgehen gelöst.

„Die aktuell vorhandenen Krankheitssymptome sind die zuverlässigsten Wegweiser zum passenden Arzneimittel."

Er war auch ein hervorragender klinischer Beobachter. In seinem „Therapeutischen Taschenbuch" hat er eine Gradierung der Symptome geschaffen, die noch heute unübertroffen ist. Damit arbeitete er das heraus, was an einem Arzneimittel spezifisch und charakteristisch ist, was es von den anderen unterscheidet, und schuf dafür den Begriff des „Genius des Arzneimittels".

Geniussymptome sind im Taschenbuch durch hohe Grade gekennzeichnet (Grad 3 bis 5), während weniger charakteristische Symptome tiefe Grade aufweisen (Grad 1 und 2). Auf *Bönninghausens* Symptomengradierung basiert die ganze Polaritätsanalyse, mit der wir berechnen können, welches Arzneimittel die Patientensymptomatik am spezifischsten abdeckt.

*Wie funktioniert die Polaritätsanalyse genau?*

Die Polaritätsanalyse basiert auf der Analyse von polaren Symptomen, das heißt von Symptomen, die ein Gegenteil aufweisen, also Durst oder Durstlosigkeit, Kälte bessert oder verschlimmert, Verlangen nach frischer Luft oder Abneigung gegen frische Luft und so weiter. Es gibt nach *Bönnighausen* insgesamt etwa 160 polare Symptome, die von Bedeutung sind.

Ein Patient kann nur einen Pol eines polaren Symptoms aufweisen: Er ist zum Beispiel entweder durstig oder durstlos. Viele Arzneimittel weisen aber beide Pole auf, weil deren Symptomatik auf den Beobachtungen von mehreren Prüfern beruht. In der Regel haben aber Pol und Gegenpol unterschiedliche Gradierungen: einer hochgradig, der andere tiefgradig. Der hochgradige Pol ist typisch für das Arzneimittel, der tiefgradige nur wenig relevant.

Zeigt ein Patient das Symptom Durst, ist es wichtig, dass das infrage kommende Arzneimittel dieses Symptom in einem möglichst hohen Grad abdeckt (Grad 3 bis 5), um ihn zu heilen. Gleichzeitig sollte der Gegenpol Durstlosigkeit in einem tiefen Grad stehen (Grad 1 oder 2). Wäre Durstlosigkeit im dritten Grad vorhanden, Durst aber im ersten, so entspräche das Arzneimittel in seinem Genius dem Gegenteil der Patientensymptomatik, obschon es alle seine Symptome abdeckt, und es würde den Patienten nach unserer Erfahrung kaum heilen. *Bönninghausen* sprach bei einer solchen Konstellation von einer Kontraindikation. Wenn wir im Nachhinein Fälle analysieren, die nicht geheilt wurden, obwohl das verabreichte Mittel alle Symptome abdeckte, so finden wir fast immer übersehene Kontraindikationen als Ursache des Misserfolgs. Bei der Mittelwahl ist also ganz besonders darauf zu achten, dass die Modalitäten des Patienten mit den charakteristischen Modalitäten des Arzneimittels übereinstimmen.

„Bei der Mittelwahl ist darauf zu achten, dass die Modalitäten des Patienten mit den charakteristischen Modalitäten des Arzneimittels übereinstimmen."

In der Polaritätsanalyse werden *Bönninghausens* Erkenntnisse bei allen polaren Symptomen systematisch umgesetzt, einerseits durch den Ausschluss der Mittel mit Kontraindikationen, anderseits durch die Bestimmung der sogenannten Polaritätsdifferenz. Um diese zu berechnen, zählen wir die Grade der polaren Patientensymptome zusammen. Davon subtrahieren wir die Grade der Gegenpolsymptome. Je höher diese Polaritätsdifferenz für ein spezifisches Mittel ist, umso besser deckt es die Symptomatik des Patienten ab. Im Grunde genommen ist sie eine Aussage über die Heilungswahrscheinlichkeit eines Arzneimittels.

„Die Polaritätsdifferenz ist im Grunde genommen eine Aussage über die Heilungswahrscheinlichkeit eines Arzneimittels."

Als Beispiel für die Berechnung der Polaritätsdifferenz nehmen wir nachfolgend das Mittel *Arsenicum album*, das unter anderem die folgenden Patientensymptome abdeckt:

- Liegen verschlimmert (P = polar) (Grad 4)
- Nach Aufstehen aus dem Bett verschlimmert (P) (Grad 2)
- Sitzen verschlimmert (P) (Grad 2)
- Anstrengung des Körpers verschlimmert (P) (Grad 4)
- Nahrungsmittel, warmes verschlimmert (P) (Grad 1)
- Schlucken der Speisen verschlimmert (nicht polar) (Grad 1)

Die Summe der Grade der fünf polaren Symptome beträgt 13
*Arsenicum album* hat die folgenden Gegenpolsymptome:

- Liegen bessert (P) (Grad 1)
- Nach Aufstehen aus dem Bett bessert (P) (Grad 3)
  Kontraindikation
- Sitzen verbessert (P) (Grad 1)
- Nahrungsmittel, warme bessert (P) (Grad 4)
  Kontraindikation

Die Summe der Grade der Gegenpolsymptome beträgt 9
In diesem Fall beläuft sich die Polaritätsdifferenz auf 13 – 9 = 4

Je höher die aus dieser Berechnung resultierende Polaritätsdifferenz ist, umso eher entspricht das Arzneimittel der charakteristischen Patientensymptomatik, vorausgesetzt, es liegen keine Kontraindikationen vor. Die Polaritätsanalyse ist mit allen heutigen Erkenntnissen in der „Polarity-Analysis Software" umgesetzt und in vielen Sprachen erhältlich. Heute arbeiten wir nur noch damit und sind sehr angetan von den Ergebnissen, die man so erreichen kann.

*Das klingt ein wenig kompliziert!*

Auf dem Papier mutet das Verfahren tatsächlich kompliziert an, aber dank der Software ist es sehr einfach. Für die Analyse sollten – wenn möglich – mindestens fünf polare Symptome verwendet werden. Zu deren Erfassung wird die übliche homöopathische Anamnese bei akuten Erkrankungen ergänzt mit der „Checkliste der zuverlässigen Symptome", bei chronischen zusätzlich mit dem Fragebogen „Diagnosen und Hauptsymptome" und gegebenenfalls mit der „Checkliste für Wahrnehmungsstörungen". Auf diesen können die Patienten die Symptome, die sie beobachtet haben, unterstreichen.

„Für die Analyse sollten mindestens fünf polare Symptome verwendet werden."

Checklisten und Fragebogen helfen gezielt, Informationen zu bekommen, die man sonst nicht erhält. Sie machen die Eltern und Patienten auch darauf aufmerksam, was sie beobachten müssen. Das ist sehr wichtig, denn viele Leute wissen zwar, dass ein homöopathischer Arzt viel von ihnen wissen muss, aber sie wissen nicht genau was, und erzählen dann Etliches, das nicht unbedingt zur Mittelfindung beiträgt.

## Geringer Zeitaufwand bei akuten Krankheiten

*Sie unterscheiden in Ihrer Vorgehensweise akute und chronische Krankheiten. Wie gehen Sie bei akuten Krankheiten vor?*

Mutter und Kind kommen in die Sprechstunde, wir nehmen eine kurze Anamnese auf, untersuchen den Patienten und stellen eine Diagnose. Dann erhält die Mutter die Checkliste und markiert darauf die von ihr beobachteten Symptome. Unterdessen mache ich im benachbarten Sprechzimmer dasselbe mit dem nächsten Patienten, komme dann zurück ins erste Sprechzimmer, sichte die Symptome, repertorisiere und verabreiche dem Kind das Arzneimittel. Das Ganze beansprucht etwa 12 Minuten Arztzeit pro Patient. Und er erhält mit hoher Wahrscheinlichkeit die richtige Arznei.

„Pro akute Erkrankung brauche ich zwölf Minuten für ein Kind. Und wir haben mit hoher Wahrscheinlichkeit das richtige Mittel."

*Das ist eine ungewöhnliche Arbeitsweise!*

Es ist mir bewusst, dass viele Homöopathen nicht so straff arbeiten, aber ich kann Ihnen versichern: Es ist trotz allem Klassische Homöopathie – und es wirkt! Wir können davon ausgehen, dass *Hahnemann* genauso viele Patienten am Tag behandelt hat, *Bönninghausen* und *Hering* ebenfalls, *Kent* wahrscheinlich auch. Sie alle waren doch begehrte Ärzte, und viele wollten zu ihnen kommen. Ich bin also nicht ganz allein mit einer solchen Arbeitsweise!

*Werden Sie in Ihrer Praxis heute mit mehr bzw. anderen Problemen konfrontiert als früher?*

Ja, eines davon ist, dass Kinder heutzutage häufig fremdbetreut sind. Die Mütter arbeiten tagsüber und merken erst am Abend, dass ihr Kind krank ist. Und in der Praxis haben sie dann oft nur eine vage Ahnung von den Symptomen ihres Kindes. Das ist natürlich schwierig. Wenn das Kind groß genug ist, können wir es selbst – oder allenfalls ein Geschwister – fragen, welche Modalitäten vorliegen. Kinder sind oft wunderbare Beobachter, manchmal bessere als die Eltern. Aber die Entwicklung, die wir heute in der Gesellschaft erleben, ist natürlich der Homöopathie nicht dienlich.

Wir geben auch immer das zweitbeste Mittel als Reserve mit nach Hause. Wenn die Symptome einer akuten Erkrankung nach zwei Tagen nicht mindestens 50 Prozent besser sind, sollen die Eltern dieses verabreichen. Bei potenziell gefährlichen Erkrankungen, wie zum Beispiel dem azetonämischen Erbrechen, muss eine Besserung bereits nach einer Stunde eintreten; wenn nicht, verabreichen wir das zweite Mittel, wenn dieses auch nicht wirkt, ein drittes. So kann fast immer verhindert werden, dass das Kind ins Krankenhaus eingewiesen werden muss.

In akuten Fällen behandeln wir immer mit der C200-Potenz. Es gibt nur eine Ausnahme: Das akute Ekzem, dort wollen wir mit einer C30 verhindern, dass es zu einer unkontrollierten Erstverschlimmerung kommt.

## Zwei Konsultationen für chronische Krankheiten

*Wie führen Sie die Anamnese bei einer chronischen Erkrankung durch?*

Bei den chronischen Erkrankungen machen wir die Fallaufnahme in zwei Sitzungen: zunächst eine erste Konsultation, wo die Eltern für Anamnese, Untersuchung und Diagnosestellung kommen und die Checklisten und der Fragebogen erklärt werden. Sie gehen damit nach Hause, beobachten die Symptome und kommen zu einer zweiten ungefähr halbstündigen Konsultation, meist ohne Kind, damit wir die Mittelbestimmung in Ruhe durchführen können. Nach Durchsicht von Fragebogen und Checkliste und allenfalls klärenden Fragen erfolgt dann die Repertorisation der polaren Symptome. Ist die Differenzierung der Arzneimittel ausreichend, gehen wir über zum Materia-Medica-Vergleich und dann zur Mittelgabe. Ist sie ungenügend, werden auch nichtpolare Symptome verwendet, um zum richtigen Mittel zu gelangen.

## Die Symptome sagen alles

*Erschreckt der mathematische Charakter der Polaritätsanalyse nicht manche Kollegen?*

Das kann schon sein, besonders auf den ersten Blick. Den meisten zeigt sich aber schnell, dass damit einfache, präzise und reproduzierbare Mittelbestimmungen möglich sind und dass sie gute Resultate erzielt. Nach meiner Erfahrung werden Kollegen mit einem ärztlichen Denken von der Methode besonders angesprochen. Je weiter entfernt von der medizinischen Grundversorgung, umso skeptischer ist die Haltung. Die Polaritätsanalyse ist ein Teamwork zwischen Arzt und Patient. Voraussetzung für den Erfolg sind gute Beobachtungen durch den Patienten. Man muss diesen dazu anleiten und bei Unklarheiten Symptome hinterfragen. Die Grenze der Homöopathie, die sich in über 30 Jahren praktischer Tätigkeit herauskristallisiert hat, ist die Qualität der Symptombeobachtung durch die Patienten. Und die Symptome sagen alles, wir müssen sie nicht interpretieren.

„Die Symptome sagen alles, wir müssen sie nicht interpretieren."

## Je kleiner das Repertorium, desto besser die Ergebnisse

*Sie verwenden für Ihre Repertorisationen „Bönninghausens Therapeutisches Taschenbuch", das nur 125 Arzneimittel enthält, und sind erfolgreich damit! Wie ist dies zu erklären?*

Wir haben im Laufe der Zeit verschiedene Repertorien gebraucht, unter anderem „Kent's Repertorium Generale" mit 683 Arzneimitteln, den „Synoptic Key" von *Boger* mit 323 Arzneimitteln, „Bönninghausens Therapeutisches Taschenbuch 1897" mit 361 Arzneien und schließlich das kleinste und älteste aller Repertorien, „Bönninghausens Therapeutisches Taschenbuch 1846" mit 125 Mitteln. Und dieses ergibt die besten Ergebnisse. Warum? Jedes Arzneimittel, das in einem Repertorium aufgeführt ist, ist eine Variable. Wenn Sie 683 Variablen haben, dann ist die Wahrscheinlichkeit, dass Sie das richtige Mittel herauspicken, mathematisch kleiner als bei 125. Mit anderen Worten: Je mehr Arzneimittel zur Auswahl stehen, umso geringer die Chance, dass man auf Anhieb das richtige Mittel findet. Natürlich gibt es Arzneimittel, die im „Taschenbuch" fehlen. Aber ich hoffe, diesen Mangel mit etwas Materia-Medica-Kenntnissen zu kompensieren. Tatsächlich brauchen wir nur selten ein Mittel, das nicht im „Taschenbuch" aufgeführt ist. Offenbar hatten die alten Meister bereits die wichtigsten Arzneien zur Verfügung und erzielten damit ihre Heilungen.

„Je mehr Arzneimittel zur Auswahl stehen,
umso kleiner ist die Wahrscheinlichkeit,
auf Anhieb das richtige Mittel zu finden."

## Optimierung der Treffsicherheit der Verschreibung

*Können wir auf Ihre Erfahrung mit ADHS-Kindern zurückkommen? Wie sind Sie bei diesem Krankheitsbild vorgegangen?*

Bei der Behandlung eines ADHS-Kindes interessiert für die Mittelbestimmung grundsätzlich alles, was vom Normalen abweicht. Aufgrund der ungünstigen Resultate einer konventionellen homöopathischen Vorgehensweise begann ich bei Patienten, die nach einer oder mehreren Fehlverordnung doch noch das richtige Arzneimittel erhielten, nach Symptomen zu suchen, die zuvor zu suboptimalen Verordnungen geführt hatten. Das waren hauptsächlich Gemütssymptome. Als Ersatz dafür fanden sich die Wahrnehmungsstörungen, die die eigentliche Ursache des ADHS sind und sich fast ausschließlich als polare Symptome manifestieren: Wie empfindet das Kind Berührung? Wie reagiert es auf Licht oder visuelle Anstrengungen? Wie auf Geräusche, Gerüche, Geschmack, Temperaturen? Die individuelle Kombination an Wahrnehmungsdefiziten hat sich bei den ADHS-Patienten als besonders zuverlässiger Wegweiser zum richtigen Mittel erwiesen.

## Gemütssymptome als Bestätigung

*Bei einem Syndrom wie dem ADHS gibt es wahrscheinlich auch häufig seelische Ursachen. Wie fließt diese Komponente in Ihre Anamnese ein?*

Gemütssymptome sind wie gesagt sehr heikel. Wenn wir sie als Bestätigung für eine Arznei verwenden, nachdem wir die Mittel bereits eingegrenzt haben, ist das die optimale Nutzung.

Das Seelische fließt ein, aber nicht über die Mittelfindung, sondern über das Arzneimittel. Es kann sein, dass bei einem hyperaktiven Kind aufgrund der Wahrnehmungssymptome *Arnica* angezeigt ist. *Arnica* ist ein Hinweis auf eine traumatische Ursache des Leidens, eine traumatische Schwangerschaft oder eine traumatische Geburt. Oder es kann sein, dass *Ignatia* herauskommt: Das Kind hat Kummer, zum Beispiel wegen der bevorstehenden Trennung der Eltern. Kinder, bei denen *Sepia* angezeigt ist, sind oft resigniert, weil sie trotz ihres guten Willens nichts erreichen und immer wieder anstoßen. Wir erhalten also aufgrund des Mittels Hinweise darauf, was die Ursache des Leidens sein könnte. Die eigentliche Mittelwahl resultiert aber aus den Wahrnehmungssymptomen und nicht aus dem Erkunden psychischer Zusammenhänge. Diese dienen nur als Bestätigung, die schließlich den Ausschlag geben kann für die endgültige Mittelwahl. *Hahnemanns* Rat, bei der Behandlung von psychischen Krankheiten besonders auf die vorausgehenden oder nebenbei bestehenden Körpersymptome zu achten und sie zur Mittelbestimmung heranzuziehen („Organon" §§ 216 und 218), trifft nach unserer Erfahrung auch für ADHS-Patienten zu.

„Es scheint, dass die polaren Symptome die Verstimmung der Lebenskraft besonders genau wiedergeben."

In meiner Praxis kann ich immer wieder beobachten, dass Arzneimittel, die aufgrund von polaren Körpersymptomen bestimmt wurden, auch die Gemütssymptome perfekt abdecken, ohne dass diese in die Mittelbestimmung eingeflossen sind. Es scheint, dass die polaren Symptome die Verstimmung der Lebenskraft besonders genau wiedergeben und deshalb so gute Wegweiser zum homöopathischen Mittel sind. Sie führen denn auch oft zu tief greifenden Heilungen.

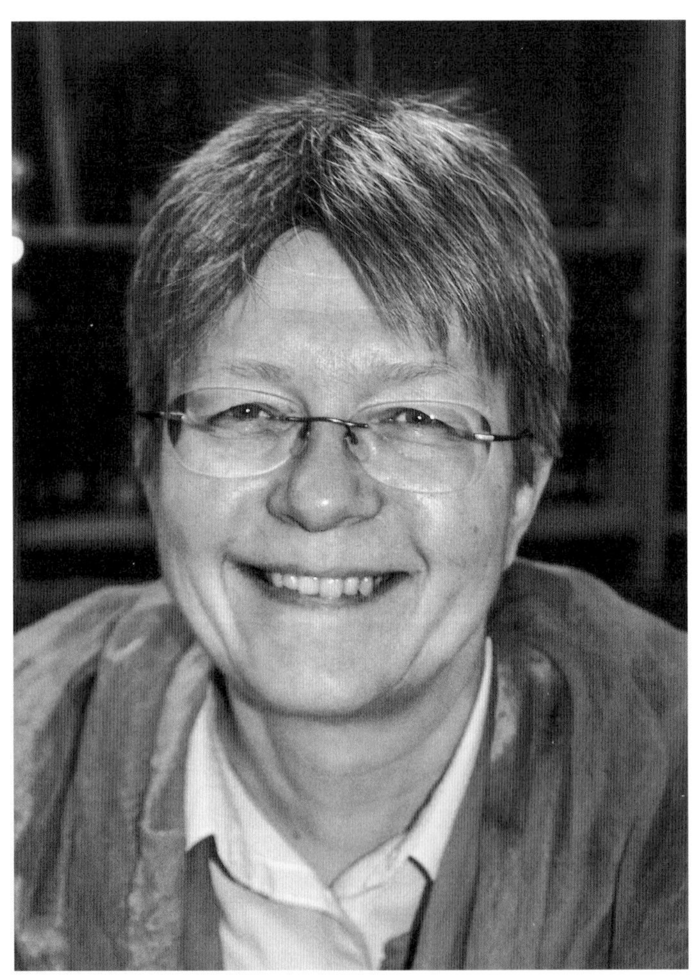

Dr. Sigrid Kruse

# Homöopathie in der Universitätsklinik

## Interview mit Dr. Sigrid Kruse

Dr. med. Sigrid Kruse (Deutschland), Fachärztin für Kinder- und Jugendmedizin, ist seit 1995 am Dr. von Haunerschen Kinderspital des Klinikums der Universität München tätig. Die Haunersche Kinderklinik gilt als eines der renommiertesten Universitätskinderkrankenhäuser europaweit und ist unter der Leitung von Prof. Dr. Christoph Klein beispielhaft in der pädiatrischen Forschung für die Verbesserung der Therapie bei akuten und chronischen Erkrankungen im Kindesalter.

Sigrid Kruse ist im Moment die einzige homöopathische Ärztin in Deutschland, die Patienten an einer Universitätskinderklinik homöopathisch begleitend behandelt, sowohl ambulant wie stationär. Sie hält europaweit Vorträge und organisiert die „Ringvorlesung Homöopathie" an der Ludwig-Maximilians-Universität München. Es referieren Experten über ein aktuell gewähltes Thema wie zum Beispiel „Welche Forschung gibt es zur Homöopathie?". Seit 2002 leitet sie auch das jährlich stattfindende internationale Symposium „Homöopathie in Klinik, Praxis und Forschung", das dem Dialog zwischen konventionellen und homöopathischen Ärzten dient. Ferner vermittelt sie Medizinstudenten im Rahmen des Wahlfachs einen Einblick in die Homöopathie und gibt ihnen sowie den Ärzten die Möglichkeit, am Krankenbett praktische Homöopathie zu erleben.

In diesem Sinne leistet Sigrid Kruse wahrhafte Pionierarbeit.

*Frau Dr. Kruse, Sie sind Fachärztin für Kinder- und Jugendmedizin am Dr. von Haunerschen Kinderspital des Klinikums der Universität München und leiten dort den Bereich Homöopathie. Mit Ihrer Hilfe ist es erstmals gelungen, die Homöopathie als komplementäre Therapie in eine universitäre Klinik zu integrieren. Somit ist die Haunersche Kinderklinik das einzige Universitätskrankenhaus in Deutschland, wo Patienten sowohl im stationären als auch im ambulanten Bereich begleitend homöopathisch behandelt werden. Wie haben Sie diese beachtenswerte Leistung geschafft?*

Dieses Ergebnis ist nicht mein alleiniges Verdienst! Es begann 1995, als ich an der Haunerschen Kinderklinik Assistenzärztin im Rahmen eines Modellprojekts „Homöopathie in der Pädiatrie" wurde. Dieses Projekt wurde damals von *Prof. Dr. Mathias Dorcsi*, dem Begründer der „Wiener Schule der Homöopathie", der auch mein wichtigster Homöopathie-Lehrer war, und der Münchner homöopathischen Kinderärztin *Dr. Mira Dorcsi-Ulrich* initiiert. *Mathias Dorcsi* hatte 30 Jahre in

Wien gewirkt und die Homöopathie dort durch Lehrambulanzen in den Kliniken sowie durch ein strukturiertes Ausbildungsprogramm, den „Stufen-Plan“, quasi gesellschaftsfähig gemacht. Sein Anliegen war es immer, eine Brücke von der Medizin zu den Universitäten zu schlagen. Ihm war es sehr wichtig, dass die Homöopathie in den Universitätskliniken zeigt, was sie beim kranken Menschen, also am Krankenbett, leisten kann. Bereits 1989, als er von Wien nach München übersiedelte, lag es ihm am Herzen, und 1995 konnte er dann nach Initiative durch seine Frau sein Vorhaben in Form eben dieses Modellprojektes „Homöopathie in der Pädiatrie“ verwirklichen, das durch die „Karl und Veronica Carstens-Stiftung“ ermöglicht wurde. Ziel der „Carstens-Stiftung“ ist die Integration der Naturheilkunde und Homöopathie in die Medizin. *Dr. Veronica Carstens* fand unser Projekt, die Homöopathie in einer universitären Klinik auf den Prüfstand der Wissenschaft zu stellen, auf Anhieb sehr gut. So erhielten wir sechs Jahre lang eine Anschubfinanzierung von der „Carstens-Stiftung“. Ohne diese finanzielle Unterstützung wäre es uns nie möglich gewesen, dieses integrative Projekt zu starten. Das ist der erste wichtige Punkt.

Der zweite wichtige Punkt, der für mich damals eine große Unterstützung gewesen ist, war die Supervision, die ich durch *Mathias Dorcsi* und *Mira Dorcsi-Ulrich* erhalten habe. In der Münchner Universitätskinderklinik haben wir mit schwerstkranken Kindern zu tun, und ohne deren immense klinische Erfahrung und Arzneimittelwissen hätten wir diesen Erfolg nicht haben können, vor allem am Anfang. Ich bin *Prof. Dorcsi* sehr dankbar für den Rat, den er mir gab, als ich am Haunerschen Kinderspital am 1. April 1995 anfing: „Dränge dich nicht auf. Warte, bis man dich ruft.“ Er half mir damit, mich zunächst in der Pädiatrie zu orientieren, denn ich kam aus der Gynäkologie und Geburtshilfe, wo ich zwei Jahre tätig war. Ich wollte immer Kinderärztin werden, hatte aber keine Stelle in der Kinderklinik bekommen. Ich habe dann am Haunerschen Kinderspital ganz normal meine Facharztausbildung absolviert, bin auf den Stationen rotiert, habe an den Diensten teilgenommen und bin schließlich Teil des Hauses geworden. Das ist, denke ich, sehr wichtig, wenn man die Homöopathie als besondere Therapieform in ein Krankenhaus integrieren möchte.

## Intensive Fortbildungen in der Homöopathie

*Als Sie von der Gynäkologie in die Haunersche Kinderklinik übersiedelten, waren Sie da bereits in Homöopathie ausgebildet?*

Wichtig ist mir an dieser Stelle – da wir von der Homöopathie sprechen – erst mal klar zu definieren, was diese Heilmethode ist. Für mich ist die Homöopathie eine ärztliche Therapieform mit Einzelmitteln, die am Gesunden geprüft sind und in der potenzierten Form nach der Ähnlichkeitsregel verordnet werden. Ich lege großen Wert darauf, die Einzelmittel-Homöopathie durchzuführen.

Nun zu Ihrer Frage: Als ich an der Haunerschen Kinderklinik anfing, war ich in Homöopathie bereits ausgebildet. Vor meinem Medizinstudium in Tübingen hatte ich eine Ausbildung zur Arzthelferin in einer homöopathisch-internistischen Praxis absolviert und viele Fortbildungen gemacht. *Dr. Waltraut Schiedel*, die Internistin, bei der ich die Ausbildung machte und die meine zweitwichtigste Lehrerin war, nahm regelmäßig ihre „Sorgen-Patienten" zu den legendären Badener Intensivkursen der „Wiener Schule" bei *Dorcsi* mit. Dort fand täglich eine Patienten-Live-Vorstellung statt, in deren Rahmen *Dr. Schiedel* auch ihre Patienten vorstellte. Wir bereiteten die Fälle immer im Vorfeld gemeinsam vor. So konnte ich erleben, wie schwierig die Therapie in der Praxis war, die Vorstellung vor den zahlreichen Ärzten, und wie die Behandlung in der Praxis dann weiterging. Es war immer wieder verblüffend zu beobachten, was dank der immensen Erfahrung von *Prof. Dorcsi* möglich war, wie beeindruckend mitmenschlich und wie schnell dieser die Menschen auch in einer solchen Situation erfassen und auf den Punkt kommen konnte. Das war faszinierend. Man war zudem Zeuge einer echten Begegnung zwischen Arzt und Patient.

„Methoden, die nachvollziehbar sind und reproduzierbare Ergebnisse haben, sind die Voraussetzung, um die Homöopathie an einer Universitätsklinik etablieren zu können."

Ich habe die Badener Intensivkurse zehnmal besucht, obwohl nur drei für die Zusatzbezeichnung erforderlich waren. Ich habe immer versucht, Fortbildungen bei ganz verschiedenen homöopathischen Ärzten zu machen. Bereits in meiner Studienzeit in Tübingen habe ich den studentischen Arbeitskreis geleitet. Als ich in Augsburg in der Gynäkologie tätig war, habe ich parallel dazu den intensiven Dreimonatskurs in Homöopathie absolviert. Ich habe darüber hinaus viele Kurse bei *Georgos Vithoulkas* besucht. All das stellt ein breites Spektrum meiner homöopathischen Ausbildung dar. Aber das Wichtigste bleiben für mich die „Wiener Schule der Homöopathie" von *Mathias Dorcsi* und die Polaritätsanalyse nach *Heiner Frei*. Das sind zwei Methoden, die nachvollziehbar, lehr- und lernbar sind und die reproduzierbare Ergebnisse haben. Das ist die Voraussetzung, um die Homöopathie an einer Universitätsklinik etablieren zu können.

## Einschlägige Erfolge schaffen Vertrauen

*Sie sind jetzt an der Haunerschen Kinderklinik als homöopathische Fachärztin seit über 20 Jahren tätig. Und das wissen wir: Die Homöopathie lernen wir in der Praxis. Die homöopathischen Gesetze, das Handwerkszeug müssen beherrscht werden, aber das Ausschlaggebende ist die Erfahrung am Krankenbett. Hier haben Sie wahrscheinlich mehr leisten müssen als manche andere Homöopathen-Kollegen, weil Sie mit extrem schweren Krankheitsfällen konfrontiert werden.*

Ich hatte, wie ich es zuvor erwähnt habe, am Anfang das Glück – und dafür bin ich sehr dankbar – eine gute Supervision zu haben. Ich halte diese Unterstützung für unersetzlich. Ich dachte, ich fange mit der homöopathischen Behandlung langsam an, aber nach drei Wochen kam unser neurologischer Oberarzt auf die Station, auf der ich als Stationsärztin arbeitete, und sagte mir: „Bei dem kleinen *Michael* haben Sie völlig freie Hand. Wir haben vor, eine Sedierung einzuleiten." Ich habe dreimal geschluckt, weil *Michael* ein schwerstkrankes, psychomotorisch retardiertes Kind war. Er befand sich auf dem Stand eines Neugeborenen, obwohl er sieben Jahre alt war. Er litt an einer unklaren Erkrankung mit schwerster psychomotorischer Retardierung, Epilepsie und starker Neurodermitis. Kein Aufrichten, keine Kommunikation waren möglich. Seit einigen Wochen plagten ihn unklare Schreiattacken. Er fing plötzlich an zu schreien, und die Mutter war der Meinung, dass Schmerzen der Grund dafür waren. Vor allem nachts schrie er furchtbar und streckte sich nach hinten durch. Die Klinik bekam nun den Auftrag zu eruieren, warum dieses Kind schrie. Zahlreiche Untersuchungen führten wir durch, um herauszufinden, was seine Schmerzen verursachen könnte, fanden aber nichts. Für die konventionelle Medizin wurde nun die Sedierung in Erwägung gezogen. Aber eigentlich ist niemand zufrieden und glücklich damit. Nun wurde ich also aufgefordert zu zeigen, was die Homöopathie kann. Das war in diesem Augenblick natürlich drei Schuhnummern zu groß für mich!

Ich war zunächst sehr froh, eine ausführliche Anamnese zu erheben und mit der Mutter alles detailliert durchgehen zu können. Ich habe mir das Kind ganz genau angeschaut, es körperlich untersucht und eine Video-Aufnahme gemacht. Mit diesen Informationen und den Befunden bin ich dann abends zu *Dorcsis* gegangen, und wir haben gemeinsam den Fall besprochen. Ich werde es nicht vergessen. *Mathias Dorcsi* sagte: „Das ist doch ganz einfach!" und reduzierte dann dieses sehr komplexe Geschehen, bei dem ich nicht wusste, wo ich anfangen sollte, auf die wichtigsten Symptome, nämlich: extreme Schmerzen, Verschlechterung nachts, Besserung auf dem Arm der Mutter durch

Herumtragen, das Überstrecken nach hinten. Die wichtigste Arznei für ein solches Krankheitsbild war *Chamomilla*!

In der Kinderklinik begannen wir aber die Behandlung nicht mit *Chamomilla*, sondern mit *Nux vomica*, weil das Kind viele Medikamente, vor allem Antikonvulsiva bekommen hatte, die über die Leber verstoffwechselt werden. Aber mit *Nux vomica* C200 veränderte sich nicht viel. *Michael* schrie nachts weiter, und natürlich senkte sich die Erwartung der Mutter, aber auch die meiner Kollegen und der Krankenschwestern. Wir überlegten dann eine längerfristige Therapie mit *Helleborus* D4, als tiefe Potenz, zur Unterstützung der Entwicklung. Als wir dann erst nach vier Tagen abends *Chamomilla* C30 quasi als dritte eingesetzte Arznei anwendeten, war die Haltung der Mutter: „Na ja, Sie können es ja noch mal versuchen. Aber bis jetzt hat es nicht geholfen."

Nach der Einnahme von *Chamomilla* folgte die erste ruhige Nacht. Die Mutter konnte anfänglich nicht so richtig daran glauben, dass sich nun nach zwei Arzneimittelgaben mit geringer Wirkung ein prompter Erfolg eingestellt hatte. Nachdem aber ihr Kind nach so langer Zeit wieder ruhige Nächte hatte, hat sie dies beeindruckt – und uns auch.

„Durch beeindruckende Erlebnisse beim kranken Kind, ist langsam das Vertrauen in eine Methode gewachsen, die am Anfang eher skeptisch betrachtet wurde."

Durch solche Erlebnisse beim kranken Kind, vor allem in „Therapienotständen", also wenn sich nicht mehr viel tut, weil die konventionelle Therapie an ihre Grenzen gestoßen ist, ist langsam das Vertrauen in eine Methode gewachsen, die am Anfang sicherlich belächelt und eher skeptisch betrachtet wurde.

## Patientenversorgung, Lehre und Forschung

*Was sind die Schwerpunkte Ihrer Tätigkeit? Welche Krankheiten behandeln Sie vorwiegend bzw. unterstützen Sie homöopathisch?*

An der Universitätsklinik gibt es drei Bereiche: Patientenversorgung, Forschung und Lehre. Für uns ist die Homöopathie ein Teil der modernen Medizin. Also haben wir uns auch um diese drei Bereiche zu kümmern und ihnen gerecht zu werden.

Was die Patientenversorgung betrifft, bilden die stationären Kinder einen großen Schwerpunkt. Hier werde ich zum homöopathischen Konsil gerufen und komme auf die Station, wo ich gebraucht werde. Das ist mittlerweile so selbstverständlich wie ein Allergologie-Konsil, ein Gastroenterologie-Konsil oder ein neurologisches Konsil geworden. Der Experte kommt einfach auf die Station, wenn er angefordert wird.

Ich werde mittlerweile auf alle Stationen gerufen. Die Schwerpunkte bilden die Neonatologie, die Onkologie, die Kinderchirurgie, aber auch die Intensivstationen.

„Ich werde zum homöopathischen Konsil gerufen. Das ist mittlerweile so selbstverständlich wie ein allergologisches oder ein neurologisches Konsil."

Einmal in der Woche bin ich im Klinikum Großhadern zum Konsil. Dort befindet sich eine Intensivstation für Kinder. Hier ist die Kinderkardiologie beheimatet, in der Kinder mit Herzerkrankungen behandelt werden, die wegen eines Herzfehlers operiert werden müssen oder auf ein neues Herz warten. Ebenso findet sich hier die Kinderneurologie, wo Kinder mit Hirntumoren oder nach einem Schädel-Hirn-Trauma behandelt werden. Eine weitere Station ist die Kinderpalliativstation, auf der wir mit der Homöopathie ebenfalls begleitend zur Seite stehen.

Ich werde auch oft zum homöopathischen Konsil gerufen, wenn Kinder sehr unruhig sind, zum Beispiel, wenn Säuglinge viel schreien. Keiner in der Kinderheilkunde gibt gern Beruhigungsmittel wegen möglicher Nebenwirkungen. Die Homöopathie wird auch eingesetzt, um die Nebenwirkungen der konventionellen Therapie abzumildern. In der Onkologie – wenn ein Kind beispielsweise eine Leukämie hat – wird natürlich die Chemotherapie durchgeführt. Eine begleitende homöopathische Therapie kann Nebenwirkungen abfangen, sodass das Kind besser durch die Chemotherapie kommt.

Wir können mit der Homöopathie immer wieder Medikamente einsparen und dazu beitragen, dass die Kinder früher nach Hause entlassen werden können. Das sind erfreuliche zusätzliche Effekte.

„Wir können mit der Homöopathie immer wieder Medikamente einsparen und dazu beitragen, dass die Kinder früher nach Hause entlassen werden können."

*Wer holt Sie bevorzugt ans Krankenbett? Sind es die Eltern selbst oder die Kollegen? Wie erfolgt eine Konsil-Anforderung für Homöopathie?*

Eine Konsil-Anforderung erfolgt immer vom Arzt. Ein homöopathisches Konsil ist eines der möglichen Konsile. Der Impuls, dass ein solches Konsil angefordert wird, kommt allerdings oft von den Eltern, die entweder schon von ihrem Kinderarzt die positive Wirkung der Homöopathie bei ihrem Kind erlebt haben oder vom Einsatz der Homöopathie hier in der Kinderklinik gehört haben. Dann fragen sie in der Visite danach, und darauf erfolgt eine Konsil-Anforderung.

Der Impuls kann auch von den Schwestern kommen, die das Kind 24 Stunden am Tag betreuen. Wenn das Kind sehr unruhig ist oder nicht richtig trinkt – in der Neonatologie zum Beispiel –, dann ist es vor allem die Krankenschwester, die das miterlebt bzw. der es auffällt.

Und natürlich, wenn die Ärzte eine Indikation sehen und sich die Homöopathie als eine gute Therapiemöglichkeit anbietet, werde ich auf die entsprechende Station gerufen. Ich komme als homöopathische Konsil-Ärztin: Alles wird aufgeschrieben und in der Akte dokumentiert, warum welche Arznei wie gegeben wird. Die homöopathische Begleittherapie wird also in Absprache mit dem Team durchgeführt. Im Laufe der Behandlung überlegen wir dann: „Was bringt die homöopathische Behandlung? Ist die Hauptbeschwerde besser geworden?"

*Welche Rolle spielt für Sie als homöopathische Ärztin die Diagnose?*

Bevor man überhaupt anfängt zu behandeln, ist es wichtig, eine Diagnose zu stellen und sich zu überlegen, ob die Homöopathie hier überhaupt indiziert ist. Denn es geht immer darum, die bestmögliche Therapie für das Kind zu finden. Deswegen halte ich die Diagnostik für das A und O und das Wichtigste, bevor wir homöopathisch behandeln.

„Es geht immer darum, die bestmögliche Therapie für das Kind zu finden."

Dann schaue ich mir das Kind an, mache eine Anamnese mit der Mutter, mit dem Kind und überlege: „Wie kann ich hier am besten homöopathisch behandeln?" Im weiteren Vorgehen unterscheide ich, ob es sich um eine akute oder eine chronische Krankheit handelt. Bei den akuten Krankheitsfällen verordne ich gern nach der bewährten Indikation aufgrund des vollständigen Lokalsymptoms. Bei chronischen Krankheiten führe ich natürlich eine ausführliche Anamnese durch und verordne dann aufgrund der Gesamtheit der Symptome und aufgrund der Konstitution und der Diathese des Patienten eine homöopathische Arznei. Die Diathesen entsprechen in etwa den drei *Hahnemannschen* Miasmen Psora, Sykose und Syphilis. *Mathias Dorcsi* hat die Begriffe Konstitution und Diathese eingeführt, um Worte zu verwenden, die nicht zu Missverständnissen einladen. Er unterschied zwischen lymphatischer Diathese (Psora), lithämischer Diathese (Sykosis) und destruktiver Diathese (Syphilis). Er wollte eine Brücke schlagen, damit wir das Gleiche meinen, wenn wir über die chronischen Erkrankungen und ihren Hintergrund sprechen.

*Neben dem stationären Bereich sind Sie auch in der Notfallambulanz tätig. Wie sieht dort der Einsatz der Homöopathie als komplementäre Medizin aus?*

Ich bin froh darüber, hier die Homöopathie einsetzen zu können, zum Beispiel bei Virusinfektionen. Wir werden zum Glück mit den Antibiotika immer zurückhaltender. Sie werden nur eingesetzt, wenn sie indiziert sind, nämlich bei bakteriellen Infektionen. Viele Kinder kommen in die Notfallambulanz mit viralen Infektionen, und hier bin ich dankbar, die Homöopathie als Therapiemöglichkeit zu haben. Mithilfe des vollständigen Lokalsymptoms kann auch in der Notfallambulanz rasch eine individuell passende Arznei gefunden werden.

*Mit Ihrer ruhigen und sehr konzentrierten Art haben Sie im Laufe der letzten 23 Jahre sehr viel geleistet. Zu Beginn führten Sie mit der Homöopathie ein Nischendasein unter Ihren allopathischen Kollegen. Sie haben ihnen im Laufe der Jahre durch Ihr Wissen und Ihre Erfahrung am Krankenbett zeigen können, was man mit der begleitenden Homöopathie leisten kann.*

Der Rat: „Dränge dich nicht auf. Warte, bis man dich ruft!“ war für mich sicherlich ganz entscheidend, vor allem in den Situationen, in denen wir an die Grenzen der konventionellen Medizin kommen. In die Universitätskinderklinik kommen schwerkranke Kinder, die oft von anderen Kliniken zu uns verlegt werden. Jedes Kind ist immer einzigartig. Wir behandeln oft sehr komplex kranke Kinder. Viele der Kollegen sind froh, wenn wir noch zusätzliche Therapiemöglichkeiten zur Verfügung haben, zumal homöopathische Arzneien nicht belastend sind, keine schädigenden Nebenwirkungen aufweisen und wir danach immer wieder erstaunliche Reaktionen beobachten können.

Zu erkennen, wo ein Therapienotstand herrscht, hat die Zusammenarbeit zwischen den konventionellen und homöopathischen Ärzten sehr gefördert.

„Zu erkennen, wo ein Therapienotstand herrscht, hat die Zusammenarbeit zwischen den konventionellen und homöopathischen Ärzten sehr gefördert.“

*Für Sie ist also die Zusammenarbeit mit Ihren allopathischen Kollegen durchaus erfreulich und respektvoll?*

Absolut. Ich profitiere auch von der Expertise. Ich bin froh, dass ich so viele Experten um mich herum habe, um in unklaren Situationen nachfragen zu können. Und ich freue mich, wenn ich mit der homöopathischen Therapie positiv zur Behandlung beitragen kann. An dieser Stelle möchte ich hinzufügen, dass sich das Dr. von Haunersche Kinderspital durch eine große Offenheit und Neugier gegenüber Neuem auszeichnet, sodass auch mir, als ich vor über 20 Jahren begonnen habe, mit dem entsprechenden Respekt und Achtung begegnet worden ist, was die Zusammenarbeit natürlich sehr erleichtert hat.

## Beeindruckende Ergebnisse

*Zu Beginn des Interviews haben Sie über den Fall des kleinen Michael berichtet. Wenn es Ihre Schweigepflicht nicht verletzt, könnten Sie uns von weiteren Fällen erzählen, die Ihnen besonders in Erinnerung geblieben sind und die deutlich machen, zu was die Homöopathie als komplementäre Therapie in der Universitätsklinik in der Lage ist?*

Was mir sehr im Gedächtnis geblieben ist, ist das erste Kind, das ich im Klinikum Großhadern behandeln durfte. Es lag auf der Kinderkardiologie, als ich den Anruf bekam, ob ich nicht dorthin auf die Station kommen könnte. Ich dachte mir: „Da es sich um die Kinderkardiologie handelt, werde ich mich mit den verschiedenen Arzneien bei Herzkrankheiten beschäftigen." Die Kinder dort haben schwere Herzfehler oder befinden sich in einem sehr kritischen Zustand nach einer Myokarditis oder leiden an einer Kardiomyopathie. Viele dieser Kinder warten auf eine Herztransplantation. Ich bin also nach Großadern gefahren und war überrascht, als ich erfahren habe, dass es bei diesem Kind um Juckreiz ging.

Der kleine Junge kam mit einem hypoplastischen Linksherzsyndrom zur Welt, einem schweren angeborenen Herzfehler, der unbehandelt zum Tode führt. Er war seit seiner Geburt in Großadern. Er hatte bereits eine Herztransplantation hinter sich und litt unter multiplen Allergien aufgrund der Unverträglichkeit der Medikamente, die dann immer wieder umgestellt werden mussten. Das Herz zeigte außerdem eine Abstoßungsreaktion. Das Kind litt unter einem massiven Juckreiz, und seitdem es sich selbst kratzen konnte, also bereits im Säuglingsalter, wurde alles Mögliche versucht. Das Medikament „Fenistil" zur Behandlung von Hautausschlägen und Juckreiz brachte nur eine kurzfristige Besserung.

Dieser kleine Patient war schon so lange in der Klinik – er war mittlerweile drei oder vier Jahre alt – und hatte wegen der vielen Medikamente eine Niereninsuffizienz entwickelt, was auch den Juckreiz erklären konnte. Zudem litt er unter vielen Allergien, die ebenfalls den Juckreiz verursachen konnten. Es gab also verschiedene mögliche Gründe, warum der Juckreiz hier aufgetreten war.

Ich habe natürlich eine ausführliche Anamnese mit der Mutter durchgeführt. Wir sind alles genau durchgegangen. Vor dem Hintergrund der Unverträglichkeit der Medikamente und der schweren Nahrungsmittelallergien habe ich dem Kind *Okoubaka* C6 gegeben. Wir waren alle verblüfft, als der therapieresistente Juckreiz nach einer relativ einfachen Überlegung und einer einzigen Arznei verschwand. Wir haben den Jungen dann aufgrund von Verhaltensauffälligkeiten weiter begleitet.

Dieses Beispiel zeigt, dass auch bei sehr kranken Kindern die Homöopathie imstande ist, eine Besserung zu erzielen. Und es lohnt sich, einfach zu denken, selbst wenn die Krankheitsgeschichte sehr komplex ist.

*Michael* hat dann später in einer Operation ein zweites Herz und eine neue Niere bekommen. Es geht ihm jetzt ganz gut und er entwickelt sich gut.

„Es lohnt sich, einfach zu denken, selbst wenn der Fall sehr komplex ist."

Es ist schon verblüffend zu sehen, was möglich ist, wenn konventionelle und homöopathische Ärzte Hand in Hand zusammenarbeiten.

Dieses Kind hat mich in der Schwere des Krankheitsbildes sehr bewegt. Was ich hier auch gelernt habe, ist, dass es bei der Homöopathie in der Kinderkardiologie nicht so sehr um die Herzproblematik an sich geht, sondern um andere Dinge, die die Kinder sehr belasten, wie in diesem Fall den massiven Juckreiz.

*Es ist ein interessanter Fall, der die Wirkung der Homöopathie als begleitende Therapie auch bei schweren Krankheitsbildern sehr gut verdeutlicht. Gibt es noch einen Krankheitsfall, der Sie sehr beeindruckt hat?*

Mich beeindrucken immer noch Kinder mit Hirnblutungen dritten Grades, bei denen wir konventionell kausal nicht so viel tun können. Diese Hirnblutungen treten immer wieder bei Frühgeborenen auf, oft gar nicht zum Zeitpunkt der Geburt, sondern erst am dritten, vierten Lebenstag. Wir hatten den Fall von *Ludwig*, einem Zwilling, der in der 23. Woche geboren wurde und am dritten Lebenstag eine beidseitige Hirnblutung sowie eine Lungenblutung bekam. Das Kind musste reanimiert werden.

Die Prognose für Kinder mit einer Hirnblutung dritten Grades ist nicht besonders gut. Laut Statistik haben sie eine Chance von sieben bis zehn Prozent, sich normal zu entwickeln. Alle anderen leiden unter mäßigen bis schweren Entwicklungsstörungen.

Zusammen mit den Eltern von *Ludwig* wurde besprochen, ob weitere Intensivmaßnahmen durchgeführt werden sollten. Die Eltern meinten, das solle *Ludwig* entscheiden, sodass die Reanimation fortgesetzt wurde und *Ludwig* sich wieder stabiliserte.

Nachdem er die bedrohliche Phase überstanden hatte, entwickelte er nach der Blutung einen posthämorrhagischen Hydrocephalus. Diesen nach einer Blutung auftretenden Wasserkopf beobachten wir immer wieder. Aus diesem Grund wurde er zu uns ins Dr. von Haunersche Kinderspital verlegt. Und weil wir bereits einige Kinder mit Hirnblutung dritten Grades homöopathisch begleitend behandelt hatten, hat mich der Leiter der Neonatologie dazu geholt, um *Ludwig* homöopathisch begleitend zu behandeln.

Nach einer ausführlichen Anamnese mit der Mutter haben wir mit der Behandlung angefangen. Es war wirklich eine sehr eindrucksvolle Situation. Das Kind reagierte beim Trinken mit Bradykardien, das heißt mit Verlangsamung des Herzschlags. In der Sonografie waren deutlich erweiterte Ventrikel zu erkennen. Der kleine Junge hatte zudem eine vorgewölbte Fontanelle, was auf einen ziemlich hohen Hirndruck hinwies. Durch diesen Druck wuchs der Kopf um einen Zentimeter pro Tag, man musste also dringend etwas unternehmen.

Es war geplant, eine Drainage zu legen, um das Gehirn zu entlasten. Wir haben dann angefangen, das Kind homöopathisch zu behandeln. Es bekam *Arnica* C200 an zwei aufeinanderfolgenden Tagen. Das Legen einer externen Drainage stand schon auf dem OP-Plan, aber nachts kam ein Notfall dazwischen, ein Polytrauma, sodass unsere Chirurgen damit sehr beschäftigt waren. Da *Ludwigs* Zustand sich stabilisiert hatte, wurde die OP auf den nächsten Tag verschoben. Nach der Einnahme von *Arnica* C200 verschwanden die Bradykardien, die Fontanelle wurde weicher, sodass sich die Situation entspannte und die OP wieder auf den nächsten Tag verschoben wurde – bis wir dann keine Indikation mehr sahen, unbedingt eine Drainage zu legen.

Wir haben *Ludwig*, solange er bei uns blieb, mit *Lactrodectus* C12 weiterbehandelt. Sein Bruder wurde ebenfalls zu uns verlegt. Er hatte vordergründig Lungenprobleme. Das Schöne war, dass sich *Ludwigs* Zustand unter *Lactrodectus* C12 – und überhaupt unter der ganzen Behandlung – so stabilisiert hatte, dass er und sein Bruder eine Woche vor dem errechneten Geburtstermin nach Hause entlassen werden konnten. Wir haben die Behandlung dann mit *Helleborus* C6 fortgesetzt. Das ist jetzt schon einige Jahre her.

An Weihnachten habe ich immer einen Brief von den Eltern bekommen. Die beiden Buben sind in die Realschule eingeschult worden. *Ludwig* ist sehr sportlich und hat jetzt seinen Abschluss gemacht, was man bei diesem Start mit beidseitiger Hirnblutung nicht erwartet hatte. Auch unser Radiologe ist sehr erstaunt, wenn er die Bilder anschaut, über diesen so positiven Verlauf.

Da wir bei Hirnblutung dritten Grades bei Früh- und Neugeborenen konventionell nicht viele Therapiemöglichkeiten zur Verfügung haben und meist abwarten müssen und die Entwicklung der Kinder nur mit Physiotherapie und Ergotherapie optimal unterstützen können, ist eine homöopathische Begleittherapie einen Versuch wert. Das konnten wir in einer Beobachtungsstudie mit 18 betroffenen Kindern bestätigen.

Zum Glück kommt dieses Krankheitsbild nicht so häufig vor. Aber wenn es mal der Fall ist, haben wir mit der Homöopathie eine Möglichkeit, es positiv zu beeinflussen.

„Auch bei Hirnblutungen in der Neonatologie ist ein homöopathischer Therapieversuch empfehlenswert."

*Das war jetzt ein sehr beeindruckendes Beispiel! Nachdem die Kinder, die Sie homöopathisch betreut haben, entlassen werden, führen Sie die Behandlung ambulant weiter, wenn die Eltern es wünschen?*

Ja, das ist mir auch ganz wichtig. Ich biete es immer an. Da viele Kinder komplex krank sind, bin ich im telefonischen Kontakt mit den Eltern, wenn sie weiter entfernt wohnen. Und wenn Sie einen Termin hier in der Spezialambulanz haben, dann stimmen wir uns ab, dass wir uns sehen. So ist eine gute Zusammenarbeit möglich.

*Wie schaffen Sie es, diese Dichte und Intensität beizubehalten, obwohl Sie viele Kinder auf der Station betreuen?*

Wenn eine ausführliche Anamnese notwendig ist, dann mache ich sie. Wenn ich unter Zeitdruck stehe, dann muss ich sie manchmal abkürzen. Bei chronischen Krankheiten und langfristiger Betreuung des Kindes hole ich das dann später nach. Es ist mir schon sehr wichtig, dass ich mir diese Zeit nehme.

## Homöopathische Lehre für die Studenten

*Sie arbeiten am Krankenbett und zusätzlich ist Ihnen die universitäre Ausbildung der Medizinstudenten ein großes Anliegen. Wir wissen, dass sich im Vergleich zu vor 20, 30 Jahren immer weniger junge Menschen für das Studium der Homöopathie entscheiden.*

Ja, das stimmt. Der Nachwuchs fehlt. Seit 2010 bin ich zusammen mit *Dr. Joachim Siebenwirth* Dozentin des Wahlpflichtfaches Homöopathie für die Studenten an der LMU München. Was versteht man unter Wahlpflichtfach? Die Studenten können sich für ein Wahlfach entscheiden, und wenn sie dieses einmal gewählt haben, haben sie Anwesenheitspflicht. Am Ende des Kurses, also am Ende des Semesters, schreiben sie eine Prüfung, wofür sie einen Schein bekommen. Ein solches Wahlpflichtfach bieten wir zum einen für Studenten der Vorklinik, die ganz am Anfang ihres Studiums stehen, einmal in der Woche an, und zum anderen für Studenten im klinischen Abschnitt am Ende ihres Studiums, im Rahmen eines Wochenendkurses von Freitag bis Sonntag. Sie haben die gleiche Stundenzahl wie die Studenten der Vorklinik auf dem Programm. Es ist also sehr intensiv, kompakt und praktisch orientiert.

Die Studenten werden zu Beginn des Kurses gefragt, warum sie das Fach Homöopathie gewählt haben. Bei einem Drittel kommt die Antwort: „Ich habe bereits als Kind Globuli bekommen." Bei einem weiteren Drittel: „Ich bin sehr skeptisch, man liest viel Negatives über die Homöopathie, aber ich will mein Studium nicht beenden, ohne mich einmal damit auseinandergesetzt zu haben." Das finde ich sehr positiv. Diese Studenten sind also eher kritisch zur Homöopathie eingestellt. Aber wenn wir sie dann nach dem ersten Tag fragen: „Was hat Sie bis jetzt beeindruckt?", antworten sie: „Die Erkenntnis, wie komplex die Homöopathie ist und wie differenziert genau man da vorgeht!" Sie hätten sich nie vorgestellt, wie genau man sein muss und was alles eine Rolle spielt. Ein solches Wochenende macht also etwas mit den Studenten. Sie bekommen einfach eine andere Vorstellung, was Homöopathie ist, anstatt nur diese negativen und oft falschen Aspekte vor Augen zu haben, die in der Presse zu lesen sind.

„Mein Wunsch wäre, dass jeder Medizinstudent in Deutschland die Möglichkeit bekäme, sich ein Wochenende mit der Homöopathie zu beschäftigen."

Mein Wunsch wäre, dass jeder Medizinstudent in Deutschland die Möglichkeit bekäme, sich ein Wochenende intensiv mit der Homöopathie an den Universitäten zu beschäftigen. Dann würden wir sicherlich andere Ärzte bekommen. Aber wir sind dran, das zu intensivieren.

*Haben die Studenten die Möglichkeit, neben dieser gründlichen Einführung in die Homöopathie auch praktische Erfahrungen zu sammeln, zum Beispiel in der Pädiatrie oder in anderen Bereichen, um die Homöopathie am Krankenbett zu üben? Dürfen die jungen Ärzte Ihnen über die Schulter schauen, so wie Sie es damals bei Ihren Lehrern machen durften?*

Ich biete ihnen immer an, bei einer Anamnese dabei zu sein. Ich bestelle auch ambulante Patienten zu einer ausführlichen Anamnese in die Klinik. Einige Medizinstudenten, die eine Famulatur, also ein Praktikum, hier machen, begleiten mich vier Wochen lang. Andere absolvieren ihr praktisches Jahr (PJ) am Ende ihres Studiums hier an der Universitätskinderklinik.

Beim Unterricht für die PJ-Studenten schließe ich das Gebiet der Homöopathie mit ein. Dadurch haben sie die Möglichkeit zu erleben, wie die Homöopathie in der Notfallambulanz praktisch angewendet wird. Wenn also Interesse an der Homöopathie besteht, stehen den Studenten viele Möglichkeiten zur Verfügung.

Zudem biete ich hausinterne Fortbildungen für Mitarbeiter, für Ärzte, aber natürlich auch für Studenten an, dies auch stations- und fachbezogen. Wir haben zum Beispiel eine regelmäßig stattfindende hausinterne Schulung bezüglich Schmerzen, bei der auch die Homöopathie ihren Platz hat.

## Die Homöopathie-Ringvorlesungen

*Sie organisieren die sogenannte „Ringvorlesung Homöopathie" an der Ludwig-Maximilians-Universität München. Was kennzeichnet diese Vortragsreihe?*

Die Homöopathie steht als wissenschaftliches und gesellschaftliches Phänomen mehr denn je im Mittelpunkt des Interesses, aber auch in der Kritik. Mit den Ringvorlesungen, die sich an Studenten in der ärztlichen Ausbildung sowie an bereits berufstätige Ärzte richten, möchten wir die Debatte in der Wissenschaft und der Öffentlichkeit sachlich voranbringen. Die Vorlesungsreihe wird universitär, also fächerübergreifend angeboten.

„Mit der Ringvorlesung möchten wir die Debatte in der Wissenschaft und der Öffentlichkeit sachlich voranbringen."

Jedes Jahr wird ein anderer Schwerpunkt gelegt. Im Jahr 2017 ging es zum Beispiel um das Thema: „Welche Forschung gibt es zur Homöopathie?" An insgesamt zwölf Terminen haben hochkarätige internationale Referenten – aus Deutschland, Österreich, Schweden, Großbritannien, der Schweiz und den Niederlanden – sämtliche relevanten Bereiche der Forschung zur Homöopathie präsentiert und zur Diskussion gestellt. Es wurden sowohl randomisierte, kontrollierte Doppelblindstudien als auch Metaanalysen, also Überblicksstudien, vorgestellt. Darüber hinaus wurden Ergebnisse von unabhängig replizierten Experimenten aus der Grundlagenforschung zur Homöopathie gezeigt, welche die Wirkung von homöopathischen Arzneien auf Pflanzen untersuchten.

Die Referenten, unter anderem *Dr. Klaus von Ammon, Prof. Dr. Stefan Baumgartner, Prof. Dr. Michael Frass, Dr. Heiner Frei, Dr. Rachel Roberts,* gingen der Frage nach, inwieweit spezifische Arzneiwirkungen für den Erfolg der homöopathischen Therapie verantwortlich sind – und welche Bedeutung Placebo-Effekte haben können. Im Anschluss an die Vorträge standen die Referenten für eine konstruktive wissenschaftliche Debatte zur Verfügung.

## Forschung

Im Bereich der Forschung haben wir Beobachtungsstudien zu verschiedenen Themen durchgeführt: Einsatz der homöopathischen Therapie bei Kindern mit Enuresis, begleitend bei Kindern mit rezidivierenden Harnwegsinfektionen, mit Infektanfälligkeit, mit Prader-Willi-Syndrom, mit Tic-Störung, mit rezidivierenden Kopfschmerzen, mit Hirnblutung dritten Grades bei Neu- und Frühgeborenen und weitere. Wir konnten dabei positive Ergebnisse erzielen. Zu diesen Themen wären weitere Studien sinnvoll. Aktuell laufen Studien zur homöopathischen Therapie beim Drogenentzugssyndrom des Neugeborenen, beim postoperativen Harnverhalt, bei Kindern mit rezidivierender obstruktiver Bronchitis und bei Kindern mit Neurodermitis. Das sind immer wieder Krankheitsbilder, bei denen ein gewisser Therapienotstand herrscht, das bedeutet, dass wir oder die Eltern und die Kinder mit den konventionellen Therapiemöglichkeiten nicht ganz zufrieden sind.

Es ist immer wieder eine große Herausforderung bei der Durchführung von Studien, einerseits der Wissenschaft gerecht zu werden und andererseits die Besonderheiten der Homöopathie zu erfüllen. Welches Studiendesign ist geeignet und alltagstauglich? Wir sind ganz zuversichtlich, dass wir auf einem guten Weg sind.

## Homöopathie in Klinik, Praxis und Forschung

*Sie sind ebenfalls Gründungsmitglied des „Vereins zur Förderung der ärztlichen Homöopathie in den Kinderkliniken", kurz Globulus e. V. Was ist das Anliegen dieses Vereins?*

Die Gründung von „Globulus e. V." erfolgte im Jahr 2000 durch die Kinderärztin *Dr. Mira Dorcsi-Ulrich,* als sich die Anschubfinanzierung durch die „Carstens-Stiftung" für das Pilotprojekt „Homöopathie in der Pädiatrie" dem Ende zuneigte. *Mira Dorcsi-Ulrich* hat dann „Globulus e. V." als „Verein zur Förderung der ärztlichen Homöopathie in den Kinderkliniken" ins Leben gerufen, um dadurch selbst Sponsoren zu finden, die dieses Projekt weiter fördern. Wir zählen mittlerweile über 200 Mitglieder. „Globulus e. V." unterstützt vor allem die Homöopathie am Dr. von Haunerschen Kinderspital. Darüber bin ich sehr froh und dankbar. „Globulus e. V." veranstaltet seit 2001 zusammen mit der LMU München das Internationale Symposium „Homöopathie in Klinik, Praxis und Forschung", das jährlich am Dr. von Haunerschen Kinderspital durchgeführt wird. Im Jahre 2017 fand es schon zum 16. Mal statt. Das ist zu einer richtigen Tradition geworden.

„Es ist uns ein Anliegen, den Dialog zwischen konventionellen und homöopathischen Ärzten zu fördern."

Bei diesem Symposium ist es uns ein Anliegen, den Dialog zwischen konventionellen und homöopathischen Ärzten zu fördern. Jedes Jahr wird ein Thema präsentiert, wie zum Beispiel akute Infektionen oder Allergien. Zunächst wird das jeweilige Krankheitsbild von einem Experten mit der notwendigen Diagnostik und den verschiedenen Therapiemöglichkeiten vorgestellt, damit wir hier auf dem neuesten Stand sind. Dann stellt ein homöopathischer Arzt seine Erfahrungen bei diesem Krankheitsbild vor, um dann im gemeinsamen Dialog die beste Therapie für jedes Kind zu suchen. Dieser Dialog ist die große Stärke dieses Symposiums und auch das Besondere. In diesem Dialog erleben wir einen Austausch, um voneinander zu lernen und gemeinsam das Bestmögliche für jedes Kind zu finden.

Im Jahr 2017 hatten wir als Thema den „Therapienotstand". Dies war ein wichtiger Begriff bei *Prof. Mathias Dorcsi.* Therapienotstand bedeutet, dass wir dort, wo wir mit den konventionellen Therapien nicht zufrieden sind oder kaum Therapiemöglichkeiten haben, mit der homöopathischen Therapie versuchen können, eine Regulation einzuleiten. Auch hier war uns der Dialog ganz wichtig, zum Beispiel beim Therapienotstand in der kinderärztlichen Praxis, in der Kinderklinik, bei traumatisierten Kindern, bei beatmeten Patienten der Intensivstation und weitere. An solchen Beispielen lassen sich die positiven Effekte der homöopathischen Behandlung sehr eindrucksvoll darstellen, zum Teil auch unter Studienbedingungen wie bei *Prof. Michael Frass,* Facharzt für Innere Medizin und Intensivmedizin an der medizinischen Universitätsklinik in Wien.

## Homöopathie und Wissenschaft

*Außer „Globulus e. V." gibt es auf der europäischen Ebene den Verband „WissHom e. V." Arbeiten Sie auch mit diesem zusammen? Oder auch Deutschland übergreifend? Es gibt ja immer wieder Projekte wie zum Beispiel in Glasgow, die leider nicht weitergeführt wurden …*

„WissHom" ist die „Wissenschaftliche Gesellschaft für Homöopathie", die 2010 von einer Initiativgruppe aus dem „Deutschen Zentralverein homöopathischer Ärzte" in Köthen gegründet wurde. Ich schätze die Arbeit von „WissHom" sehr. Als Stellvertreterin für die Sektion Lehre wirke ich aktiv bei „WissHom" mit. Das Anliegen dieser Gesellschaft ist es, die Homöopathie auf einer wissenschaftlichen Basis zu etablieren und Wissenschaftler, die in der homöopathischen Forschung und Lehre tätig sind, zu fördern. *Dr. Klaus von Ammon* war lange der Leiter der Forschungssektion und hat vieles bewirkt. *Prof. Michael Frass* von der Universität Wien leitet die wissenschaftliche Gesellschaft. Er hat sich sehr intensiv mit dem Einsatz der Homöopathie auf der Intensivstation beschäftigt. Jetzt hat er im Rahmen einer onkologischen Ambulanz eine sehr interessante Studie durchgeführt, die die Anforderungen der Wissenschaft hundertprozentig erfüllt.

Unser Ziel ist es, die Homöopathie in den Bereichen Forschung, Lehre und praktischer Anwendung wissenschaftlich zu fundieren und weiterzubringen. „WissHom" ist also ein sehr wichtiger Verband, weil gerade auf dem wissenschaftlichen Gebiet die Homöopathie immer wieder stark angegriffen wird.

„Unser Ziel ist es, die Homöopathie in den Bereichen Forschung, Lehre und praktischer Anwendung wissenschaftlich zu fundieren und weiterzubringen."

Aus diesem Grund hat „WissHom" im Mai 2016 einen 56-seitigen Forschungsreader zum Stand der Forschung zur Homöopathie verfasst, und zwar zu den Bereichen Versorgungsforschung, randomisierte kontrollierte klinische Studien, Metaanalysen und Grundlagenforschung. Dieser Forschungsreader fasst die Ergebnisse aus 300 klinischen Studien und etwa 1800 Experimenten aus der Grundlagenforschung zur Homöopathie zusammen. Jeder Journalist, der über Homöopathie berichten möchte, sollte ihn lesen!

## Maßnahmen gegen die Antibiotika-Resistenz

*Im Jahr 2016 wurde auf dem Internationalen Symposium das Thema der akuten Infektionen behandelt …*

… ja, es ging um die multiresistenten Keime, die ein zunehmendes Problem darstellen.

*Sehr beachtenswert war unter anderem der Vortrag Ihres Kollegen, Prof. Dr. Johannes Hübner, der hier in der Haunerschen Kinderklinik Leiter der Abteilung für pädiatrische Infektiologie ist. In seinem Vortrag äußerte er eine sehr große Skepsis bzw. mahnte zur Vorsicht, was die Verschreibung der Antibiotika betrifft. Was ist Ihre Einstellung zu Antibiotika und multiresistenten Keimen?*

Die multiresistenten Keime nehmen deutlich zu. Sie stellen ein Riesenproblem dar, weil es immer schwieriger wird, sie erfolgreich mit Antibiotika zu behandeln. Hier in der Kinderklinik, und das schätze ich sehr, werden Antibiotika nur dann verschrieben, wenn es eine klare Indikation dafür gibt. Das ist sicher ein Verdienst von *Prof. Hübner.* Es ist sein großes Anliegen, die Anwendung der Antibiotika immer kritisch zu hinterfragen und sie nur dann einzusetzen, wenn sie indiziert sind, nämlich bei bakteriellen und nicht bei viralen Infektionen. Bei einer bakteriellen Meningitis beispielsweise sind sie ein Segen, sie sind lebensrettend. Früher ging man vor allem in den Praxen mit den Antibiotika viel leichtfertiger um: Wenn ein Kind länger Fieber hatte, bekam es sofort ein Antibiotikum. Wir sind jetzt viel zurückhaltender geworden. Das ist sehr wichtig, um die Entwicklung der multiresistenten Keime zu bremsen, damit wir die Antibiotika auch weiterhin als große Hilfe bei den Kindern einsetzen, die sie auch wirklich brauchen.

„Unser großes Anliegen ist es, die Anwendung der Antibiotika immer kritisch zu hinterfragen und sie nur dann einzusetzen, wenn sie indiziert sind."

Ich denke, dass die Homöopathie auch im Bereich der Notfallambulanz zur Behandlung von viralen Infektionen eine große Hilfe darstellen kann. Das wäre auch ein großer Wunsch von mir, dass wir auf diesem Gebiet unsere Zusammenarbeit intensivieren und die Homöopathie als Therapieempfehlung mitberücksichtigen oder einfließen lassen. Hier ist zum Glück etwas im Werden.

*Man konnte eine große Betroffenheit im Auditorium vernehmen, was die Antibiotika-Verschreibung betrifft, und die Diskussionen in den Pausen bezeugten, wie brisant das Thema ist!*

Um den Antibiotika-Verbrauch zu reduzieren, haben wir auch ein Antibiotika-Stewardship, eine Antiinfektiva-Verordnung, erlassen, die deutschlandweit für Aufsehen sorgt. Das Problem der Antibiotika-Resistenz erfordert eine rationale Überlegung, wie das beste Ergebnis unter Berücksichtigung einer minimalen Toxizität für den Patienten zu erreichen ist. Ein aus Infektiologen und Apothekern bestehendes Experten-Team kommt auf die verschiedenen Stationen und schaut sich die akuten Fälle unter dem Gesichtspunkt an: „Wie werden die Kinder behandelt? Ist ein Antibiotikum wirklich hier indiziert?“ *Prof. Hübner* ist es zum Beispiel gelungen, den Antibiotika-Verbrauch um 50 Prozent zu senken, was, finde ich, bemerkenswert ist.

## Der „Selbstheileffekt“ der Homöopathie

*Was würden Sie zum Schluss zusammenfassend als großes Plus der Homöopathie zur unterstützenden Behandlung bei Kindern und an der Universitätskinderklinik betrachten?*

Die Integration der Homöopathie in die Kinderkliniken und allgemein in die Universitätskliniken erweitert unsere Möglichkeiten, auf eine sanfte Art und Weise und ohne schädigende Nebenwirkungen zu therapieren. Das halte ich für ganz wichtig. Sie ist eine spezifische Reiz- und Regulationstherapie, mit der wir versuchen, die Selbstheilungskräfte des Körpers zu unterstützen und den Organismus wieder in die Balance zu bringen. So kann die Homöopathie ein Baustein auf dem gemeinsamen Weg zur bestmöglichen Therapie für das Kind sein.

„Die Integration der Homöopathie in die Universitätskliniken erweitert unsere Möglichkeiten, ohne schädigende Nebenwirkungen zu therapieren.“

Unser Neurologe hat einen schönen Satz gesagt: „Wir treffen uns am Bett des kranken Kindes und entscheiden dann gemeinsam, was das Bestmögliche ist.“ Es gibt viel zwischen Himmel und Erde, was wir nicht verstehen, aber es entscheidet sich beim kranken Kind, was wir tun sollen, was indiziert ist.

*Bei einem Neugeborenen mit einer Hirnblutung kann man nicht von Placebo reden!*

Placebo ist ein umfangreicher Begriff. Wir sagen es immer so dahin, aber Placebo ist viel mehr als Placebo. Placebo wirkt bei jeder Therapie, egal welche Form man anwendet. Wir wissen noch viel zu wenig darüber. *Prof. Harald Walach* hat in seinem Blog vorgeschlagen, den Begriff „Placebo-Effekt“ in „Selbstheileffekt“ umzuändern. Das finde ich eigentlich sehr schön. Somit kann die Homöopathie einen Impuls zur Selbstheilung geben, also einen Selbstheileffekt haben. Da das Wort „Placebo“ mittlerweile einen negativen Beigeschmack hat, finde ich den Begriff „Selbstheileffekt“ eine gute Idee! Was gibt es Schöneres, als durch seine Therapie, sei es durch ein passendes Wort, durch die passenden Globuli oder durch eine bestimmte Behandlungsmethode, den Selbstheileffekt des Körpers zu stimulieren?

## Die Wirkung der Homöopathie selbst erfahren

*Absolut. Jetzt kommen wir zur letzten Frage: die Klassische Homöopathie ...*

Ich nenne sie lieber Einzelmittelhomöopathie ...

*... die Einzelmittelhomöopathie unterlag in den letzten Jahren großen Kontroversen und wurde Gegenstand negativer Presse. Auf der anderen Seite ist sie laut Umfragen der Krankenkassen gefragter denn je. Sie ist nach über 200 Jahren immer noch aktuell. Warum denken Sie, dass sie eigentlich zeitlos ist?*

Das Schöne an der Homöopathie ist, dass sie fern jeglicher Ideologie ist. Sie ist einfach ein Heilverfahren, um kranke Menschen zu behandeln. Das schätze ich an ihr sehr. Man braucht nicht daran zu glauben oder eine bestimmte Überzeugung davon zu haben, um sie anzuwenden, wie es bei anderen Therapieformen der Fall ist. Und sie hat sich seit über 200 Jahren beim Patienten bewährt! Die kranken Menschen spüren, was ihnen guttut und möchten es gerne weiter in Anspruch nehmen. Die Bevölkerung ist unsere größte Unterstützung! Ohne die Eltern der kranken Kinder wäre ich schon lange nicht mehr hier. Denn sie fragen danach, weil sie gute Erfahrungen gesammelt haben. Wir haben hier oft schwerkranke Kinder und wenig Therapiemöglichkeiten. In einer solchen verzweifelten Situation sind die Eltern sehr dankbar, wenn von einer anderen Möglichkeit in der Therapie Gebrauch gemacht wird. Die Eltern sind also unsere größten Unterstützer! Weil sie die Wirkung der homöopathischen Arzneien immer wieder erlebt haben, bei sich selbst, bei ihren Kindern, bei ihren Haustieren. Die Wirkung der Homöopathie selbst zu erleben, überzeugt am allermeisten. Ich glaube, es gibt nur wenige Menschen, die über die Theorie zur Homöopathie gekommen sind. Die meisten sind durch persönliches Erleben zu ihr gekommen, auch in Situationen, in welchen sie gar nicht so viel erwartet haben.

„Die Wirkung der Homöopathie selbst zu erleben überzeugt am allermeisten."

## Herausforderung und Freude

*Gibt es abschließend etwas, das Sie persönlich von sich aus noch sagen möchten? Oder ihren jungen Kollegen und den Medizinstudenten, die Sie ausbilden, mitgeben möchten?*

Unsere Vision ist, dass in jeder Kinderklinik in Deutschland mindestens ein Arzt homöopathisch ausgebildet ist, damit wir die Homöopathie als Teil der modernen Medizin auf dem gemeinsamen Weg zur bestmöglichen Therapie, auch bei schweren Krankheiten, mit anwenden können.

Und den Studenten möchte ich Folgendes mitgeben: Ich freue mich, dass sie Medizin studieren, um eine gute medizinische Ausbildung zu bekommen. Ich würde mich riesig freuen, wenn sie sich weiter mit der Homöopathie beschäftigen würden, weil wir dann mehr Möglichkeiten haben, auf eine sanfte Art und Weise zu behandeln.

Es ist immer wieder eine Herausforderung, die genau passende Arznei zu finden, sodass wir mit der Homöopathie nie in einen langweiligen Trott geraten. Jeder Patient ist einzigartig, ist etwas Besonders, und für jeden Patienten dürfen wir haargenau das Passende finden – das macht unheimlich viel Freude!

„Jeder Patient ist etwas Besonderes, und für jeden Patienten dürfen wir haargenau das Passende finden. Das macht unheimlich viel Freude!"

Die Homöopathie ist also eine echte Bereicherung und führt in der Behandlung auch zu zufriedeneren Ärzten. Wenn ich den Studenten diese Botschaft mitgeben kann, bin ich sehr froh. Aber schon jetzt teilen sie uns in ihren Rückmeldungen in den Fragebögen ihre Begeisterung mit und wie erfüllt sie sind durch die Anwendung der Homöopathie!

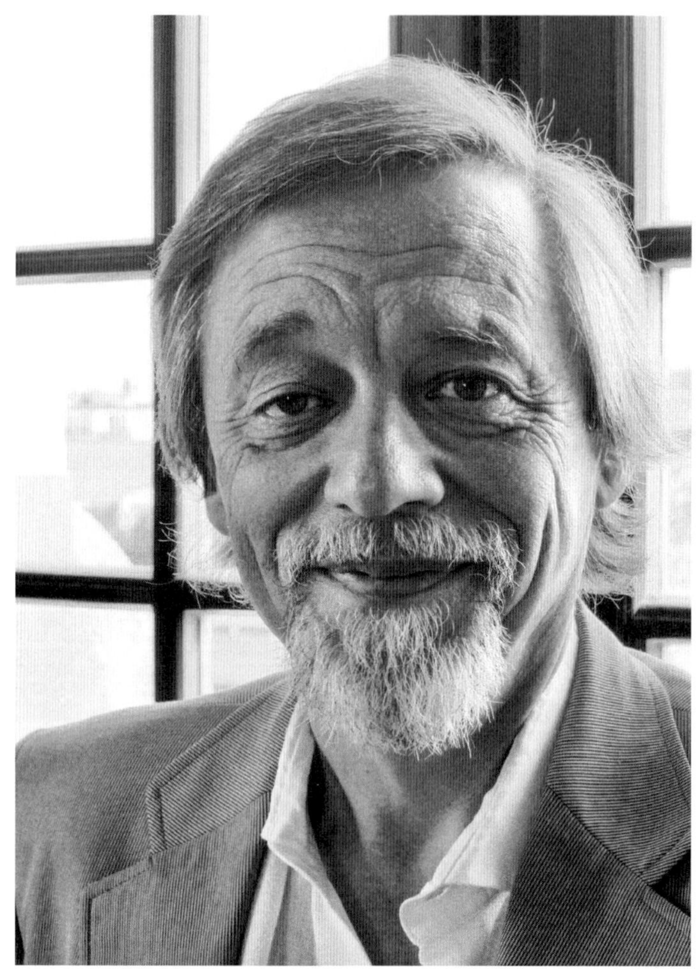

Dr. Frederik Schroyens

# Homöopathie und Repertorium
# Das Grundwerkzeug

## Interview mit Dr. Frederik Schroyens

Dr. Frederik Schroyens (Belgien) arbeitet seit 35 Jahren mit weltweit wichtigen und namhaften Homöopathen zusammen. Bereits 1987 entwickelte er mit Georgos Vithoulkas das Computerprogramm „Expert-System“. Er begründete zudem die Alfonso-Masi-Elizalde-Workshops in Belgien und den Niederlanden. Im Herbst 2017 war er Mitorganisator des Kongresses „Homeopathy One“ in Brugges.

1981 war Frederik Schroyens Präsident der größten Homöopathie-Schule Belgiens, an der mehr als 1000 Studenten eine einjährige Homöopathie-Ausbildung und mehr als 150 Klassische Homöopathen eine Vollausbildung erhielten.

Über einen langen Zeitraum hat Dr. Schroyens in Kooperation mit seinem Team am Synthesis-Repertorium als Computer-Software und in Printform gearbeitet. Das Synthesis ermöglicht in der Praxis eine effiziente und schnelle Repertorisation. Es ist zudem ein ausgezeichnetes Werkzeug, Symptome in ein Repertorium zu übertragen, und stellt bei der Überarbeitung der Materia Medica eine wertvolle Hilfe dar.

Seit Beginn der Homöopathie führen die Repertorien die Klassischen Homöopathen zur richtigen Arznei. Die große Herausforderung – und Gratwanderung – ist, die Repertorien stets auf den neuesten Stand zu bringen, indem es das Alte zu bewahren und das Neue nach bestem Wissen und Gewissen zu überprüfen und zu ergänzen gilt. Mit dem Synthesis-Repertorium hat Frederik Schroyens diese Aufgabe meisterhaft erfüllt.

*Herr Dr. Schroyens, fast alle Klassische Homöopathen arbeiten weltweit mit Ihrem Repertorium, dem Synthesis, das Sie vor 30 Jahren in gedruckter Form herausgebracht haben. Heute ist das Synthesis in Deutsch, Englisch, Französisch, Niederländisch, Italienisch, Spanisch und Portugiesisch erhältlich. Übersetzungen in weitere Sprachen sind derzeit in Vorbereitung. Wie und warum kamen Sie auf die Idee, das Repertorium von Kent neu zu ordnen und zu erweitern?*

Durch das RADAR-Projekt, dessen homöopathischer Koordinator ich war und dessen Hauptbestandteil das Synthesis-Repertorium ist, war ich von den enormen Möglichkeiten, die eine Homöopathie-

Computer-Software anbieten kann, absolut begeistert. Das Repertorisieren mit der Computertechnologie geht zügiger als mit der Hand, und es ist viel einfacher, Symptome im Repertorium zu finden.

Ich habe mit der Homöopathie-Software angefangen, die nur das Repertorium von *Kent* enthielt. Dann ging das Repertorisieren immer schneller und schneller. Brauchte man am Anfang zwanzig Minuten, um einen Fall zu repertorisieren, waren es mit der weiteren Entwicklung des Programms nur noch fünf Minuten, dann zwei und jetzt ist nur noch eine Sekunde – die Zeit eines Mausklicks – erforderlich für die Auswertung. Und je nach Suche erscheinen verschiedene Mittel zu verschiedenen Rubriken.

Einer der großen Vorteile einer Computer-Software ist, dass das Repertorium in der digitalen Form eine Datenbank darstellt, mit der es einfach ist, etwas zu ergänzen, zu ändern bzw. zu korrigieren – im Gegensatz zu einem Buch, wo man zwar Ergänzungen hinzufügen kann, aber nur für sich auf einer Seite. Wenn man in einer Datenbank Änderungen vornimmt, geht es nicht nur viel schneller, es ist auch jedem, der das Programm besitzt, zugänglich.

„Das Repertorium stellt in der digitalen Form eine Datenbank dar, mit der es einfach ist, etwas zu ergänzen, zu ändern bzw. zu korrigieren."

Das Synthesis ist mittlerweile das heutzutage am meisten verwendete Repertorium – weltweit genutzt in vielen Homöopathie-Schulen und von vielen Klassischen Homöopathen. Es wurde auch häufiger als jedes andere zeitgenössische Repertorium nachgedruckt. Die gedruckte Form ist das Ergebnis des Erfolgs meiner Arbeit mit der Software-Version des Synthesis.

## Ein weltweites Projekt

Mit der Synthesis-Software-Version hatten wir von Anfang an den Wunsch, dass das Repertorium für eine weltweite Zusammenarbeit unter Homöopathen steht. Die Computertechnologie hat uns geholfen, durch die Möglichkeit einer einmaligen Sammlung und durch den Aufbau von Informationen und die Übersetzung in viele verschiedene Sprachen, aus dem Synthesis einen einzigartigen „Treffpunkt" zu machen. Zum jetzigen Zeitpunkt gibt es Übersetzungen ins Deutsche, Französische, Italienische, Spanische, Portugiesische und Niederländische, entweder als Buch, als Software oder in beiden Ausführungen. Dadurch wird sich die Zahl der Homöopathen, die mit Synthesis arbeiten können, um ein Vielfaches erhöhen.

„Mit der Synthesis-Software-Version hatten wir von Anfang an den Wunsch, dass das Repertorium für eine weltweite Zusammenarbeit unter Homöopathen steht."

*Begann Ihr Interesse für homöopathische Computer-Programme durch Ihre Zusammenarbeit mit Georgos Vithoulkas?*

Ich habe mit *Georgos Vithoulkas* tatsächlich zusammengearbeitet, aber erst später. Angefangen hat es an der Universität von Namur, wo ein Professor, ein Informatiker, aufgrund der Heilung seines Sohnes durch die Homöopathie eine Homöopathie-Software entwickelt hat.

Am Anfang war es nur eine klassische Repertorisation mit fünf Symptomen, und alle Mittel waren in verschiedenen Graden angegeben. Wir haben in Namur 1983 mit der Homöopathie-Software begonnen. Dann, ein paar Jahre später, im Jahr 1987, habe ich gehört, dass *Georgos Vithoulkas* an einem „Experten-System" interessiert war und in Kontakt mit Informatikern aus England war, die in der Programmierung von Computersystemen sehr erfahren waren. Ich habe dann überlegt: „Warum rufe ich ihn denn nicht an, um mit ihm zu sprechen und zu sehen, ob wir auch vielleicht zusammen etwas entwickeln können?" Er hat zugesagt und ist in die Universität von Namur gekommen, wo er sich ausführlich mit den Fachleuten vor Ort unterhalten hat und schließlich entschied, sich uns anzuschließen. Ich wurde dann ein Verbindungsglied zwischen ihm und dem Programmierer-Team in Namur.

## Von der Computer-Version zum Buch

*Sie haben also die Datenbank der Computer-Version des Synthesis immer weiter erweitert und dann irgendwann als Buch herausgebracht?*

Ja. Im Dezember 1992 hatten wir die vierte Software-Version des Synthesis herausgebracht und 1993 die fünfte. Diese enthielt die Ergänzungen von 200 Autoren und trug entscheidend zur Erhöhung der Qualität bei, sodass wir uns entschieden, eine erste gedruckte Version davon zu veröffentlichen. Die deutsche Ausgabe erschien im August 1993 und die englische im Februar 1994. Innerhalb einiger Monate mussten wir das Repertorium nachdrucken, so groß war der Erfolg! Ab diesem Zeitpunkt begannen die Homöopathie-Schulen zunehmend, das Synthesis als bevorzugtes Repertorium zu verwenden.

Dann ging es weiter: Die sechste Synthesis-Version kam im Englischen im Juli 1995 auf den Markt und die deutsche Version wurde auf Wunsch der deutschen Anwender als einbändiges Buch im August 1995 nachgedruckt. Mit jeder neuen Software-Version des Synthesis, also von der siebten bis zur jetzigen Version, erhöhte sich die Zahl der Ergänzungen und Eintragungen von Benutzer-Rückmeldungen. Die ausgezeichneten Ideen vieler Homöopathen haben dazu beigetragen, dass das Synthesis heute diesen hohen Qualitätsstandard bietet.

„Die ausgezeichneten Ideen vieler Homöopathen haben dazu beigetragen, dass das Synthesis heute diesen hohen Qualitätsstandard bietet."

Obwohl bei jeder neuen Version des Computer-Synthesis Fehler korrigiert worden sind, ging das Erscheinen der gedruckten Form mit großen Verbesserungen bezüglich der Struktur, der Sprache und der Übersichtlichkeit einher. Um die Sprache und die Ausdrucksweise des Patienten einordnen zu können, wurde mit großer Unterstützung von *Peter Vint* die Sprache aus der Materia Medica und anderen Repertorien „übersetzt“ und als Repertoriums-Sprache standardisiert.

*Was für eine akribische Arbeit!*

Ja! Wir waren, wir sind immer darauf bedacht, höchstmögliche Qualität hinsichtlich der enthaltenen Informationen zu garantieren. Es geht darum, das Bewährte zu bewahren und das in den letzten 20, 25 Jahren Erforschte und Geprüfte mit zu integrieren, dies durch genaue Quellenangaben zu validieren und durch diesen steten Prozess eine weitestgehend große Vollständigkeit anzustreben.

„Es geht darum, das Bewährte zu bewahren und das Erforschte und Geprüfte mit zu integrieren und eine weitestgehend große Vollständigkeit anzustreben."

*Wie kommt nun ein neues Mittel in das Synthesis-Repertorium? Wie prüfen Sie es? Welche Kriterien sind für Sie relevant?*

Für das erste gedruckte Repertorium habe ich eine ziemlich umfangreiche Einleitung geschrieben: die „Blueprint for a New Repertory“, in der ich genau auf die Frage: „Wann kann man ein Mittel in eine Rubrik hinzufügen oder nicht?“ eingegangen bin. Ja, nach welchem Kriterium wird ein Mittel in eine Rubrik aufgenommen? Die Antwort ist: Es muss spektakulär sein! Die besten Beispiele sind akute Fälle. Aber man muss aufpassen, denn manchmal verschwindet das Symptom, wenn man ein bisschen wartet.

*Die Besserung der Befindlichkeit sollte sich also klar zeigen!*

Ja, in fünf, sechs Stunden soll in einem akuten Fall Heilung eintreten. In einem chronischen Fall bedeutet spektakulär wiederum, dass es dem Patienten nach der Mittelgabe besser geht. Es kann aber auch passieren, dass sich die Symptome zuerst verringern, dass sie aber nach einer gewissen Zeit zurückkommen. Dann gibt man das Mittel erneut, und es geht dem Patienten wieder besser. Aber es sollte nicht nur eine Besserung des Zustands bringen, sondern es sollte auch eine Progression stattfinden. Das heißt, dass es dem Patienten mit jeder Mittelgabe besser gehen sollte.

Wenn wir auf diese Kriterien achten, haben wir, glaube ich, genügend Sicherheit, dass das Verschwinden der Symptome mit der Einnahme des homöopathischen Mittels zu tun hat. Diese Qualitätsmerkmale sind bis heute für einen neuen Eintrag ins Repertorium erforderlich.

Wenn Sie mich jetzt fragen, ob alle Homöopathen, die mitarbeiten und Ergänzungen vornehmen, diese Qualitätskriterien anwenden, kann ich nicht mit einem eindeutigen „Ja" antworten. Die Homöopathen-Gemeinschaft ist keine Gruppe, in der jeder das Gleiche macht, sondern jeder geht in seiner individuellen Art vor. Das ist also ein bisschen schwierig. Aber wir versuchen natürlich, dass die Qualitätsmerkmale, so gut es geht, eingehalten werden.

„Wir überprüfen jede gelieferte Information auf deren Richtigkeit."

In unserem Projekt ist es sehr wichtig, dass die Informationen, die ins Repertorium aufgenommen werden, überprüft werden. Das hängt also davon ab, wer uns anschreibt: „Ich habe eine Arzneimittelprüfung durchgeführt, ich habe einen interessanten klinischen Fall usw." Wir überprüfen die gelieferte Information auf deren Richtigkeit. Aber prinzipiell ist die Antwort auf diese Frage nicht so einfach. Wir versuchen jedenfalls für jedes Mittel zu eruieren, aus welcher Quelle es stammt.

*Es gibt Homöopathen, die sehr gewissenhaft arbeiten, wie beispielsweise Massimo Mangialavori, Farokh Master, Rajan Sankaran oder Jan Scholten, die Ihnen neue Repertorium-Symptome durch entsprechend geheilte Fälle übermitteln. Dann steht der Nachtrag mit den jeweiligen Buchstaben der Homöopathen im Synthesis?*

Ja, das ist richtig. Bei jedem neuen Nachtrag wird genau die Quelle angegeben, zum Beispiel MGM für *Mangialavori Massimo*, SK für *Sankaran*, SRJ für *Sherr Jeremy* usw.

## Der Vertrauensgrad

*Viele neue Mittelprüfungen wurden in den letzten 20 Jahren durchgeführt. Einerseits wird das Repertorium durch sichere Informationen ergänzt, und andererseits handelt es sich wie hier um neue Mittel. Ab wann entscheiden Sie, ein neues Mittel aufzunehmen?*

Wenn wir merken, dass die Qualität einer Information gewährleistet ist, wird sie ins Repertorium aufgenommen. Dazu möchte ich etwas Wichtiges klarstellen: Viele sagen: „Das Repertorium ergänzen wir nur, wenn wir fünf geheilte Fälle haben." Das ist deren Qualitätsmerkmal. Aber wenn wir so vorgehen würden, würden wir in meinen Augen zu langsame Fortschritte machen. Meiner Meinung nach können wir durchaus ein Mittel aufgrund einer einzigen Heilung hinzufügen – also ein Fall, eine Heilung. Denn, wenn wir es nicht tun, bekommt kein anderer Homöopath die Suggestion, dass dieses eine Mittel bei diesem Symptom gewirkt hat. Es kommt dann zu keiner zweiten Anwendung des Mittels und somit zu keiner zweiten Heilung. Homöopathen in Argentinien, Kanada, Australien oder Japan haben vielleicht eine Heilung mit diesem Mittel bei diesem bestimmten Symptom beobachtet, doch keiner weiß vom anderen. Das Repertorium muss also auch als eine Sammlung von Informationen betrachtet werden, die aufgenommen werden, wenn Homöopathen sagen: „Ich habe zwar nur einen Fall, aber für mich scheint die Qualität dieser Information vorhanden zu sein. Daher möchte ich gern, dass andere wissen, warum ich aufgrund dieses Symptoms dieses Mittel vorschlage." Wenn wir uns in dieser Form mit anderen Homöopathen austauschen, geht es viel schneller voran.

„Wir kamen nach intensivem Austausch auf die Idee, für jedes Arzneimittel einen Vertrauensgrad vorzuschlagen."

Sehr wichtig ist hierbei die Transparenz. Es muss also ersichtlich sein: „Dieses Mittel in dieser Rubrik stammt von diesem Autor aufgrund einer einzigen Beobachtung." Dann können weitere Behandler aufgrund des sogenannten Vertrauensgrades mit dieser Information arbeiten. Ein minimaler Vertrauensgrad bedeutet, dass wir eine Information nicht sehen, die zum Beispiel nicht von zwei oder drei unterschiedlichen Autoren bestätigt worden ist. Aber wenn ich einen Fall habe und mit meiner gewohnten Art der Repertorisation nicht weiterkomme, kann mir diese Information, die noch hypothetisch ist, vielleicht helfen, eine Idee für diesen Fall zu bekommen, den ich jetzt noch nicht lösen kann.

Die Festlegung eines Vertrauensgrades war sehr wichtig, weil es immer mehr Meinungsverschiedenheiten in Bezug auf die Frage gab, welche Informationen ins Repertorium aufzunehmen sind und welche nicht. Eine immer größere Kluft entstand zwischen den Homöopathen, die nur sehr sichere, sorgfältig geprüfte Informationen eingearbeitet wissen wollten, und solchen, die Wert auf umfassende Quantität legten und auch die hypothetischen Informationen integrieren wollten. Eine Zeit lang schien es so, als müssten wir zwei Repertorien konzipieren: das eine mit den geprüften Informationen und das andere mit den hypothetischen. So kamen wir nach intensivem Austausch mit führenden Homöopathen auf die Idee, für jedes Arzneimittel einen Vertrauensgrad vorzuschlagen.

Die Qualität der Informationen hatte bei den ersten Ausgaben des Synthesis bis Synthesis 7 absolute Priorität. Da wir aber mit der Bearbeitung von Tausenden von Informationen weltweit konfrontiert waren, gewann der Aspekt der Quantität – weiterhin mit größter Qualitätssorgfalt – an Bedeutung. So kam in die Synthesis-7-Version ein sehr großer Zuwachs an Quantität. Diese Erweiterung war aber nur möglich, weil wir das Kriterium des Vertrauensgrades eingeführt hatten.

Was die gedruckte Version des Synthesis betrifft, haben wir uns nach langer Überlegung entschieden, alle Informationen zu drucken. Das Buch entspricht also der Variante des vollständigen Synthesis.

„Eine große Neuerung brachte die Möglichkeit, sein Synthesis zu aktualisieren und zu individualisieren."

## Die Möglichkeit der Individualisierung des Repertoriums

Eine große Neuerung für die Computer-Version brachte auch die Möglichkeit, Logdateien von unserer Webseite herunterzuladen, wodurch die Homöopathen ihr Synthesis auf den neuesten Stand bringen konnten. Sie wurden mithilfe dieser Technik zudem in die Lage versetzt, ihre eigene Arbeit anderen zur Verfügung zu stellen. Es gab ihnen also zum ersten Mal die Möglichkeit, ihr Synthesis zu aktualisieren, wann und wie sie wollen, und es sozusagen zu individualisieren. Früher blieb eine Version drei oder vier Jahre lang unverändert.

*Dadurch, dass es nun für jeden Homöopathen möglich ist, selbst festzulegen, welche Informationen er benutzen möchte, konnten demnach viel mehr Ergänzungen von viel mehr Arzneimitteln eingearbeitet werden?*

Es gibt Homöopathen, die sagen, das Repertorium sei ein Index von hundertprozentiger Information. Fünf Fälle von fünf unterschiedlichen Autoren von fünf unterschiedlichen Ländern, welches Qualitätsmerkmal man sich auch immer ausdenken mag. Ihnen antworte ich: „Nein, ein Repertorium ist ein Index, der von Informationen aus der homöopathischen Gemeinschaft lebt." Doch am Anfang ist das Einzige, was wir brauchen, den Unterschied zwischen bekannten Symptomen anzudeuten. Bei *Carcinosinum* zum Beispiel ist die Erwartungsangst ein ganz sicheres und deutliches Symptom. Bei einem neuen Mittel wird dieses Symptom zum ersten Mal beobachtet. Es stellt einen Anfang dar. Wenn wir also aufgrund der Transparenz nachverfolgen können, dass dieses eine Mittel in dieser Rubrik nur einmal beobachtet worden ist, können wir darauf aufbauen.

Die Tradition, hypothetische Informationen ins Repertorium einzufügen, wurde übrigens bereits von *Clemens von Bönninghausen* im „Therapeutischen Taschenbuch" eingeführt.

Und dass andere Mittel von verschiedenen Autoren hinzugefügt werden, ist für mich kein Problem. Mit der Computertechnologie können wir mit einem Mausklick das Mittel zeigen oder verschwinden lassen. Es ist sehr einfach.

„Der einzelne Homöopath entscheidet darüber, welche Informationen er benutzen möchte und welche nicht."

*Das heißt, durch die Transparenz weiß der Praktizierende, dass es eine hypothetische Information ist, und die Entscheidung bleibt bei ihm, ob er dieses Symptom übernimmt oder nicht. Aber Sie lassen die Information im Repertorium?*

Jetzt ist es tatsächlich weniger der Herausgeber, der entscheidet, was ins Repertorium aufgenommen wird oder nicht, sondern der einzelne Homöopath, der wählt, welche Informationen er benutzen möchte und welche nicht.

## Klinische Ergänzungen in den letzten Jahren

*Da Krankheiten sich weiterentwickeln, ist der Anspruch, immer auf dem neuesten Stand zu bleiben, nicht schwer einzuhalten? Was machen Sie zum Beispiel mit den klinischen Symptomen, die in den Rubriken oft fehlen?*

Damit die letzte Version des Synthesis eine genaue Aktualisierung klinisch bestätigter Fälle enthält, haben wir uns bemüht, eine große Menge klinisch verifizierter Informationen in das Repertorium einzuarbeiten. Wir haben zum Beispiel auf den Vorschlag von *Farokh Master* viele Symptome aus seinem Buch „Homoeopathic Beside Clinical Tips", das seine klinischen Erfahrungen enthält, aufgenommen. Von *Margaret Tyler* haben wir sehr viele Symptome aus dem „Homoeopathic Drug Pictures" integriert, das für viele Homöopathen eines der klinischen Hauptwerke darstellt. Wir haben zudem den „Desktop Guide to Keynotes and Confirmatory Symptoms" von *Roger Morrison* eingearbeitet, und von *Jacques Lamothe*, einem anerkannten französischen homöopathischen Kinderarzt, klinische Ergänzungen übernommen.

„Für die Aktualisierung haben wir uns bemüht, eine große Menge klinisch verifizierter Informationen in das Repertorium einzuarbeiten."

Des Weiteren haben wir viele neue Arneimittelprüfungen eingearbeitet: unter anderem von *Jeremy Sherr, Misha Norland, Louis Klein, Jonathan Shore, Nancy Herrick, Jürgen Wachsmuth*, um nur einige zu nennen. Wir haben auch Traumprüfungen und Informationen aus der Gruppenanalyse von Arzneimittelsymptomen von *Jan Scholten* hinzugefügt, die wir seinen beiden Büchern entnommen haben. Die Menge neuer Informationen ist beeindruckend!

## Verknüpfung von Repertorium und Materia Medica

*Sie arbeiten gerade an der schwierigen Aufgabe der Verknüpfung des Repertoriums mit der Materia Medica. Können Sie uns mehr darüber erzählen?*

Obwohl Repertorien auf der Arzneimittellehre aufbauen, musste man bis jetzt in der Materia Medica nachlesen, warum ein Mittel klinisch wirklich wichtig ist. Man fand im Repertorium Informationen, die nicht in der Materia Medica vorhanden waren, und umgekehrt. Deshalb kam mit der Version 8 der Synthesis-Software die Idee, Verknüpfungen zwischen dem Repertorium und der Materia Medica anzulegen. Das haben wir gemacht, und viele Rubriken und Arzneimittel enthalten nun den genauen Text aus der Materia Medica zur Bestätigung, dass der Eintrag dieses Mittels in der entsprechenden Rubrik seine Berechtigung hat.

In einem späteren Stadium haben wir eine direkte Verknüpfung von der Materia Medica zum Repertorium und umgekehrt gemacht und haben somit die Präzision der Materia Medica ins Repertorium gebracht. Das war kein einfaches Unterfangen! Zuerst dachten wir, es sei nicht möglich, das Repertorium und die Materia Medica direkt zu verknüpfen. Die Materia Medica ins Repertorium zu integrieren wurde erst möglich durch die homöopathische Software.

„Die Materia Medica ins Repertorium zu integrieren wurde erst möglich durch die homöopathische Software."

Die Materia Medica und das Repertorium sind zwei verschiedene Felder. Wir haben zu überprüfen, ob das Symptom in beiden aufgeführt ist. Es ist nur möglich, wenn es ganz einfach wird und jeder es sofort machen kann: Man wählt die Quelle in der Materia Medica und man geht zu den entsprechenden repertorisierten Symptomen. Das ist alles! Alles geschieht automatisch. Und jeder Praktizierende weiß es, weil es in einer Logdatei gespeichert ist, mit der jeder arbeiten kann. Es hat einen fantastischen Grad an Transparenz. Wenn das Repertorium so transparent wird, kann jeder alles in einer Sekunde checken. Es wird noch einfacher sein, die Qualität zu steigern, auch von der Materia Medica. Momentan haben wir ca. 750 000 Referenzen mit Quelleninformationen. Wir überlassen jetzt jedem praktizierenden Homöopathen dieses Projekt und wir hoffen, dass wir mit unseren Werkzeugen die Möglichkeit haben werden, einen weiteren Sprung nach vorne zu machen, was die Qualität unserer Repertorien und Materia Medicas anbelangt.

## Repertorisation mit einem Mausklick

*Was ist in Ihren Augen der Hauptvorteil, ein Computer-Programm für die Repertorisation zu benutzen anstelle eines Buches?*

Zeit!

*Aber trozdem muss man lernen, mit dem Programm umzugehen und die Symptome zu übersetzen und zuzuordnen ...*

Ja, die Zeit, die wir hier gewinnen können, ist die Repertorisationszeit. Ich habe viele Jahre Repertorisationen auf einem Zettel durchgeführt. Das hat 20 bis 40 Minuten in Anspruch genommen. Jetzt nehme ich ein paar Symptome – ein Mausklick; zwei, drei Symptome dazu – ein Mausklick; ein Symptom weg, wieder eine Repertorisation – in fünf Minuten ist es erledigt. Und die Zeit, die ich für die akribische handschriftliche Repertorisation nicht mehr brauche, kann ich anwenden, um die Mittel in der Materia Medica nachzulesen, sie zu differenzieren oder um mir zusätzliche Homöopathie-Literatur anzuschauen.

*Für Sie ist also eine homöopathische Software ein Werkzeug der Zukunft?*

Der Vergangenheit! Die Homöopathie-Computer-Programme existieren ja seit Langem! Sie werden nur weiterentwickelt.

## 1001 kleine Arzneimittel

*Wir würden gern zur Materia Medica kommen. Sie haben 1995 auch das Buch „1001 kleine Arzneimittel und Arzneimittelbilder von Gemüt und Träumen" herausgegeben: Wie kommen Sie zu dieser Mittelauswahl? Sie haben bestimmt nicht 1001 Mittel geprüft!*

Dieses Buch ist ein Auszug aus dem Repertorium. Die Idee war, dass manche Homöopathen, ich mit eingeschlossen, gern mehr über die kleinen Mittel wissen wollten. Und im Repertorium haben wir viele und gut geordnete Informationen über diese kleineren Mittel. Und wie ich es zuvor erwähnt habe, ist es – da das Repertorium eine Datenbank ist – ziemlich einfach, 1001 kleine Mittel daraus zu extrahieren. Die Homöopathen, die keine Computer-Software haben, können dann im Buch diese kleinen Mittel nachlesen, sich die Symptome genau merken und eine bessere Idee für die Mittelwahl bekommen. Ich glaube nicht, dass wir das Buch nachdrucken werden, denn jetzt haben immer mehr Homöopathen eine homöopathische Software zur Verfügung. Aber damals, als wir das Buch herausbrachten, fanden wir die Idee gut, und „1001 kleine Arzneimittel" hat ein Publikum gefunden. Es waren insbesondere Homöopathen, die durch kleine Mittel genaue und schnelle Informationen suchten, die dieses Buch erwarben.

## Ein Leben für die Homöopathie

*Sie sind neben Ihrem Einsatz in der Weiterentwicklung homöopathischer Software-Programme als homöopathischer Arzt tätig. Wie ist es dazu gekommen, dass Sie sich für die Homöopathie entschieden haben?*

Es tut mir leid, ich habe keine schöne Geschichte zu erzählen wie: „Ich hatte eine Mutter, die ihre jahrelang bestehende Migräne mit einem einzigen Mittel geheilt hat!" Als ich 1970 zur Uni ging, war alles neu: die Workshops, die Vorträge ... Es war eine neue Welt, und sie hatte auch sehr viel mit Gesundheit zu tun. Es ging um Makrobiotik, dann durch die Makrobiotik um Akupunktur und durch die Akupunktur um Homöopathie. Ich ging damals zu einem Vortrag und ich entdeckte zum ersten Mal diese Welt. Und zwischen den vielen Alternativen habe ich die Homöopathie gewählt. Ich fand aber auch sehr interessant, wie die Akupunktur funktioniert, die Yin-Yang-Philosophie und das System der Makrobiotik. Ich muss sagen, ich fand alles sehr interessant. Als ich am Ende meines Medizin-Studiums an der „State University" in Gent angelangt war, habe ich gesagt: „Jetzt möchte ich anfangen, aber ich möchte das und das und auch das machen, womit fange ich an?"

Ich fand ebenfalls die Bachblüten sehr interessant. Man konnte sie in einem Kurs innerhalb von zwei Tagen lernen. Andere Kurse erstreckten sich über fünf Abende. Nur bei der Homöopathie und der Akupunktur handelte es sich um eine Vollzeitausbildung. Ich war absolut unentschieden: „Fange ich mit der Akupunktur oder mit der Homöopathie an?" Ich entschied mich dann doch für die Homöopathie und zog nach London um, um die „Faculty of Homeopathy" zu besuchen, wo ich im Jahr 1978 die einjährige Ausbildung in Homöopathie absolviert habe. Da die Homöopathie so umfangreich war, habe ich dann kein anderes Fach studiert, also keine Akupunktur usw., wie ich vorhatte. Ich bin einfach bei der Homöopathie hängen geblieben und habe sie seitdem nicht mehr verlassen.

*Und jetzt sehen Sie trotz der ganzen anderen Aktivitäten immer noch regelmäßig Patienten?*

Ja! Erstens behandle ich Patienten, zweitens mache ich die wissenschaftliche Arbeit für die Software und das Synthesis und drittens unterrichte ich: Ich gebe Seminare, die ich vorbereiten muss. Ich habe also drei Berufe!

## Wissenschaftliche Arbeit

*Sie sind auch in Gremien tätig, wie zum Beispiel bei „WissHom e. V.", der „Wissenschaftlichen Gesellschaft für Homöopathie".*

Ja. Ich habe bereits zwei, drei Konferenzen bei „WissHom" gegeben.

*Warum „WissHom"? Was interessiert Sie an dem Gedanken, die Homöopathie wissenschaftlich nach außen zu repräsentieren?*

Ich habe eine eigene Definition, was Wissenschaft ist. Es gibt Menschen, die behaupten, dass Homöopathie nicht wissenschaftlich ist. Für mich ist etwas wissenschaftlich, wenn es wiederholbar ist. Wenn ich beispielsweise sage: „Die Gravitation existiert", und ich lasse ein Buch fallen, bestätige ich das Gravitationsgesetz. Dann können Sie es selbst prüfen, wenn Sie das Buch fallen lassen. Wenn ich erfahre, dass Homöopathen sich an anderen Orten zu anderen Zeiten treffen, um die homöopathischen Gesetze zu bestätigen, bin ich sehr daran interessiert, mitzuarbeiten. „WissHom" zum Beispiel hat einen offenen Geist. Jedes Mal, wenn sie mich anrufen, bin ich gern dabei.

„Für mich ist etwas wissenschaftlich, wenn es wiederholbar ist."

## Einheit in der Vielfalt

*Sie sind ein weitsichtiger Denker und auf Ihrem Gebiet ein Pionier. Wie sieht in Ihren Augen die Zukunft der Homöopathie aus?*

Es herrscht gerade ziemlich viel Pessimismus in der Homöopathen-Gemeinschaft. Die Homöopathie wird mit Negativmeldungen niedergerissen. Und da sie in vielen unterschiedlichen Ländern praktiziert wird, werden viele negative Informationen über sie verbreitet. Aber von meiner Art und Einstellung her bin ich ein Optimist. Auch wenn ich mir der schlechten Lage bewusst bin – auch in Belgien –, denke ich, dass wir weiter voranschreiten müssen. Es ist sehr wichtig, dass wir uns organisieren. Deshalb komme ich fast jedes Jahr zum LIGA-Kongress, um Homöopathen aus der ganzen Welt zu treffen und deren verschiedene Beiträge zu hören. Ich gehe auch gern zu „WissHom". All die Vereine, die Menschen verbinden, sind in meinen Augen wichtig.

Ganz am Anfang meines Berufs habe ich auch nach Kontakt gesucht: Als ich mit meinem Studium in England fertig war, habe ich nach Homöopathen-Kollegen Ausschau gehalten. In Belgien praktizierten damals sehr wenige Homöopathen. Außer in Brüssel, wo 10, 15 Homöopathen tätig waren, gab es im flämischen Teil des Landes nur zwei, drei. Aber es fand ein erster Homöopathie-Kongress in Hamburg statt. Ihn habe ich besucht, und seitdem nehme ich an Homöopathie-Konferenzen teil. Ich glaube, dass das Erste, was neue Homöopathen tun müssen, ist – natürlich außer zu studieren – sich mit anderen Homöopathen zu verbinden, in ihrem Land, in ihrer Sprache, aber auch auf internationale Kongresse zu gehen, um Homöopathen aus der ganzen Welt zu treffen und sich mit ihnen auszutauschen. Das ist meiner Meinung nach sehr wichtig, um mit Kohärenz zusammen voranzuschreiten.

„Das Erste, was neue Homöopathen tun müssen, ist, sich mit anderen Homöopathen zu verbinden."

*Was solche Konferenzen wie die LIGA-Kongresse beispielsweise sehr gut zeigen, ist die Vielfalt der Anwendungsbereiche der Homöopathie: der Bereich der Repertorisation, der Materia Medica, der Klinik, der Epidemien, der Forschung usw. Ganz verschiedene Themen werden abgedeckt, und man kann sich dann für das, was einen gerade interessiert, entscheiden.*

Ja, ich bin froh um diese Vielfalt, denn man kann wählen, je nach Schwerpunkt, was einen am meisten interessiert. Und man bekommt in kurzer Zeit sehr viele wertvolle Informationen.

*Es gab auch im Oktober 2017 eine beachtenswerte Konferenz, organisiert von „Homeopathy One", die unter dem Motto „Merging of methods" in Brugges/Belgien stattgefunden hat. Dabei waren: Rajan Sankaran, Massimo Mangialavori, Jan Scholten, Jeremy Sherr, Michal Yakir, Marcelo Candegabe, Jonathan Hardy, Misha Norland, Laurie Dack und Sie.*

Die Idee entstand aufgrund eines Austausches mit *Rajan Sankaran* und mir, der schon seit Jahren besteht. Das Anliegen dieses Kongresses war, dass hochkarätige Homöopathen sich treffen, um klar und deutlich zu zeigen – nicht theoretisch, sondern konkret auf der Basis von Fällen –, wie sie arbeiten. Dadurch, dass der Fokus auf den Dialog gelegt wurde und dass jeder Sprecher bereit war, mit seinen Kollegen über seine Methode zu sprechen, hatte der Kongress einen Tiefgang, der einmalig war. Die Referenten stellten eine Stunde ihre Methode anhand von geheilten Fällen vor, und es schloss sich danach eine halbe Stunde Dialog zwischen den Referenten und den Teilnehmern des Kongresses an. So konnte jeder einen Überblick über die unterschiedlichen Herangehensweisen bekommen.

## Sich vereinen angesichts der starken Gegenbewegung

*Momentan gibt es eine starke Bewegung gegen die Homöopathie. Man hat das Gefühl, dass die Kritik immer massiver wird. Wenn man an die Leipziger LIGA-Konferenz im Juni 2017 denkt oder an die „Homeopathy One-Konferenz", von der Sie gerade berichtet haben, zeugen die Beiträge der Referenten von hoher Kompetenz. Man merkt, dass sie aus einer langjährigen klinischen Erfahrung resultiert. Haben Sie nicht das Gefühl, dass, je kompetenter die Homöopathen sind, desto stärker die Gegenkraft wird?*

*Aristoteles* hat es schon so formuliert: „Es gibt nur einen Weg, um Kritik zu vermeiden: nichts tun, nichts sagen und nichts sein." Mit anderen Worten: Wenn man etwas macht, kommt sofort die Gegenreaktion. Aber was mich betrifft, lasse ich mich davon nicht bremsen. Ich mache das, was ich meine, tun zu müssen. Ich glaube, dass auch viele Homöopathen diese Haltung haben. Sie machen trotz Gegenwind und Sturm weiter.

„Viele Homöopathen machen trotz Gegenwind weiter."

*Und der Gegenwind kann nicht verhindern, dass laut Statistiken die Homöopathie von der Bevölkerung immer mehr gefordert wird. Sie wird immer beliebter.*

Ja, absolut! Das belgische Gesundheitsministerium hat vor einigen Jahren eine Umfrage über verschiedene komplementäre Therapien wie Homöopathie, Anthroposophie, Osteopathie und Chiropraktik durchgeführt. Nicht nur wir homöopathische Ärzte, sondern auch Medizinprofessoren, Soziologen, Epidemiologen usw. wurden befragt und haben darüber nachgedacht. Das Fazit war hochinteressant: Die Homöopathie ist die einzige unter diesen vier Methoden, die alle Ebenen umfasst. Chiropraktik wird beispielsweise angewendet, wenn Menschen Rückenschmerzen und andere Körperbeschwerden haben, aber die Homöopathen behandeln alles: akute und chronische Fälle, körperliche und seelische Beschwerden, Infektionskrankheiten und vieles mehr. Sie behandeln Kinder, alte Menschen usw. Ich glaube, das ist der Grund, warum die „Weltgesundheitsorganisation" zum ersten Mal im Jahr 2002 das Büchlein über „Traditional Medicine Strategy 2002–2005" herausgebracht hat. Die WHO ist zur gleichen Schlussfolgerung gekommen, nämlich dass die Homöopathie ein umfangreiches Spektrum abdeckt. Ich glaube, dass inzwischen die Homöopathie für sehr viele Menschen ganz vorne steht, weil sie viele Möglichkeiten anbietet. Deshalb strebt die Gegenbewegung an, die Homöopathie zu eliminieren. Und obwohl sie wissen, dass diese Medikamentation nur 0,02 Prozent vom nationalen Gesundheitsbudget darstellt, sind die Gegner sehr aggressiv.

## Hoch spannende neue Strömungen

*Wenn wir jetzt das 21. Jahrhundert mit dem 20. Jahrhundert vergleichen, was ist für Sie auffällig, was sich entwickelt hat?*

Es gibt einen großen Unterschied. Als wir 1981 eine Homöopathie-Schule gründeten, zählten wir das erste Jahr 220 Schüler. Jetzt sind es im Vergleich sehr wenig. Hoffentlich geht die Kurve wieder nach oben! Gleichzeitig gibt es viele hoch spannende Strömungen, wie die internationalen Konferenzen es beweisen. Es wird weiter geforscht, wir haben bessere Ergebnisse, mehr Werkzeuge, mehr Mittel zur Verfügung ...

„Ich glaube, dass inzwischen die Homöopathie für sehr viele Menschen ganz vorne steht, weil sie viele Möglichkeiten anbietet."

*Dank innovativer Menschen wie Sie, die die Computertechnologie für die Homöopathie verfügbar gemacht haben, haben wir im Praktizieren dieser Heilmethode große Fortschritte gemacht!*

Ja, das ist richtig. Aber gleichzeitig sollte es einfacher sein, für mehr Homöopathen effizient zu verschreiben ...

*Sie meinen, zu repertorisieren und das passende Mittel zu finden, sollte leichter von der Hand gehen?*

Ja, leicht ist das Schlüsselwort!

*Durch die Computer-Repertorisation ist es für die jüngeren Studenten spielerischer. Das entspricht dieser neuen Generation.*

Ja, absolut. Man kann mit dem Computer-Programm anhand von Stichwörtern einfach und schnell die gewünschten Rubriken finden. Man kann Arzneimittel miteinander vergleichen sowie eigene Nachträge von Arzneimitteln, persönliche Notizen oder Keynotes einfügen. Ein Mausklick genügt. Es ist sehr kreativ und lebendig!

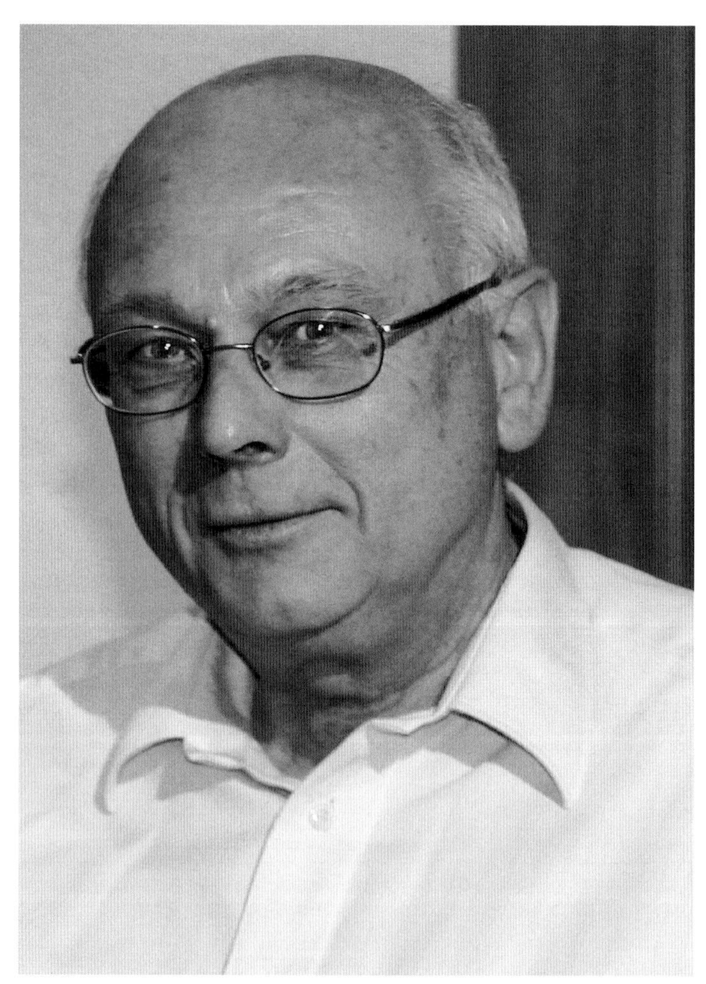

Dr. Ulrich Welte

# Homöopathische Mittelfindung
# Farbenvorliebe als Wegweiser

## Interview mit Dr. Ulrich Welte

Dr. med. Ulrich Welte (Deutschland) beschäftigte sich schon während seines Medizinstudiums intensiv mit der Homöopathie und promovierte mit dem Thema „Homöopathie als Allgemeinmedizin“. 1983 gründete er mit Dr. med. Herbert Sigwart eine Gemeinschaftspraxis in Kandern, in der er seitdem in Form einer Kassenarztpraxis homöopathisch tätig ist. In den ersten Jahren studierte er die Klassiker, insbesondere Hahnemann und Kent.

Sein besonderes Interesse liegt in der Weiterentwicklung der homöopathischen Systematik. So beschäftigt er sich eingehend mit dem Periodensystem nach Jan Scholten und den botanischen Familien. Sein erstes Buch „Die Silberserie“ stieß nicht nur bei seinen Kollegen auf große Resonanz, für viele Klassische Homöopathen stellte es einen guten und verständlichen Einstieg in Jan Scholtens Elementen-Theorie dar. Daraus entstand nach und nach die Schriftenreihe „Das Periodensystem in der Homöopathie“. Inzwischen wurden daraus fünf Bände, die die verschiedenen Serien beschreiben.

Durch die Integration neuer Methoden, wie die Farbvorliebe und die Handschrift als zusätzliche charakteristische Symptome zur Mittelfindung und -bestätigung, brachte er kreative Impulse in die Homöopathie.

Über Jahre hinweg hat Ulrich Welte weit über 2000 Handschriften mit den zugehörigen Anamnesen ausgewertet. Sein Buch „Die Handschrift in der Homöopathie“ ist die erste Publikation, die die Handschrift geheilter Patienten in Originalgröße wiedergibt und sie alphabetisch nach Heilmitteln ordnet. Das Schriftbild wird ganz im Sinne der Homöopathie nach der Ähnlichkeitsregel als Differenzialsymptom verwendet. Es ist damit eine bildhafte Ergänzung zur Materia Medica und als Nachschlagewerk gedacht.

Auch die Nutzung der Farbvorliebe zum Herausfinden des Similimums zeugt vom innovativen Charakter Ulrich Weltes. Den Zusammenhang zwischen Farben und homöopathischen Arzneien hat er in einem jahrzehntelangen Prozess klinischer Forschung herausgearbeitet. Bei mehr als 10 000 Patienten hat er die Farbvorliebe über Jahre systematisch kontrolliert und nur geheilte und wesentlich gebesserte Fälle ausgewertet.

Seine Gabe, eine Synthese zwischen alten und neuen Erfahrungen innerhalb der homöopathischen Praxis herzustellen, hat viele Kollegen dazu inspiriert, Neuartiges in die eigene praktische Arbeit zu integrieren. Dr. Weltes Anamnesetechnik zeichnet sich dadurch aus, dass er bei der Fallaufnahme aus einer für den jeweiligen Krankheitsfall passenden Methode wählen kann, wie zum Beispiel der Polaritätsanalyse nach Heiner

Frei, des Periodensystems nach Jan Scholten oder aber klassisch nach Kent. Seine Vorgehensweise ist von großer Erfahrung und dem genauen Gespür geprägt, welche Methode ihn auf dem schnellsten Weg zu einer erfolgreichen Verschreibung führt.

*Herr Dr. Welte, Sie sind seit mehr als 33 Jahren als homöopathischer Arzt in Kandern in einer Praxisgemeinschaft niedergelassen. Zunächst haben Sie mit Dr. Herbert Sigwart zusammengearbeitet, jetzt mit Markus Kuntosch und Dr. Katrin Sigwart. Sie verfügen über sehr gute Kenntnisse der alten Meister und sind gleichzeitig besonders innovativ. Sie stehen in engem Kontakt mit namhaften Homöopathen unserer Zeit wie Jan Scholten und Heiner Frei, um nur einige zu nennen. Ihre kreative Ader zeigt sich in der Anwendung der Farbvorliebe eines Patienten als ein zusätzliches Allgemeinsymptom, das zum passenden Mittel führt. Hier sind Sie ein Pionier! Wie kamen Sie dazu, Farben als Wegweiser zum richtigen homöopathischen Mittel heranzuziehen?*

Eines vorweg: Kreiert habe ich diese Methode nicht! Die Idee, die Farbvorliebe als zusätzliches Symptom zur Mittelfindung heranzuziehen, kam von *Dr. Hugbald Müller*, einem Kölner Arzt, den ich sehr schätze und der sehr innovativ war. Den Impuls zur Berücksichtigung der Farbvorliebe bekam er 1985 von einem *Conium*-Patienten, der bei Dunkelheit eine Erleichterung seiner Beschwerden bemerkte. Er erzählte nicht nur, dass er die Dunkelheit liebte, dass er gerne nachts spazieren ging, sondern er erwähnte auch, dass Schwarz seine Lieblingsfarbe sei. Dies hat *Dr. Müller* angeregt, diese Vorliebe für Schwarz bei anderen *Conium*-Patienten zu überprüfen, und er fand heraus, dass Schwarz tatsächlich eine „*Conium*-Farbe" sei. Daraufhin schaute er nach, ob jedes homöopathische Mittel „seine" Farbe hat. Ähnlich wie *Jan Scholten* – der nichts publiziert, bevor er ganz sicher ist, dass seine Theorie stimmt und dass er sie belegen kann –, hat *Hugbald Müller* die Farbe bei jedem seiner Patienten bestimmt und verglichen. Er dachte dann, dass eine Art Standardisierung notwendig sei, um genau erkennen zu können, welche Farbschattierung jemand bevorzugt. Denn beispielsweise nur „Rot" oder „Gelb" zu sagen, ist viel zu vage. Damals hat er mit einem Farblexikon gearbeitet, das eigentlich für Briefmarkensammler

„Die Idee, die Farbvorliebe als zusätzliches Symptom zur Mittelfindung heranzuziehen, ist sehr innovativ."

gedacht war und eine sehr differenzierte Farbbestimmung ermöglichte. Er begann systematisch mit dieser Farbskala die Farbvorliebe seiner Patienten zu definieren. Aber sie enthielt so viele Farbnuancen, dass ihre Handhabung ausufernd war und somit für die homöopathische Praxis nicht relevant sein konnte.
Ich überlegte mir dann, eine eigene Systematik zu entwickeln, mit der man gut arbeiten kann, und stellte in Zusammenarbeit mit *Dr. Herbert Sigwart* eine eigene Farbtafel her. Diese besteht aus 24 Farbtönen, davon sind die sieben Hauptfarben Gelb, Orange, Rot, Violett, Blau, Türkis und Grün mit ihren Zwischenstufen bis hin zu Schwarz. Durch Beimischung von Weiß bekommt man die helleren Pastelltöne. Und durch Beimischung von Schwarz erhält man die dunkleren Töne. Die Grundfarbe ist mit C gekennzeichnet, die hellen mit A und die dunklen mit E. Die Farbtafel bzw. der Farbkreis beginnt mit der Farbe Gelb, die sich in die Farbtöne 1–3 unterteilt. Dann folgen Orange (4–5), Rot (6–10), Violett (11–14), Blau (15–16), Türkis (17–19) und Grün (20–24). So kann man mit einem Raster die Farbe exakt bestimmen. Zum Beispiel das klassische Königsblau ist 15C, Weinrot 10E. Mittlerweile wurde bei weit über 10 000 Patienten die jeweilige Farbvorliebe systematisch aufgezeichnet. Dabei wurden nur geheilte oder wesentlich gebesserte Fälle ausgewertet.

## Die Lieblingsfarbe bestimmen

*Wie geht ein Homöopath vor, wenn er die Farbvorliebe in der Anamnese verwenden möchte?*

Wir führen zunächst eine ganz normale Anamnese durch. Wir fragen die Modalitäten ab, also was den Zustand bessert bzw. verschlechtert, fragen auch nach der Familiengeschichte und den möglichen Ursachen. Erst am Ende zeigen wir die Farbtafeln und lassen den Patienten eine Farbe aussuchen. Ich frage meistens: „Welche Farbe ist Ihnen angenehm? Was tut Ihrem Auge gut, wenn Sie auf diese Farbskala schauen?" Die Erstreaktion gibt bereits wichtige Informationen. Allein schon, wie jemand eine Farbe aussucht, sagt etwas über ihn aus. Wenn jemand nicht viel überlegt und sofort antwortet: „Ja, klar, Blau!" oder „Mir gefällt jetzt gerade Rot", dann ist das eine klare Information. Man kann den Patienten dann einladen, direkt in den Rotbereich oder den Blaubereich auf der Farbskala einzutauchen. Jemand dagegen, der viel hin- und herschwankt und sich nicht entscheiden kann – das ist erfahrungsgemäß bei der Farbe Grün häufig der Fall –, wird auch bei der Farbwahl zögern: „Vielleicht nehme ich diese oder doch lieber jene." In diesem Fall geht man schrittweise vor und trifft eine grobe Vorauswahl wie beispielsweise: „Bevorzugt der Patient eher bunte Farben oder Grautöne?" So kann man sich an den stimmigen Farbton herantasten und tiefer gehen.

In seltenen Fällen gibt es Menschen, die kategorisch behaupten: „Das und das gefällt mir nicht." Dann versuchen wir, diese Abneigung mehr zu präzisieren, denn auch Abneigungen führen zu einem Mittel.

„Allein schon, wie jemand eine Farbe aussucht, sagt etwas über ihn aus."

Ich hatte kürzlich ein Mädchen in meiner Praxis, das unter Schulkopfschmerzen litt. Die junge Patientin hatte aber vehement abgestritten, dass sie von der Schule herkamen. Ich bat sie darum, auf der Farbtabelle eine Farbe auszusuchen, was sie tat. Als ich sie fragte: „Gibt es eine Farbe, die genau das Gegenteil davon ist? Also eine Farbe, die du richtig scheußlich findest?", wählte sie einen Grünton aus. Ich frage sie: „Woran denkst du, wenn du diese Farbe anschaust?" „An die Schule. Das ist genau so langweilig wie die Schule!" Klare Botschaft: Die Schule ist für dieses Mädchen furchtbar langweilig. Bekommt es deshalb Kopfweh? Tatsächlich entsprach die Farbvorliebe der Rubrik 23C, die unter anderem das Mittel *Piper methysticum* enthält. Das ist ein typisches Mittel für Menschen, die Langeweile haben. Die Mittelfindung kam in diesem Fall über die Farbe, sodass man auch gleichzeitig wusste: Die Schule ist langweilig – auch wenn das Mädchen dem widersprach. Man kann also die Farbmethode wie eine Empfindungsmethode verwenden.

*Also wird in der Anamnese zunächst die Farbvorliebe ähnlich wie die Vorliebe für ein Getränk oder ein Hobby integriert?*

Ja, sie ist ein Mosaikstein, mehr nicht.

## Homöopathische Mittel und entsprechende Farbvorliebe

*Ab wann wird die Farbe für Sie interessant?*

... sobald ein Mittel gefunden wird, bei dem die wesentlichen Elemente der Anamnese unter einen Hut gebracht werden. Wenn da die Farbe mitspielt, ist das die Bestätigung, dass man richtig liegt. Umgekehrt: Wenn die Farbe nicht dazu passt, gibt mir das immer ein bisschen zu denken. Also verschreibe ich nicht so gern ein Mittel, bei dem die gewählte Farbe überhaupt nicht vorkommt. Aber wenn ich überzeugt bin, dass das Mittel auf alles Weitere passt, dann berücksichtige ich die Farbe nicht.

Zu jeder Farbgruppe gibt es zudem ein Repertorium mit den Rubriken, in denen die einzelnen homöopathischen Mittel mit der entsprechend zugeteilten Farbe aufgelistet sind. Hierfür haben wir nur Patientenfälle ausgewertet, bei denen Besserung und sogar Heilung eingetreten sind, und diese homöopathischen Mittel in die Rubrik aufgenommen.

*Können Sie uns ein paar Beispiele geben?*

Nehmen wir die Rubrik Blau oder besser jene der Mittelblautöne (15–16C). Sie ist eine recht große Rubrik, die zum Beispiel einen Großteil der Kupfersalze (*Cuprum metallicum, Cuprum aceticum*) enthält, aber auch *Digitalis, Lilium tigrinum, Thuja, Medorrhinum*, die Bleisalze (zum Beispiel *Plumbum metallicum*) und die Kaliumsalze (*Kalium bichromicum, Kalium carbonicum* usw.).

Bei den Gelbtönen finden wir unter anderem *Belladonna, Chamomilla, Nux vomica, Pulsatilla;* bei Orange: *Bromium, Chlorum, Kreosotum, Mancinella;* bei Rot: *Apis, Hepar sulphuris, Staphisagria, Sulphur*; bei Violett: *Cuprum, Lycopodium, Sepia, Spongia*; bei Türkis: *Allium cepa, China, Lachesis, Natrium muriaticum*; bei Grün: *Aurum, Cantharis, Cimicifuga racemosa, Silicea*; bei Weiß: *Alumina, Arnica, Croton tiglium*; bei Schwarz: *Argentum nitricum, Conium, Graphites.* Das sind nur ein paar Beispiele aus vielen.

Man kann auch Farbtöne zur Differenzierung ähnlicher Mittel heranziehen: Nehmen wir an, es gäbe einen Fall, bei dem die Wahl zwischen *Belladonna* und *Stramonium* schwerfällt. Wenn die Farbvorliebe des Patienten Rot ist, wäre hier eher *Stramonium* angesagt. Ist sie hingegen Gelb, wäre *Belladonna* das Mittel der Wahl.

Das Ergebnis wird in der Erstanamnese notiert, bei den Folgeanamnesen wird wieder nach der Farbe gefragt. Es ist sehr spannend, wenn ein Patient nach fünf Jahren Behandlungspause unter den über hundert Farben exakt wieder die gleiche wählt. Das ist manchmal sehr erstaunlich.

„Das Ergebnis wird in der Erstanamnese notiert, bei den Folgeanamnesen wird wieder nach der Farbe gefragt."

Die Bestimmung der Farbvorliebe des Patienten sollte bei der Zweitkonsultation und nach drei bis sechs Monaten nochmals wiederholt werden. Dann werden alle Farben verglichen, um zu prüfen, ob ein Farbton mehrfach exakt wiedergewählt wurde. Auch das kann ein Hinweis auf eine tiefere Farbvorliebe sein, selbst wenn diese nur als Zweit- oder Drittfarbe angegeben wurde.

## Wirksamkeit bestätigt

*Konnte Ihre Methode durch klinische Fallbeobachtungen bestätigt werden?*

Mittlerweile ist das Farbsymptom in seiner Wirksamkeit so oft bestätigt worden, dass es bei Hunderten von Mitteln den Rang eines Leitsymptoms entwickelt hat und zu einer relativ sicheren Mittelwahl beitragen kann. Bereits im Jahr 2003 konnte im Rahmen einer Praxisstudie gezeigt werden, dass von 290 Kindern, die jene Farbe gewählt hatten, die sie besonders gern mochten, 160 durch Berücksichtigung eben dieser Farbvorliebe geheilt werden konnten bzw. sich ihr Zustand deutlich verbesserte. Dies entspricht einer Trefferquote von ungefähr 55 Prozent. Eine von zwei gewählten Farben stimmte demnach mit der bekannten Farbvorliebe des entsprechenden Heilmittels überein. Weitere, später geführte Praxisstudien bestätigten dieses Ergebnis.

„Mittlerweile ist das Farbsymptom in seiner Wirksamkeit sehr oft bestätigt worden."

Die Erfahrung der letzten Jahre hat bestätigt, dass die Farbvorliebe als charakteristisches Symptom, das den inneren Zustand des Patienten ausdrückt, eine große Hilfe bei der homöopathischen Arzneimittelfindung bzw. -bestätigung darstellt.

*Gibt es Gegebenheiten, welche die Anwendung der Farbvorliebe erschweren?*

Bei Grafikern oder Malern beispielsweise, also bei Menschen, die beruflich viel mit Farben zu tun haben, kann es schwierig sein. Auch modische Einflüsse erschweren die authentische Farbauswahl. Modetrends sind ja jahres- und jahreszeitbedingt, so kann plötzlich Türkis en vogue sein oder ein bestimmter Gelbton. Modeerscheinungen sollten dennoch nicht komplett ausgeschaltet werden. Denn, dass heute zum Beispiel viele in Schwarz herumlaufen, ist nicht nur eine Mode, sondern der Ausdruck einer Persönlichkeit, die dazu passt.

Aber prinzipiell legt man den Patienten nahe, nicht an Kleidung oder Einrichtungsgegenstände zu denken, wenn sie eine Farbe aussuchen. Sie sollen sich stattdessen fragen: „Zu welcher Farbe fühle ich mich spontan hingezogen?" Manchmal kommt nicht nur eine Farbe infrage, sondern drei, vier. Dann vergleicht man die verschiedenen Farbtöne und fragt den Patienten: „Wenn Sie sich für eine Farbe entscheiden müssten, welche würden Sie wählen?" Bei Kindern klappt es in der Regel immer recht gut.

*Weil sie nicht so viel nachdenken und spontaner sind?*

Kinder lieben es, nach ihrer Lieblingsfarbe gefragt zu werden. Jedoch ist die Farbdifferenzierung erst ab dem dritten, vierten Lebensjahr ausgebildet. Jüngere Kinder können das noch nicht und zeigen auf alle Farben. Viele Kinder wissen später aber ganz genau, was sie möchten, überlegen nicht lange und zeigen auf ihre Lieblingsfarbe.

## Anderer Zustand – andere Farbvorliebe

*Ändert sich die Farbvorliebe im Laufe des Lebens entsprechend der Lebensphase bzw. während der homöopathischen Behandlung, wenn eine Besserung der Symptome eintritt?*

Das ist besonders bei Kindern der Fall. Häufig bleiben sie jahrelang bei ihrer Lieblingsfarbe, bis sich diese irgendwann plötzlich ändert. Dann treten die Kinder offenbar in die nächste Entwicklungsphase ein. Ich hatte in meiner Praxis eine dreijährige Patientin mit linsengroßen, verhärteten, rot entzündeten Hautknoten in beiden Leisten, Ellenbeugen und Kniekehlen. Diese Knoten bestanden seit neun Monaten und die Entzündungen nahmen stetig zu. Sechs Monate zuvor hatte sie bereits an Dellwarzen in den Kniekehlen gelitten, die nach mehreren vergeblichen Therapieversuchen in Vollnarkose operiert worden waren. Sie hatte eine ausgeprägte Abneigung gegen die Berührung von Männern, ganz besonders von ihrem Vater. Ansonsten wirkte sie charmant, eigenwillig und wollte nicht, dass man ihr irgendwie in die Quere kommt. Sie liebte Barbiepuppen und wollte eine Prinzessin sein. Sie fürchtete sich sehr vor plötzlichen, durchdringenden Schreien und hatte eine starke Abneigung gegen Eier. In der Praxis wählte sie als Farbe ein helles Pink. Aufgrund dieser Farbvorliebe und ihres Verhaltens bekam sie *Calendula* – mit durchschlagendem Erfolg: Schon nach drei Tagen begannen die Knoten, abzublassen und kleiner zu werden. Nach einer Nacht mit hohem Fieber, ohne sich jedoch krank zu fühlen, änderte sich ihr Verhalten gegenüber ihrem Vater. Sie ging auf ihn zu und freute sich, wenn er sie in den Arm nahm.

Nachdem sie sieben Monate die gleiche Farbe bevorzugt hatte, wechselte sie plötzlich zu einem Blautürkis. Der Farbwechsel fiel in genau jene Zeit, in der der Vater die Familie verließ und auszog. Zeitgleich entwickelte sie ein Ekzem am Brustkorb. Weil sich der Vater von der Familie zurückgezogen hatte und sie alleine ließ und diese Situation vermutlich das Ekzem auslöste, bekam sie *Natrium silicium.* Auch die neue Farbvorliebe wies als Begleitsymptom auf ein Mittel aus der *Natrium*-Gruppe hin. Innerhalb von nur zwei Wochen verschwand das Ekzem.

*Und bei Erwachsenen?*

Bei manchen Erwachsenen ändert sich die Farbvorliebe häufig, bei anderen bleibt sie hingegen sehr lange konstant oder hält sogar ein ganzes Leben. Es mag sein, dass solche Menschen ihren endgültigen Stil und Rhythmus gefunden haben. Es kann aber auch sein, dass ihre Entwicklung stehen geblieben ist, weil sie der Macht der Gewohnheit verfallen sind. Oft ist ihre Farbe die zuerst ausgesuchte.

„Bei manchen Erwachsenen ändert sich die Farbvorliebe häufig, bei anderen bleibt sie hingegen lange konstant."

Es gibt hier keine feste Regel. Es kann vorkommen, dass sich die Farbvorliebe nach einer oder mehreren Mittelgaben ändert. Aber auch, dass sie bleibt, auch wenn es dem Patienten unter einem homöopathischen Mittel besser geht.

*Nehmen wir das Beispiel einer Frau, die in den Wechseljahren unter Sturzblutungen leidet und mithilfe von homöopathischen Mitteln eine Besserung ihrer Beschwerden erfährt. Kann es sein, dass sich ihre Farbvorliebe nun verändert hat?*

Ja, das ist möglich. Ich kann Ihnen eine Geschichte dazu erzählen. Ein junges Mädchen hatte als Lieblingsfarbe ein dunkleres Rot, ein Karminrot, gewählt. Ihre erste und zweite Regelblutung war so stark, dass sie das Gefühl hatte, sie würde verbluten und „auseinanderfallen". Sie wählte dann ein dunkles Grün, ein Moosgrün, aus. In dieser Farbgruppe steht *Sabina*, der Sadebaum. Es ist ein ganz bekanntes Mittel bei Blutungen und Abortneigungen. Es hat auch, wie die anderen Zypressengewächse, das Gefühl der Zerbrechlichkeit, die Empfindung, wie aus Glas zu sein. Das Mittel hat ihr damals sehr gut geholfen. Das Mädchen hat dann später wieder das Dunkelrot ausgewählt, als seine Beschwerden verschwunden waren. Es gibt also auch Mittel, die einfach für eine Akutsituation angesagt sind. Das heißt aber nicht, dass sie konstitutionelle Mittel sind.

Aber in der Regel, wenn ich nur eine akute Krankheit behandeln will, die sich durch Modalitäten klar abzeichnet, dann verwende ich die Farbvorliebe nicht. Ich wähle eher die Polaritätsanalyse nach *Heiner Frei*, die sehr effizient und mit ihren Fragebögen sehr genau anwendbar ist. Ein Patient hat beispielsweise eine akute Otitis und berichtet: „Ich vertrage keinen Wind. Ich will eine Mütze aufziehen." usw. Ich gebe diese Modalitäten in der „Polarity Analysis Software" ein und bekomme in 80 Prozent der Fälle gute Ergebnisse.

Wenn nun ein chronisch kranker Patient augrund einer seit zehn Jahren bestehenden Colitis ulcerosa zu mir kommt, dann geht die Symptomatik des Krankheitsbildes fließend in seine Persönlichkeitsstruktur über. Wenn jemand chronisch krank ist, kommt oft eine bestimmte Farbe als zentrales Thema immer wieder. Hier ist also sehr wohl die Farbe als Ausdruck der emotionalen Grundstimmung eines Patienten eine wesentliche Information, die ich mit einbeziehe. Das Wort „Grundstimmung" drückt eigentlich am besten aus, was Farbe ist: Farbe ist Stimmung, Farbe ist Emotion.

„Die Farbe als Ausdruck der emotionalen Grundstimmung ist eine wesentliche Information."

Wenn man aus einer Krankheitsanalyse heraus ein Mittel wählt und die Farbe stimmt noch dazu, hat man eine ziemlich sichere Bestätigung, dass das Mittel nicht nur oberflächlich ein paar Symptome verbessern wird, sondern dass es von der Grundstimmung her die Symptome lösen wird. Dann ist eine richtige Heilung möglich.

## Farben und Pflanzenfamilien

*Wie sieht es mit Farben und Pflanzenfamilien aus? Gibt es hier Verbindungen? Ihre Praxisgemeinschaft ist bekannt für ihre empirische Forschung und dafür, dass Sie sich regelmäßig treffen und austauschen und viele Rückmeldungen von Kollegen bekommen.*

Das ist richtig, wir sind inzwischen eine große Gruppe, die sich austauscht. Bei Pflanzenfamilien haben sich tatsächlich bestimmte Farbgruppen klar abgezeichnet. Die *Anarcadiaceae* zum Beispiel mögen immer Türkis. Die *Solanaceae,* also die Nachtschattengewächse, bevorzugen meistens eine dunkle Farbe, ein dunkles Blau oder ein dunkles Rot, aber fast immer dunkelblau. Die *Asteraceae* mögen Gelb. Das ist auch kein Wunder, sie lieben die Sonne und hassen es, wenn es im Winter oder im November grau wird.

*Und was haben Sie bei den Mineralen beobachtet?*

Wir konnten bei den Mineralen keine Farbzuordnung erkennen. Dazu ist der Bereich zu breit gestreut.

*Durch Ihre große Menschen- und Praxiserfahrung können Sie sich der Methode bedienen, die im jeweiligen Krankheitsfall nach Ihrem Wissen die stimmigste für den zu behandelnden Patienten ist. Das ist Kreativität! Welche Methoden kombinieren Sie in Ihrer Praxis häufig miteinander?*

Das stimmt, verschiedene Methoden miteinander zu kombinieren, ist eine Kunst. Nicht umsonst hat *Hahnemann* im „Organon" den Begriff des „Heilkünstlers" gewählt. Homöopathie ist eine Heilkunst, und es geht darum, mit den Werkzeugen, die wir zur Verfügung haben, optimal zu arbeiten. Das bedeutet, das Werkzeug auf den jeweiligen Krankheitsfall anzupassen, und da, wo es nicht passt, ein anderes Werkzeug zu wählen. Wir müssen uns sozusagen auf eine maßgeschneiderte Mittelsuche begeben. Dafür müssen wir erst mal verstehen, worum es in diesem Fall wirklich geht: Was ist das Besondere, das Charakteristische? Und was bewegt diesen Patienten eigentlich in der Tiefe? Eine hervorragende Methode bietet uns die Systematik des Periodensystems von *Jan Scholten*, aber auch das neue Pflanzensystem liefert uns ein sehr gutes Werkzeug. Und nicht zuletzt kann die Bestimmung der Farbvorliebe uns auch zum richtigen Mittel führen. Man kann sie mit fast jeder homöopathischen Methode kombinieren. Sie ist für die Mittelfindung bzw. -bestätigung sehr wertvoll.

„Man kann die Farbvorliebe mit fast jeder homöopathischen Methode kombinieren."

Früher hat man seitenweise homöopathische Mittelbilder gelernt. Aber das hieß noch lange nicht, dass man gut therapieren konnte. Man kann eigentlich ein Mittel erst richtig verstehen, wenn man viele Fälle behandelt hat, bei denen dieses Mittel angezeigt war. Wir müssen immer wieder überprüfen: „Ist meine Vorstellung von dem Mittel richtig?" Ist sie richtig, dann müsste eine Wirkung zu sehen sein. Es ist wichtig, sich zu korrigieren, wenn bestimmte Mittelvorstellungen sich eingenistet haben. Falls ein Mittel, das ich verschrieben habe, nicht funktioniert, schaue ich mir den Fall noch einmal genau an und überlege mir, was für ein Patient es war. Tritt zum Beispiel eine Heilung mit *Ranunculus sceleratus* ein, dann frage ich mich: „Was war das für ein Patient?" Anschließend bespreche ich den Fall mit meinen Praxiskollegen, wenn sie auch den Patienten kennen. Wir besprechen eigentlich immer die Fälle miteinander. Dann filtern wir heraus: „Was ist das Charakteristische an dieser Person?" So bekommt man ein konkretes Bild des Patienten und des dazu passenden homöopathischen Mittels und bleibt nicht bei einem Mittelbild, das man nur aus Büchern kennt.

*Heute ist es nicht so schwer, eine Angina oder einen Abszess zu behandeln. Aber unser eigentlicher Anspruch ist, einen Menschen wirklich in der Tiefe seiner Persönlichkeit und seiner Pathologie zu verstehen. Wie denken Sie darüber?*

Wenn ein Patient zum Beispiel ein Mittel für eine Angina bekommen hat und sagt: „Das hat mir besonders gutgetan", dann schaut man nach, was sich sonst noch alles verbessert hat. Und wenn er sagt: „Die Magenbeschwerden, die ich seit Langem hatte, sind auch weggegangen und insgesamt fühle ich mich viel besser. Es geht mir so gut wie lange nicht mehr! Ich habe angefangen, das ganze Haus aufzuräumen. Sachen, die ich ewig vor mir hergeschoben habe, habe ich in Angriff genommen. Ich fühle mich so frei innerlich!", dann weiß man, dass eine Heilung im Gange ist, die in die Tiefe geht. Wenn ein Patient sagt: „Ich fühle mich wieder frei", ist es eigentlich das Wertvollste, das man geben kann. Denn, was gibt es Schöneres als Freiheit? Freiheit im tiefen Sinne, nicht im Sinne, dass man nur tut, was einem in den Sinn kommt.

„Innere Freiheit ist eigentlich das Wertvollste, das man geben kann."

*Denn zur wahren Freiheit gehört Verantwortung mit dazu.*

Von einer Krankheit genesen zu sein, zu merken, wie es sich anfühlt, dass die Lebenskraft wieder fließt und die alten negativen Emotionen, die einen so lange belastet haben, wegfallen – das ist Freiheit, innere Freiheit. Ich denke, das ist vielleicht auch der Sinn, warum man überhaupt Homöopath oder vielleicht auch Arzt wird. Kranke zu heilen ist natürlich eine Motivation. Aber steckt nicht auch dahinter das Bedürfnis, die Natur, die menschliche Natur in der Tiefe zu verstehen?

*Und das tiefe Verständnis der menschlichen Natur hilft uns, den Patienten zu verstehen und ihn auf seinem Lebensweg zu begleiten. Gleichzeitig geht es auch immer um unseren eigenen inneren Prozess!*

Das Schönste ist, wenn beide, sowohl der Patient als auch der Therapeut, frei werden!

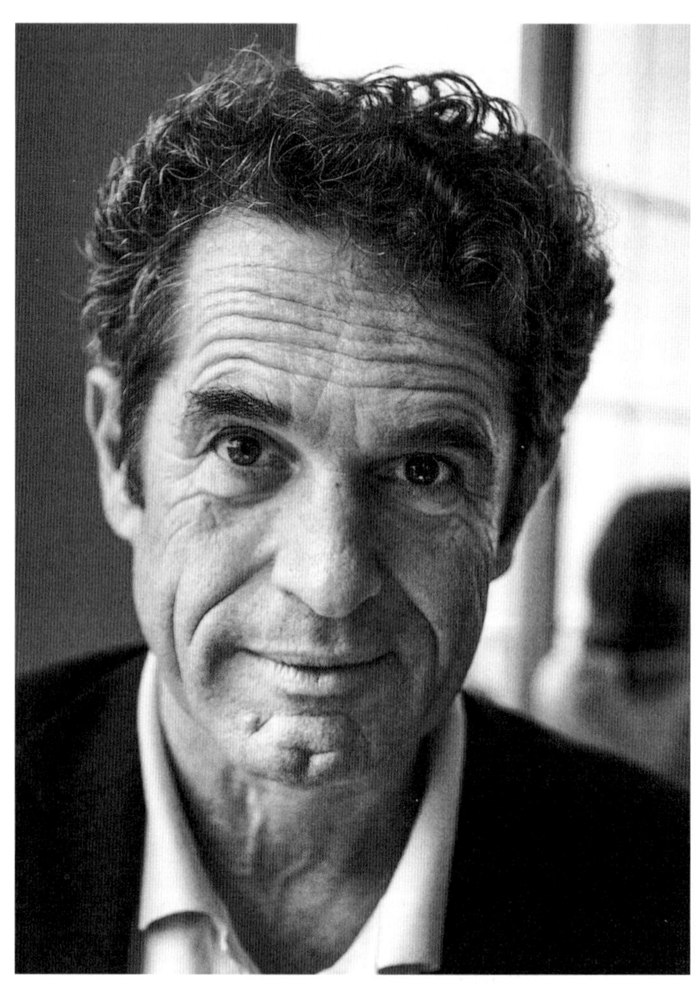

Dr. Klaus von Ammon

# Homöopathie und Wissenschaft

## Interview mit Dr. Klaus von Ammon

Dr. med. Klaus von Ammon (Deutschland, Schweiz) war nach seiner fachärztlichen Ausbildung an der TU München Oberarzt sowie Lehrbeauftragter an der Neurochirurgischen Klinik des Universitätsspitals Zürich und dort ein anerkannter Hirnchirurg, vor allem aufgrund seiner hochtechnisierten Operationsmethoden.

Das Besondere an seinem Lebensweg ist, dass er eine angesehene und sichere Position als Neurochirurg aufgab, um sich für den Rest seines Lebens der Klassischen Homöopathie zu widmen. Er wollte von der wissenschaftlichen Seite begreifen, wie und warum Homöopathie wirkt. So wurde er, nach einer Ausbildung zum Arzt für Homöopathie, Oberarzt am „Institut für Komplementärmedizin" (IKOM) der Universität Bern und Leiter der klinischen Forschung in der Abteilung Klassische Homöopathie. Neben seiner Konsiliartätigkeit im Universitätsklinikum „Inselspital" hat er eine eigene Praxis in Stäfa am Zürichsee.

Seine wissenschaftlichen Publikationen, insbesondere die ADHS-Untersuchungen nach der Studie von Dr. Heiner Frei, wurden mit zahlreichen Preisen ausgezeichnet.

Klaus von Ammon hat sich zur Lebensaufgabe gemacht, den wissenschaftlichen Teil in der Homöopathie weiterzuentwickeln und für eine Verbreitung der Forschungsergebnisse über deren Grenzen hinaus zu sorgen.

Sein großes Anliegen ist es, unter Wahrung homöopathischer Prinzipien den Grundsätzen der aktuellen Wissenschaft gerecht zu werden und noch präzisere Forschungsdesigns zu entwickeln. Damit könnten sich die Angriffe wegen angeblich fehlender Wirksamkeit, so weit es geht, verringern lassen.

Die Gründlichkeit und die Eloquenz, mit der er diese Ergebnisse unermüdlich auf Kongressen und Tagungen im In- und Ausland vorträgt, machen aus ihm einen sehr beliebten Referenten.

Er ist darüber hinaus in der „Wissenschaftlichen Gesellschaft für Homöopathie" (WissHom) aktiv und engagiert sich weltweit für die Etablierung der Homöopathie auf wissenschaftlicher Ebene.

Dr. von Ammon liegt es sehr am Herzen, jungen Ärzten und Medizinstudenten eine qualitativ hochwertige Ausbildung zu ermöglichen und sie für die Homöopathie zu begeistern. Dabei ist er selbst ein großes Vorbild.

*Herr Dr. von Ammon, Sie sind Facharzt für Neurochirurgie, haben aber vor ein paar Jahren das Gebiet der Hirnchirurgie verlassen, um sich als homöopathischer Arzt in Stäfa am Zürichsee niederzulassen. Ferner sind Sie an der Uni Bern am „Institut für Komplementärmedizin" und auch als Dozent im In- und Ausland tätig. Sie waren in München und Zürich als Neurochirurg sehr anerkannt und hatten täglich schwierigste Operationen zu meistern. Wie kam es zu Ihrem Entschluss, von dem wichtigen, lebensrettenden Gebiet der Hirnchirurgie zur Klassischen Homöopathie zu wechseln?*

Der Auslöser war eine Selbsterfahrung, die am Ende so überzeugend ausging, dass ich seitdem von der Homöopathie nicht mehr loskomme. Ich ging ziemlich genau vor zwanzig Jahren im Zürichsee baden. Als ich aus dem Wasser herauskam, stellte ich ein paar juckende rote Flecken auf der Haut fest. Das, was die Laien als Entenflöhe diagnostizierten, war in Wirklichkeit eine Kälte-Urticaria (Nesselsucht). Ich beobachtete, dass die Flecken unter der Dusche zunahmen und nach einiger Zeit wieder verschwanden. Die Beschwerden waren also zeitlich limitiert, aber unangenehm. Mit diesen Auffälligkeiten ging ich zu meiner homöopathischen Ärztin, die mir nach anderthalb Stunden Gespräch ein paar Globuli zum Einnehmen gab. Zunächst tat sich nichts. Ich ging wieder baden und bekam erneut die roten Flecken. Die erste Erfahrung war also etwas ernüchternd. Dann aber, beim zweiten Versuch der Therapie, besserten die Kügelchen meine Beschwerden um mehr als 90 Prozent. Wann immer es mir die darauffolgenden Male nicht gut ging, habe ich diese Arznei eingenommen, und alles war wieder gut. Nachdem ich mir das alles gar nicht erklären konnte, war meine Neugier geweckt. Ich wollte wirklich wissen, wie die Homöopathie funktioniert. Diese Faszination hat mich seitdem nicht mehr losgelassen, und die Fragestellung ist so aktuell wie am ersten Tag. Ich habe es mir zur Aufgabe gemacht, dranzubleiben und zu forschen.

## Großer Idealismus erforderlich

*Sie hätten sich ja auch mit der Klassischen Homöopathie beschäftigen und dennoch bei der Hirnchirurgie bleiben können! Die Gemeinsamkeit der beiden Disziplinen ist, dass sie tiefes Wissen und große Fertigkeit voraussetzen. Sie erfordern beide ein gutes Handwerkszeug und auch eine Portion Idealismus …*

Ja, es braucht Wissen, und nichts geht über eine sorgfältige Ausbildung, sowohl theoretisch als auch praktisch. Idealismus ist insofern dabei, als man gerade in der Homöopathie auf keine feste Infrastruktur zurückgreifen kann. Auch während der Ausbildung ist zunächst die Vielfalt der Strömungen, Ansichten und Zugänge fast verwirrend. Die konventionelle Medizin hingegen bietet meistens mehr Struktur und eine größere formalisierte akademische Erfahrung an. Idealismus braucht es in der Homöopathie noch mehr als in der konventionellen Medizin, weil eben diese Strukturen fehlen und weil die Wirkungsweise viel weniger erklärbar und begreifbar ist. Gerade bei der Chirurgie sieht man genau, was man tut und was man nicht tut.

Das Gemeinsame ist, dass auch die Chirurgie Möglichkeiten schafft, dass Selbstheilungskräfte wirken können. Wer einigermaßen bescheiden dabei ist, merkt, wie sehr er oder sie als Chirurg Bedingungen schaffen kann, dass der Körper sich wieder selbst helfen kann – sei es, dass man einen Tumor entfernt oder Gefäße wieder verbindet oder durchgängig macht. Man sieht dann staunend zu, was der Körper mit dieser Unterstützung erreichen kann.

*Die Homöopathie unterliegt nicht den Leitlinien der Pharmaindustrie oder größeren wirtschaftlichen Interessen Dritter. Hatte das eine Bedeutung für Sie?*

Die Frage „Pharmaindustrie ja oder nein?" hat sich zum Glück für mich nie so gestellt, weil es in der Neurochirurgie nur wenige Präparate gibt, die bewährt sind, sodass sie eigentlich nicht wirklich beworben werden müssen. Immer wieder werden zwar Versuche unternommen, neue zu etablieren, aber sie sind meist in weniger als der gegenwärtigen Halbwertszeit der Pharma-Präparate von vier Jahren wieder weg vom Markt. Das war ein Grund für mich, mich grundsätzlich gegen ein medikamentöses Therapieverfahren zu entscheiden und chirurgisch vorzugehen. Was die Homöopathie betrifft, war eine Verlässlichkeit von über 200 Jahren vorhanden und die unglaubliche Möglichkeit, dass sich Wissen immer weiter ansammelt, wenn man damit kritisch genug umgeht und die Möglichkeit hat, dieses Wissen zugänglich zu machen.

„In der Homöopathie ist eine Verlässlichkeit
von über 200 Jahren vorhanden
und die unglaubliche Möglichkeit,
dass sich Wissen immer weiter ansammelt."

*Hat Sie Ihr früherer Chef in der Chirurgie einfach ohne Widerstände gehen lassen? Ist Ihr Weggehen nicht auf Fragezeichen gestoßen?*

Doch, meine Entscheidung hat Fragezeichen und Unverständnis ausgelöst. Aber es gibt manchmal Punkte im Leben, wo es auf den eingefahrenen Bahnen nicht mehr weitergeht. Diese muss man erkennen und dann entsprechend handeln.

## Forschung, Lehre und Praxis

*Jetzt arbeiten Sie in Bern am „Institut für Komplementärmedizin". Können Sie uns erklären, was die Wirkungsbereiche und Ziele dieses Instituts sind?*

Das IKOM besteht seit mehr als zwanzig Jahren und wurde 1995 von der Fakultät der Medizin eingerichtet, weil die Berner Bevölkerung in einer Volksinitiative – das ist eine Schweizer Besonderheit – mindestens einen Lehrstuhl für Komplementärmedizin forderte. Nach Verhandlungen wurde dann ein Lehrstuhläquivalent geschaffen, das heißt eine Stelle, auf die vier nicht akademisch weitergebildete, praktizierende Ärztinnen und Ärzte berufen wurden. Sie bauten von null auf dieses Institut durch klinische Arbeit auf, die überzeugend ausfiel. Sie schafften somit Vertrauen in die jeweilige Methode, sodass im nächsten Schritt – zusammen mit der konventionellen Medizin – gemeinsame wissenschaftliche Projekte möglich wurden.

Das zeigt gleichzeitig schon die drei Pfeiler, auf denen das Institut steht: an erster Stelle vonseiten der Universität die Forschung, dann das Umsetzen der Forschungsergebnisse im Unterricht für Studenten. Der dritte Pfeiler ist die Dienstleistung, was die Universität toleriert, aber die Bevölkerung unbedingt wollte – und die Universitätskliniken heutzutage zum Teil aktiv nachfragen. Wir verbinden also Forschung, Lehre und Praxis miteinander und gelten als Referenzinstitut für Kollegen, die hier Supervision erhalten, aber auch für Patienten, die direkt im Institut unsere homöopathische Behandlung mit wissenschaftlicher Ausrichtung und Analyse in Anspruch nehmen.

*Das bedeutet, dass ein Patient, wenn er hier im Krankenhaus liegt, eine homöopathische Zusatzbehandlung anfordern kann?*

Ja, so ist es.

*In allen Bereichen oder nur in der Kinderheilkunde?*

Die Pädiatrie ist jetzt für die Homöopathie ein Schwerpunkt, aber wir haben auch Nachfragen aus dem Bereich Neonatologie, Orthopädie, physikalische Medizin, Onkologie und Hämatologie; weniger aus der Chirurgie und der Inneren Medizin. Entweder erfolgen die Anfragen über Patienten selbst, über das Pflegepersonal oder über Angehörige.

*Die Chirurgie war ja Ihre Domäne. Sie wissen, was zu tun ist, und könnten das homöopathisch exzellent unterstützen …*

Ja, das stimmt. Doch gerade im Bereich der Pädiatrie liegt der gegenwärtige Schwerpunkt auf der Onkologie. Und neben den Blutkrankheiten, vor allem der Leukämie, sind wir mit vielen Erkrankungen des zentralen

Nervensystems konfrontiert, die von daher auch einen Kontakt und Verbindungen zu meinem ehemaligen Arbeitsgebiet schaffen.

## Ausreichend fundierte Forschungen vorhanden

*In Deutschland ist die Klassische Homöopathie nach Umfragen der Krankenkassen eine sehr beliebte und effiziente Behandlungsmethode, sowohl bei akuten als auch chronischen Krankheiten – mit steigender Nachfrage. Allerdings erscheinen in der Presse viele Negativberichte, es findet eine Polarisierung statt, auch in renommierten Zeitschriften. Es gibt doch bereits umfassende Grundlagen- und klinische Forschungen, die aber schwer in die Öffentlichkeit gelangen.*

Es ist erstaunlich, dass die Homöopathie immer wieder Anlass zu solchen Auseinandersetzungen gibt. Die Kritik fokussiert sich auf den unzureichend wissenschaftlichen Nachweis. Die Frage ist, welchen Maßstab man dabei anlegt – ob man sich nach der klassischen Naturwissenschaft auf dem Stand von *Newton* richtet, in der mehr oder weniger mechanische Gesetzmäßigkeiten gelten, oder nach der sogenannten modernen Naturwissenschaft seit dem Beginn des 20. Jahrhunderts, in der ein grundsätzlich offeneres Verständnis herrscht. Auf dieser Ebene ist die Homöopathie schwer anzugreifen und sogar verstehbar. Die Vorstellung von Wissenschaft, die solchen Angriffen zugrunde liegt, ist meiner Meinung nach überholt, und es ist schade, dass die Mehrheit der Menschen über diesen Bereich zu wenig weiß und man auch zu wenig darüber diskutieren kann, wer von welchen Vorsätzen ausgeht.

Nach diesen Vorbemerkungen, die unverzichtbar sind, wird klarer, dass Homöopathie auch grundsätzlich naturwissenschaftlich beforschbar ist. Man muss aber die Forschungsmethoden anpassen, wenn man die Wirkungsweise der Hochpotenzen, in denen ja keinerlei stofflicher Gehalt mehr vorhanden ist, nachweisen möchte.

„Die Homöopathie ist grundsätzlich naturwissenschaftlich beforschbar. Man muss aber die Forschungsmethoden anpassen."

In der Grundlagenforschung gibt es dafür physikalische Maßnahmen, Messmethoden und Zellkulturforschungen, und man nimmt Pflanzen, Tiere und durchaus Menschen als Subjekt. Im Bereich der physikalischen Verfahren, wie beispielsweise Infrarot- und Ultraviolett-Spektroskopie, Kernspin-Resonanz, existieren bereits einzelne, schon replizierte Studien.

Allerdings erfordern sie große Zahlen und sind insgesamt nicht völlig überzeugend, weil sie weit weg von jeder Anwendung am Patienten sind. Mit Pflanzenversuchen sieht es besser aus, da gibt es mittlerweile Modelle. Um zu belegen, dass die Heilwirkung von homöopathischen Arzneien nicht (nur) auf einen Placebo-Effekt zurückzuführen ist, hat eine Schweizer Forschungsgruppe um *PD Dr. Stephan Baumgartner* in Bern einfache pflanzliche Organismen wie Wasserlinsen untersucht. *Stephan Baumgartner* arbeitet seit zwanzig Jahren hier am Institut und ist einer der weltweit erfahrensten und mittlerweile renommiertesten Forscher in diesem Gebiet. Seine Ergebnisse sind sehr beindruckend. In einem ihrer Experimente vergifteten er und sein Team Wasserlinsen mit kleinen Dosen von Arsen, die das Wachstum messbar hemmten. Dann bekamen die vergifteten Wasserlinsen entweder das homöopathische Heilmittel in verschiedenen Potenzen oder pures Wasser (Kontrollgruppe). Die Auswertung der Daten zeigte deutlich, dass sich die mit homöopathischem *Arsenicum* behandelten Pflanzen viel besser erholt und entwickelt hatten als die in der Kontrollgruppe. Ähnliche Experimente wurden auch mit Weizenkeimen durchgeführt – mit ganz vergleichbaren Ergebnissen.

Im Bereich der Tiere ist *Prof. Peter Christian Endler* von der Uni Graz die Kapazität, ebenfalls seit zwanzig Jahren. Er untersuchte in ihrer Entwicklung gehemmte Kaulquappen. Diese erfuhren nicht nur eine Verbesserung ihrer Behinderungen, wenn die homöopathisch aufbereitete Arznei ins Wasser gegeben wurde, sondern sogar auch dann, wenn dieses Präparat in einer luftdicht verschlossenen Ampulle ins Wasser gehängt wurde, es also keinen physikalischen Kontakt mit den Tieren hatte. Das ist eines der Phänomene, die mich – seitdem ich davon weiß – wie elektrisiert anziehen: diese nicht-materielle Wirkung.

„Die nicht-materielle Wirkung ist eines der Phänomene, die mich wie elektrisiert anziehen."

Wir selber kennen Menschen, die zum Beispiel auf eine homöopathische Arznei ansprechen, die sie nicht einnehmen, sondern nur bei sich tragen. Ich darf auch an *Samuel Hahnemann* erinnern, der schon vor über 200 Jahren seine Patienten an den Fläschchen riechen ließ. Wenn allein schon die physische Nähe der Arznei zum Körper der erkrankten Person entsprechende Heilvorgänge in Gang bringen kann, kann man sich die prinzipielle Frage berechtigt stellen: Was wirkt und wie wirkt es?

## Klinische Wirksamkeit übereinstimmend bestätigt

*Und jetzt zu den klinischen Studien, liefern sie ähnlich prägnante Ergebnisse?*

Hier gibt es wieder verschiedene Ebenen. Um sich einen genügend großen Überblick zu verschaffen, sind sogenannte epidemiologische Studien wichtig: Welche Patienten gehen zu welchen und wie homöopathisch tätigen ärztlichen oder nicht-ärztlichen Therapeuten? Wie arbeiten diese? Mit welchen Beschwerden kommen die Patienten und mit welchen Ergebnissen verlassen sie die Behandlung? Kurzzeitig bei akuten Behandlungen oder nach einem halben Jahr oder ein, zwei Jahre bei einer sogenannten chronischen Erkrankung? Dazu gibt es Untersuchungen aus dem Jahr 2002 aus Deutschland, aus dem Jahr 2005 aus der Schweiz, bei denen das Institut – damals KIKOM („Kollegiale Instanz für Komplementärmedizin") – federführend in den vier Disziplinen Anthroposophische Medizin, Klassische Homöopathie, Neuraltherapie und Traditionelle Chinesische Medizin einschließlich Akupunktur tätig war. Dazu kommen Studien aus den Jahren 2011 bis 2013 aus den Niederlanden. Alle diese Untersuchungen bestätigen übereinstimmend, dass eine klinische Wirksamkeit vorhanden ist, die sich vom Allgemeinmedizinischen dadurch unterscheidet, dass die Patienten zufriedener sind, obwohl sie sich mindestens subjektiv als kränker empfinden.

Diese Ergebnisse, die dadurch interessant sind, dass sie unabhängig voneinander erzielt wurden, lassen darauf schließen, dass es im Prinzip nicht schlechter als im Bereich der konventionellen Medizin ausschaut. Es existieren Untersuchungen unterschiedlicher Intensität zu verschiedenen Krankheitsbildern. Mittlerweile sind es über 300 randomisierte klinische Studien – der sogenannte Goldstandard in der konventionellen Medizin. Dieser ist in der Homöopathie aber nur mit Einschränkungen gültig, denn eine primäre Verblindung ist hier schwierig und das Behandlungsergebnis wird möglicherweise dementsprechend ungenau ausfallen. Man sollte also bei diesen Studien ein der Methode – ob Homöopathie, Neuraltherapie, Akupunktur oder chinesische Kräutertherapie – jeweils angemessenes Forschungsdesign vorher etablieren.

## Überzeugende Untersuchungen auf Intensivstationen

*Es gibt auch die beeindruckende klinische Wiener Studie von Professor Dr. Michael Frass mit Patienten auf Intensivstationen – sehr erfolgversprechend für die homöopathische Praxis!*

Die Studien aus der homöopathischen Praxis sind tatsächlich sehr erfolgversprechend, wenn sie sorgfältig genug durchgeführt werden. Sie sollten sich möglichst auf ein diagnostisches Feld beschränken, damit nicht zu große Zahlen erforderlich werden, und da können durchaus auch Probandenzahlen von unter hundert schon signifikante Ergebnisse erzielen.

Das zweite sind Bedingungen wie Intensivstationen, wo *Professor Dr. Frass* wichtige Studien in Wien durchführen konnte. Dort verdoppelte sich bei schwerstkranken Patienten mit einer lebensbedrohlichen Blutvergiftung durch individuelle homöopathische Therapie die Zahl der Überlebenden nach einem halben Jahr. Dieses sehr deutliche Ergebnis bei teilweise bewusstlosen Patienten straft auch diejenigen Menschen Lügen, die meinen, man müsste nur daran glauben. Es waren sehr schwierige Bedingungen, unter denen es gelungen ist, eine wesentliche Verbesserung hervorzurufen.

„Deutliche Ergebnisse bei Koma-Patienten strafen diejenigen Lügen, die meinen, man müsste nur daran glauben."

Die zweite Untersuchung an der Intensivstation der Uni Wien erfolgte mit schwerst atembehinderten Patienten, die eine Beatmung erforderten. Auch hier ist es gelungen, durch eine standardisierte homöopathische Behandlung aufgrund klinischer Erfahrung die Verweilzeit auf der Intensivstation zu halbieren, was ein extremer Kostenvorteil ist. Es stellt sich aufgrund dieser Ergebnisse grundsätzlich die Frage unter ethischen Gesichtspunkten, ob Homöopathie hier nicht zur Standardtherapie gehören sollte.

*Professor Frass* und sein Team führten außerdem die allererste Studie durch, die nach klinischen Standards den Effekt einer homöopathischen Begleittherapie auf Krebspatienten gemessen hat. Sie legte sehr klar zutage, dass sich die Lebensqualität und die subjektive Befindlichkeit der mit Homöopathie behandelten Patienten deutlich verbessert hatten!

Diese Untersuchungen zeigen aus der Praxis – jetzt beispielsweise auch mit Mittelohrentzündung oder mit Kindern, die in der Schule Schwierigkeiten haben – wie groß das Spektrum homöopathischer Wirkungsweise sein kann und wie überzeugend in vielen Feldern Homöopathie wirkt, auch wenn natürlich nicht in allen. Manche Erkrankungen im Bereich des Herz-Kreislaufs, der Wirbelsäule und der Extremitäten sind einem homöopathischen Vorgehen im Allgemeinen nicht so gut zugänglich. Von daher haben sie in der üblichen Hausarztpraxis nicht so ihr Haupteinsatzgebiet, aber das schadet ja auch nichts, wenn jeder seine Spezialfelder hat.

*Was ist für Sie die Herausforderung, homöopathische Studiendesigns so anzulegen, dass sie mit herkömmlichen Studien vergleichbar sind? Denn eine Hauptsäule der Homöopathie ist die Individualisierung. Wir können nicht einfach eine Arznei nehmen und beispielsweise die Wirkung dieses einen Mittels bei allen Herzkranken untersuchen.*

Der Fokus der Homöopathie ist tatsächlich konträr zu den Erfordernissen konventioneller Studien, in denen das Allgemeine und das Generalisierbare gelten. Da gilt es einen Kompromiss zu finden. Das heißt, wir können homöopathisch nicht darauf verzichten, eine nach den Regeln der homöopathischen Kunst durchgeführte Anamnese zu führen, die individuell sein muss und sich nicht generell im Ankreuzen von Fragebögen oder Selbstbeurteilungen erschöpfen kann.

Die Philosophie der beiden Behandlungsmethoden ist prinzipiell diametral entgegengesetzt. In der konventionellen Medizin geht man von einer Theorie aus. Man entwickelt daraufhin durch sehr sorgfältige Versuche und einen riesigen Aufwand ein einzelnes Mittel, das bei wiederum möglichst vielen Menschen die gleichen Reaktionen hervorrufen soll. Es wird also von einer Idee abgeleitet und geht von oben nach unten. Die Homöopathie dagegen arbeitet phänomenologisch: Sie geht vom Einzelnen, von der singulären Beobachtung aus und sammelt diese zu Fallserien. Das ist also genau umgekehrt.

## Mehr als fünfzig Prozent Besserung bei ADS/ADHS

*Sie haben jahrelang bei einer wissenschaftlichen Studie über die Wirkung von Homöopathie bei ADS/ADHS mitgewirkt. Wie lief diese Untersuchung ab, und welche Ergebnisse konnten Sie verzeichnen?*

Die Berner Langzeit-Studie setzt eine Beobachtungsstudie aus der Praxis des homöopathischen Arztes und ADS/ADHS-Experten *Dr. Heiner Frei* fort. Über einen Zeitraum von fünf Jahren untersuchten wir nach den strengen Standards einer klinischen Studie die Behandlungsverläufe bei Kindern und Jugendlichen mit Aufmerksamkeitsdefizitsyndrom. Die Studie verlief in drei Phasen: Zunächst fand eine Beobachtungsstudie statt, in der das „richtige" homöopathische Mittel gefunden werden sollte. „Richtig" ist es dann, wenn sich der Zustand der Betroffenen unter der Behandlung um 50 Prozent gebessert hat. Diese wurden dann in die sogenannte randomisierte Doppelblindphase aufgenommen, in welcher anhand eines Computer-Generators nach dem Zufallsprinzip entschieden wurde, wer die homöopathische Arznei bekam und wer das Placebo, also die Scheinarznei. Niemand, weder die Jugendlichen noch ihre Familien noch die Ärzte oder die Studienleiter wussten, zu welcher Gruppe die Probanden jeweils gehörten. Und um sicherzustellen, dass jeder Teilnehmer zeitweise das richtige Heilmittel und zeitweise ein Placebo einnahm, wurden die Gruppen anschließend getauscht. Insgesamt haben 84 Kinder mit charakteristischer Symptomatik an der Studie teilgenommen. Von denen hatten 70 mehr als 50 Prozent Erfolg mit der homöopathischen Therapie. Wir können also sagen, dass Homöopathie eine vernünftige und auch kostengünstige Alternative zur Methylphenidat-Verordnung (zum Beispiel Ritalin) bei ADS/ADHS ist. Diese Ergebnisse sind 2005 in einer europäischen Zeitschrift für Kinderheilkunde veröffentlicht worden.

Wir sind jetzt gerade bei der Auswertung der Langzeit-Beobachtungen und können schon vorab generell sagen, dass die Ergebnisse bereits nach spätestens fünf Jahren stabil sind und ein großer Teil der Kinder gar keine Therapie medikamentöser Art mehr braucht.

„Homöopathie ist eine vernünftige und auch kostengünstige Alternative zur Ritalin-Verordnung bei ADS/ADHS."

*Sind weitere Untersuchungen in Planung oder sind Sie noch damit beschäftigt, diese Studie auszuwerten?*

Es ist erstaunlich, was mit diesem Studienmaterial alles an Aspekten und Perspektiven möglich ist. Wir sind mit der Auswertung noch voll beschäftigt. Mittlerweile haben sich Untersuchungsmethoden verbessert und verfeinert. Sie sind auf diese Kinder anwendbarer, das heißt ohne eine zu große Belastung. Ich träume davon, der Wirkungsweise homöopathischer Mittel bei solchen Kindern weiter nachzugehen. Ich kann mir dazu elektrophysiologische Untersuchungen sowie Bildgebung und vielleicht sogar Stoffwechseluntersuchungen vorstellen. Ich bin dabei, ein neues Studienteam zu formieren, und hoffe, dass uns genügend Geld zur Verfügung gestellt wird, damit wir in ein paar Jahren einen Schritt weiter sind. Die Zeit ist nicht zu unterschätzen, es braucht dazu eine große Ausdauer. Die bisherigen Untersuchungen haben von Anfang an rund fünfzehn Jahre gedauert. Ich hoffe nicht, dass wir für die zweiten so lange brauchen. Umso wichtiger ist es, dass – und so schließt sich der Kreis zu IKOM wieder – an den Universitäten Möglichkeiten geschaffen werden, dass der akademische Mittelbau doch eine Lebensperspektive bekommt. Denn, wenn man fünfzehn Jahre nur von Jahr zu Jahr planen kann, ist das sehr unbefriedigend. Mit fünf oder sogar zehn Jahren Perspektive kann man auch eine vernünftige Forschung machen.

## Homöopathische Forschung sichtbar machen

*Es gibt welt- und europaweit viele Ärzte-Vereinigungen, wie beispielsweise den „Deutschen Zentralverband homöopathischer Ärzte" (DZVhÄ). Sie sind im wissenschaftlichen Verein „WissHom" besonders aktiv, der vor nicht allzu langer Zeit gegründet wurde und in Köthen sitzt. Was sind die Ziele und Aufgaben dieser Organisation?*

„WissHom" ist die Abkürzung für „Wissenschaftliche Gesellschaft für Homöopathie" im deutschsprachigen Raum, also in Österreich, Deutschland und in der Schweiz. Vor fünf Jahren wurde sie als Nachfolgerin von INHOM („Institut für Homöopathie") gegründet, welche mehr deutschlandzentriert war und jetzt wenigstens auf die deutschsprachigen Länder ausgeweitet ist. Unser Anliegen ist es, sichtbar und ansprechbar für den wissenschaftlichen Teil in der Homöopathie zu sein und für eine Verbreitung der Ergebnisse zu sorgen. Mein persönliches Stichwort ist die Drehscheibe, das heißt, von dem, was läuft, zu wissen und es dorthin zu bringen, wo die Fragen sind, oder Verbindungen herzustellen, damit nicht zu viel parallel läuft.

Wir arbeiten zudem an der Verbesserung der homöopathischen „Instrumente", also der Arzneimittelprüfungen, des Anamnese- und vor allem des Dokumentationsverfahrens, damit unsere Ergebnisse der Allgemeinheit unmittelbarer zugänglich sind. Wir arbeiten auch an einer Qualitätssicherung der homöopathischen Arzneien, denn wir erleben es manchmal, dass eine Therapie möglicherweise aufgrund von Schwierigkeiten in der Herstellung oder Lagerung der homöopathischen Arzneien versagen kann. Und nicht zuletzt befassen wir uns mit Ausbildungsfragen.

Dem Nachwuchs eine qualitativ hochwertige Ausbildung zu ermöglichen, ist eines unserer großen Anliegen – zunächst als Leuchtturm, als Markstein für die ärztliche Ausbildung. Aber wir haben auch keine Berührungsängste mit nicht-ärztlichen Therapeuten und arbeiten unter anderem gern zusammen mit dem „Verband Klassischer Homöopathen Deutschlands e. V." (VKHD), dem Berufsverband für klassisch homöopathisch therapierende Heilpraktiker, sowie mit weiteren nichtärztlichen Homöopathieverbänden in Deutschland und der Schweiz.

„WissHom" ist also der Versuch, homöopathische Forschung sichtbar zu machen. Wir sind in der Homöopathie immer noch ein, zwei Schritte hinter anderen Verfahren wie der Traditionellen Chinesischen Medizin oder der Akupunktur hinterher, die schon internationale Gesellschaften gegründet haben.

*Wer genau hinschaut, findet also mehr wissenschaftliche Forschungen über die Wirksamkeit der Homöopathie als die Homöopathie-Gegner uns glauben machen wollen?*

Ja, wer heute behauptet, es gäbe keine bzw. keine guten Studien zur Homöopathie, disqualifiziert sich in meinen Augen schon von vornherein. Denn sie oder er nimmt nicht zur Kenntnis, was tatsächlich vorliegt. „Der aktuelle Stand der Forschung zur Homöopathie", ein Forschungsreader der „Wissenschaftlichen Gesellschaft für Homöopathie" gab einen Überblick und Nachweise über den Stand des Wissens im Frühjahr 2016 auf Deutsch und Englisch. Oder, um es mit *Goethe* zu sagen: „Was ist das Schwierigste, was dir das Leichteste dünkt: Mit den Augen zu sehen, was vor den Augen dir liegt." Mit anderen Worten: Wenn unsere Erwartungen so groß sind, dass nicht sein kann, was nicht sein darf, dann verbauen wir uns den Blick auf die Wirklichkeit. Und wenn sich die Wirklichkeit nicht daran hält, wie wir sie uns denken, dann müssen wir das nächste Zitat (frei nach *Hegel*) aufgreifen: „Umso schlimmer für die Wirklichkeit!"

Das sollte also vor aller Forschung stehen: Unvoreingenommenheit und das Anliegen, sich über das Offensichtliche, das Evidente klar zu werden.

„Wer heute behauptet, es gäbe keine guten Studien zur Homöopathie, disqualifiziert sich in meinen Augen von vornherein."

## Das Bewusstsein für die Wichtigkeit der Forschung erhöhen

*Wie kann jetzt jeder einzelne Homöopath dazu beitragen, dass die Homöopathie in der Medizin den Stand bekommt, den sie verdient und der gemäß den Behandlungserfolgen und Ergebnissen bei den Patienten sichtbar ist?*

Das Erste sind sorgfältige, überzeugende Arbeit und beste Ergebnisse. Das Zweite ist, diese Ergebnisse der Allgemeinheit zur Verfügung zu stellen – durch einheitliche Erfassung der Diagnostik, also der homöopathischen Mittelfindung, und des Verlaufes nach Kriterien, über die man sich vorher verständigen sollte, damit es einigermaßen einheitlich ist und nicht zu individualistisch. Es wäre also gut, wenn anonyme Datenbanken aufgebaut werden, in denen die Behandlungsergebnisse und -erfolge allgemein zugänglich werden, damit Erfahrung ausgetauscht wird. Wenn jede therapeutisch tätige Person hier ihren Beitrag leisten würde, wäre schon viel gewonnen. Wer das nicht kann, könnte mindestens ein Tageseinkommen pro Jahr für die qualifizierte wissenschaftliche Forschung in der Homöopathie zur Verfügung stellen. Mir liegt daran, das Bewusstsein zu schaffen oder zu vertiefen, dass all das, womit wir heute arbeiten, nicht einfach so vom Himmel gefallen ist, sondern mehr oder weniger 200 Jahre kontinuierlicher Arbeit bisher von einzelnen Wenigen erforderte und verdankt.

„Mir liegt daran, das Bewusstsein zu schaffen, dass all das, womit wir heute arbeiten, 200 Jahre kontinuierlicher Arbeit von einzelnen Wenigen erforderte."

Wenn wir uns zusammenschließen und unser Bewusstsein für die Wichtigkeit der Forschung schärfen, haben wir, glaube ich, heute die Möglichkeit, die Methode weiterzubringen und die Dialogfähigkeit mit der konventionellen Medizin zu erhalten bzw. zu erhöhen. Ich möchte an dieser Stelle einerseits meine große Dankbarkeit dafür ausdrücken, dass viele Mitglieder des „Deutschen Zentralvereins homöopathischer Ärzte" einen Teil ihres Einkommens der Homöopathiestiftung zur Verfügung stellen, die dann wiederum nach sinnvollen Kriterien über die Gabe von Forschungsförderung entscheidet. Es gibt also Ansätze, die in die gute Richtung gehen. Ich wünsche mir sehr, dass das mehr noch in die Breite geht. Und ich sehe auch mit Freude, wie in manchen nicht-ärztlichen Vereinen oder Verbänden das Bewusstsein für Forschung größer wird. Andererseits danke ich der Berner und mittlerweile auch der Schweizer Bevölkerung für das „Institut für Komplementärmedizin" an der Universität Bern (1992/2014) und die dauerhafte Anerkennung der ärztlichen Homöopathie in der Grundversicherung (17.5.2009/1.8.2017)

## Hinter die nicht-materielle Wirkung schauen

*Sie haben die Neurochirurgie aufgrund Ihrer Passion für die Homöopathie verlassen. Was sind Ihre Wünsche und Visionen bezüglich Ihres Wirkens in der Homöopathie?*

Der erste Wunsch ist, dass die Nachfolge in der homöopathischen Praxis gesichert wird. Dass die Versorgung der Patienten auch in Zukunft gewährleistet wird, denn wir werden alle über kurz oder lang einmal Patienten. Ich hoffe, da jemanden zu finden, bei dem ich mich in guten Händen weiß.

Was mich persönlich betrifft, möchte ich die Möglichkeit haben, meine Forschungen zu intensivieren, um hinter die Wirkungsweise der Homöopathie zu kommen, vor allem die nicht-materielle Wirkung. Ich bin gespannt, ob mit technischen Mitteln homöopathische Phänomene einmal so nachgewiesen werden können, wie es kürzlich mehr als 300 Jahre nach der Entdeckung der Schwerkraft durch *Newton* und 100 Jahre nach der Relativitätstheorie *Einsteins* mit den Gravitationswellen möglich war.

Ich sehe also auch für mich noch einiges Potenzial, weil ich aus den beiden Bereichen der konventionellen Forschung und homöopathischen Praxis viel mitbringe. Mein Wirken hier im Institut ist auch darauf ausgerichtet, für Nachwuchs zu werben, der genügend Standfestigkeit, Beharrlichkeit, Bescheidenheit, Frustrationstoleranz und anderes mitbringt, ohne das es in der Forschung einfach nicht geht.

Ich möchte zudem bei der Qualität der homöopathischen Arzneien meinen Beitrag leisten. Denn: Wie kann es sein, dass eine immaterielle Wirkung so kräftig ist? Und so paradox allen konventionellen naturwissenschaftlichen Axiomen zu widersprechen scheint? Ich möchte mich auch dafür engagieren, dass die Arzneimittelvielfalt in der nötigen Qualität auch in der Zukunft zu erhalten ist. Sie merken, es gibt genug zu tun, und ich hoffe, dass mir noch ein paar Jahre zur Verfügung stehen, die mir das ermöglichen, und dass genügend Menschen zur Unterstützung nachwachsen!

# Nachwort

Weiteren Pionieren der Homöopathie möchten wir für ihre Arbeit danken:

*Prof. Dr. Stephan Baumgartner* leistet seit Jahrzehnten wahrhafte Pionierarbeit, indem er sein Leben als Physiker der Grundlagenforschung zur wissenschaftlichen Verifizierung der Homöopathie widmet. Auf diesem Gebiet gibt es gerade in diesem Jahrhundert wertvolle neue Ergebnisse, die vonseiten der Wissenschaft und der traditionellen Medizin nicht mehr ignoriert werden können.

*Prof. Dr. Michael Frass* ist bekannt für seinen Einsatz homöopathischer Medikamente bei Koma-Patienten am Universitätskrankenhaus in Wien und die Verbreitung der daraus folgenden Studien. Seine homöopathischen Verschreibungen in der Akut- und Notfallmedizin sind ein wichtiger Beitrag, Klassische Homöopathie und Schulmedizin zu verbinden.

*Frans Vermeulen* ist ein Forscher, der die Materia Medica erweitert, indem er die homöopathischen Arzneimittelbilder im Zusammenhang mit den Ausgangssubstanzen beschreibt. Dabei geht er sehr sensibel mit traditionellen Arzneimittelprüfungen und den Erkenntnissen der Neuzeit um.

*Armin Seideneder* danken wir für seine wertvollen Ausführungen der Materia Medica unter der Berücksichtung der alten Meister.

*Dr. Jeremy Sherr* ist ein Pionier für standarisierte Mittelprüfungen. Sein Einsatz bei AIDS-Patienten in Afrika ist bemerkenswert.

*Dr. Frans Kusse* besitzt die Fähigkeit, zwischen herkömmlicher Medizin, Naturheilkunde und Homöopathie eine Brücke zu schlagen. Durch seine Menschenkenntnis sät er Samen, die in der homöopathischen Gemeinschaft sowie in der Welt aufgehen. Seine vorurteilsfreie Darstellung und Interpretation der Materia Medica ist sehr inspirierend.

*Dr. Jayesh Shah* ist bekannt für seine meditative und kontemplative Fallaufnahme, die die Patienten in die Tiefe des persönlichen Erlebens führt. Er ist ein enger Weggefährte *Rajan Sankarans*. Sie haben sich immer gegenseitig inspiriert und viele Ideen, die im Buch erörtert sind, sind Gemeinschaftswerke. Zusammen mit anderen Kollegen gründeten sie die Akademie „The Other Song“ in Mumbai.

*Harry van der Zee* verschaffte als Nachfolger von *Beat Spring* der Zeitschrift „Homoeopathic Links“ internationalen Ruf. Er setzt sich in Afrika für die Homöopathie ein.

*Roger van Zandvoort* sammelt Informationen alter und neuer Prüfungen für ein komplettes Repertorium – das „Complete Repertory“.

*Dr. Friedrich Graf* macht es sich zur Aufgabe, Hebammen in Deutschland homöopathisch auszubilden und zu trainieren, und leistet wertvolle Beiträge zur Impfaufklärung. Er wirkt seit vierzig Jahren in einer kassenärztlichen, homöopathischen Allgemeinarztpraxis mit dem Schwerpunkt Gynäkologie, Schwangerschaft, Geburt, Kindheit. In seinen Büchern setzt er sich kritisch mit dem bestehenden Gesundheitssystem auseinander.

*Dr. Jürgen Becker* hat die Homöopathie revolutioniert, vor allem erweiterte er die von *Hahnemann* festgeschriebene Verreibung bis zur Potenz C3 auf die weitere Stufe C4.

In der Tiermedizin, die nicht Gegenstand unseres Buches ist, sind die englischen Tierärzte *John Saxton, Sue Armstrong* und *Peter Gregory* Wegbereiter und wichtige Impulsgeber.

Die Tierärztin *Dr. Christiane Krüger* setzt die Klassische Homöopathie bei Tieren und als Heilpraktikerin auch bei Menschen ein. Ihre Bücher und Seminare zeugen von einem hohen Erfahrungsschatz und großer Kompetenz.

Die engagierte Homöopathin *Christiane Maute* hat die Bezeichnung Pionierin im wahrsten Sinn des Wortes verdient, indem sie die Homöopathie zu den Pflanzen führte. Damit leistet sie einen wichtigen Beitrag für den Umweltschutz und den nachhaltigen Umgang mit unserem Planeten. Ihr Forschergeist findet weltweit Anklang. Ihre Bücher wurden in zahlreiche Sprachen übersetzt.

# Anhang

## Literaturverzeichnis


Clemens von Bönninghausen

- Therapeutisches Taschenbuch. Nachdruck der Ausgabe von 1846. Narayana Verlag, 2007

William Böricke

- Handbuch der homöopathischen Arzneimittellehre. Narayana Verlag, 5. Auflage, 2013

John Henry Clarke

- Der neue Clarke in 10 Bänden. Eine Enzyklopedie für den homöopathischen Praktiker.

Peter Clotten/Susan Pfeifer

- Georgos Vithoulkas: Der Meister-Homöopath. Biographie und Fälle. Goldmann/Arkana Verlag, 2002

Ernest A. Farrington

- Vergleichende Arzneimittellehre. Narayana Verlag, 2009

Heiner Frei

- Die homöopathische Behandlung von Kindern mit ADS/ADHS – Ein systematisches Therapiekonzept. Haug Verlag, 2011
- Homöopathische Behandlung bei akuten und chronischen Erkrankungen – Effiziente Mittelfindung mit der Polaritätsanalyse. Haug Verlag, 2011
- Homöopathische Behandlung multimorbider Patienten – Sichere Arzneimittelwahl durch Polaritätsanalyse und Bönninghausen-Methode. Haug Verlag, 2011
- Die Polaritätsanalyse in der Homöopathie – Ein präziser Weg zum homöopathischen Arzneimittel. Narayana Verlag, 2014

Herbert Fritsche

- Samuel Hahnemann – Idee und Wirklichkeit der Homöopathie. Burgdorf Verlag, 3. Auflage, 1982

Mahesh Gandhi

- Homeopathy Psychiatry. Personal Evolution Model. The Foundation Book.
  Rakmo Press Pvt. Ltd, New Delhi, 2017

Martin Gumpert

- Samuel Hahnemann. Rebellischer Arzt und Begründer der Homöopathie. Südverlag, 2018

Samuel Hahnemann

- Organon der Heilkunst. 5. Auflage. Contumax, 2011
- Die chronischen Krankheiten. Theorieband. Narayana Verlag, 2013
- Organon der Heilkunst - 6. Auflage. Originalgetreuer Nachdruck der 6. Auflage von 1921. Narayana Verlag, 2016
- Hahnemanns Arzneimittellehre. 3 Bände. Umfasst Reine Arzneimittellehre und Die Chronischen Krankheiten. Narayana Verlag, 2015

Rima Handley

- Eine homöopathische Liebesgeschichte. Samuel und Mélanie Hahnemann. Verlag C. H. Beck, 1995

Constantin Hering

- Kurzgefasste Arzneimittellehre. Narayana Verlag, 2008

James T. Kent

- Kents Arzneimittelbilder. Vorlesungen zur homöopathischen Materia Medica. Haug Verlag, 8. Auflage, 1990

Patricia Le Roux

- Homöo-Kids. 60 homöopathische Typenbilder bei Kindern. Narayana Verlag, 2011
- Schmetterlinge in der Homöopathie. 13 Schmetterlinge und ihre Prüfungen, Essenzen und Fälle. Narayana Verlag, 2012
- Radioaktive Substanzen in der Homöopathie. Uran, Plutonium und andere Actinide der Uranserie. Narayana Verlag, 2013
- Die Homöopathie der Säuren. Die wichtigsten 27 Säuremittel bei Kindern – von Acidum nitricum bis Ribonnukleinsäure. Narayana Verlag, 2014
- Die Metalle in der Homöopathie. Mit Fallbeispielen von Kindern und Jugendlichen aus der Eisen-, Silber- und Goldserie. Narayana Verlag, 2016

Massimo Mangialavori

- Von der Tarantel gebissen. Erfahrungen mit Arzneien aus Spinnentieren in der homöopathischen Medizin (mit Hans Zwemke). Faust Verlag, 2005
- Die Säuren in der Homöopathie – Thema Selbstzerstörung. Narayana Verlag, 2007
- Kohlenstoff-, Silicea- und Magnesiumverbindungen in der Homöopathie. Unzuverlässige Unterstützung. Narayana Verlag, 2008
- Die Nachtschattengewächse in der Homöopathie. Ein Albtraum aus Panik, Gewalt und schwarzer Magie. Narayana Verlag, 2010
- Die Schlangenmittel in der Homöopathie. Wissen, Versuchung und Verlassensein. Narayana Verlag, 2011
- Homöopathie bei Angst und Unsicherheit. Narayana Verlag, 2013
- Praxis Band 1 – Theorie: Der tiefere Zusammenhang der Symptome. Narayana Verlag, 2014
- Praxis Band 2 – Arzneimittellehre: Familie der Drogen. Narayana Verlag, 2014
- Homöopathie bei Ärger und Kränkung. Ein alltägliches Thema in der homöopathischen Praxis. Narayana Verlag, 2015
- Cactaceae in der Homöopathie. Narayana Verlag, 2016
- Kalium- und Ammoniumverbindungen in der Homöopathie. Identifikation mit der Gesellschaft . Narayana Verlag, 2016
- Die Meeresmittel – Leben in Sicherheit. Narayana Verlag, 2016
- Die sieben archetypischen Metalle in der Homöopathie. Aurum, Argentum, Plumbum, Stannum, Cuprum, Ferrum und Mercurius. Narayana Verlag, 2016
- Insekten und Parasiten in der Homöopathie. Selbstliebe und Selbsthingabe – mit umfangreichem Teil über Milchmittel. Narayana Verlag, 2017
- Milk Remedies: Materia Medica Clinica, Volume 1. Massimo Mangialavori, 2016 (erscheint im Narayana Verlag in Kürze auf Deutsch)
- Fungi: Materia Medica Clinica, Volume 2. Massimo Mangialavori, 2017 (erscheint im Narayana Verlag in Kürze auf Deutsch)

Farokh J. Master

- Die homöopathische Behandlung der Hautkrankheiten. Lehrbuch und Materia Medica. Narayana Verlag, 2011
- Die Homöopathie der Schlangenmittel. Ein umfassendes Kompendium der wichtigsten 22 Schlangenmittel mit Prüfungen, Leistsymptomen und Fällen. Narayana Verlag, 2012
- Klinische Homöopathie in der Kinderheilkunde. Narayana Verlag, 4. erweiterte Auflage, 2013
- Milchmittel in der Homöopathie. Prüfungen, Leitsymptome und Fälle der wichtigsten 15 Milchmittel. Narayana Verlag, 4. Auflage, 2013

Resie Moonen

- „Hermetisch geschlossen: Cerium oxydatum und ein Fall von Multipler Sklerose". Artikel in „Spektrum der Homöopathie" 03/2012, S. 26–29
- „Unbeherrscht Unabhängig: Lanthanum muriaticum und eine merkwürdige neue Diagnose". Artikel in „Spektrum der Homöopathie" 03/2014, S. 60–64

Robin Murphy

- Klinische Materia Medica. 1400 homöopathische und pflanzliche Mittel. Narayana Verlag, 3. überarbeitete Auflage, 2014

R. S. Pareek / Alok Pareek

- Krebs – heilbar durch Homöopathie. Kai Kröger Verlag, 2007.
- Homöopathie für Notfälle und akute Erkrankungen. Ein praktischer Leitfaden. Narayana Verlag, 2013

Rajan Sankaran

- Die Substanz der Homöopathie. Homoeopathic Medical Publishers, 1996
- Die Seele der Heilmittel. Homoeopathic Medical Publishers, 2000
- Das geistige Prinzip der Homöopathie. Homoeopathic Medical Publishers, 2003
- Das System der Homöopathie. Homoeopathic Medical Publishers, 2003
- Die Empfindung in der Homöopathie. Homoeopathic Medical Publishers, 2005
- Sankaran's Tabellen 2006. Narayana Verlag, 2006
- Einblicke ins Pflanzenreich (Band 1 & 2). Homoeopathic Medical Publishers, 2008
- Die Empfindung – Verfeinerung der Methode. Homoeopathic Medical Publishers, 2008
- Das andere Lied: Die Entdeckung des parallelen Ich. Homoeopathic Medical Publishers, 2009
- Struktur – Erfahrungen mit dem Mineralreich. 2 Bände. Homoeopathic Medical Publishers, 2010
- Sankaran's Pflanzenempfindungen in Bildern (mit Sandra Petri). Narayana Verlag, 2011
- Überleben. Die Mollusken. Homoeopathic Medical Publishers, 2012
- Homöopathie für eine neue Welt. Narayana Verlag, 2013
- Synergie homöopathischer Ansätze. Homoeopathic Medical Publishers, 2014
- Reptilien in der Homöopathie. Schildkröten, Schlangen, Krokodile und weitere Kriechtiere. Narayana Verlag, 2015

- Intensivkurs Homöopathie: Von den Anfängen Hahnemanns über Repertorisation und Materia-Medica-Studium bis zur Empfindung und Synergie der Methoden. Narayana Verlag, 2015

Anne Schadde

- Cypraea egliantina, Kauri-Schnecke – Eine homöopathische Studie. Müller & Steinicke Verlag, 1995
- Ozon – Eine homöopathische Studie. Müller & Steinicke Verlag, 1995
- Lithium carbonicum – Eine homöopathische Studie. Müller & Steinicke Verlag, 2000
- Ginkgo Biloba – Eine homöopathische Studie. Müller & Steinicke Verlag, 2000
- Lapislazuli – Eine homöopathische Studie. Müller & Steinicke Verlag, 2002
- Lignum Aquilaria Agallocha – Das Holz, das Herz, der Duft des Adlerholzbaumes. Müller & Steinicke Verlag, 2004
- Turmalin – Edelstein des Regenbogens: Eine homöopathische Studie mit Fallbeispielen. Narayana Verlag, 2009

Jan Scholten

- Homöopathie und Minerale, Alonnissos Verlag, 8. Auflage, 2006
- Homöopathie und die Elemente. Alonnissos Verlag, 2006
- Periodensystem – Elementen-Theorie. Tabelle. Alonnissos Verlag, 2008
- Geheime Lanthanide. Narayana Verlag, 2. Auflage, 2010
- Wunderbare Pflanzen. Eine neue homöopathische Botanik. Narayana Verlag, 2015

Frederik Schroyens

- Synthesis. Repertorium Homöopathicum Syntheticum. Hahnemann Institut für homöopathische Dokumentation, 2009
- 1001 kleine Arzneimittel. Extrahiert von Synthesis 6. Hahnemann Institut für homöopathische Dokumentation, 1996
- Arzneimittelbilder der Gemüts- und Traumsymptome. Extrahiert von Synthesis 6. Hahnemann Institut für homöopathische Dokumentation, 1996

Ewald Stöteler

- Hahnemann verstehen. Der Schlüssel zu erfolgreicher Homöopathie. Emryss Verlag, 2008

Georgos Vithoulkas

- Medizin der Zukunft. Wenderoth Verlag, 2002 (1. Edition 1970)
- Die wissenschaftliche Homöopathie – Theorie und Praxis naturgesetzlichen Heilens. Ulrich Burgdorf Verlag (1. Auflage 1986)
- Die Berner Seminare. Burgdorf Verlag, 1987
- Die Celler Seminare. Burgdorf Verlag, 1992
- Die neue Dimension der Medizin. Wenderoth Verlag, 1997
- Klassische Homöopathie bei Angst und Eifersucht. Groma Verlag, 2003
- Essenzen homöopathischer Arzneimittel. Sylvia-Faust-Verlag, 2004
- Die Praxis homöopathischen Heilens. Urban & Fischer Verlag bei Elsevier, 2005
- Seminare und Vorlesungen. Miasmen, akute und chronische Verschreibung, suizidale Neigung, Impffolgen, Ekzeme. Narayana Verlag, 2011
- Homöopathie: Energiemedizin. Die Grundlagen der Homöopathie. Verlag Peter Irl, 2011
- Homöopathisches Seminar Esalen Band 1. Materia Medica, Arzneimittelprüfungen, Unterdrückung von Symptomen, Nephritis, Enzephalitis, Psychosen. Narayana Verlag, 2014
- Homöopathisches Seminar Esalen Band 2. Phobien, Behandlung von Säuglingen, Kopfschmerzen, Infektanfälligkeit, Wie man Arzneimittelbilder studiert. Narayana Verlag, 2014
- Ebenen der Gesundheit. Ein homöopathisches Konzept zur Beurteilung und gezielten Behandlung. Urban & Fischer Verlag, 2014
- Meister der klassischen Homöopathie. Materia Medica Viva. Homöopathische Arzneimittel Abies canadensis – Euphrasia officinalis. Urban & Fischer Verlag, 2015

Ulrich Welte

- Handschrift und Homöopathie. Narayana Verlag, 2005
- Die Silberserie – Das Periodensystem in der Homöopathie – Mittelfindung durch Serien und Stadien. Schriftenreihe „Das Periodensystem in der Homöopathie“. Narayana Verlag, 2009
- Farben in der Homöopathie – Repertorium mit Anleitung. Narayana Verlag, 2017
- Erweiterte Farbtabelle. Narayana Verlag, 2017
- Die Uranserie – Actinide in der Homöopathie. Schriftenreihe „Das Periodensystem in der Homöopathie“. Narayana Verlag, 2017
- Schriftenreihe „Das Periodensystem in der Homöopathie“ – Serien und Stadien. 5 Bände. Narayana Verlag

Michal Yakir
- Tabelle der Pflanzensystematik in der Homöopathie + Begleitheft. Narayana Verlag, 2016
- Die wundersame Ordnung der Pflanzen. Die Pflanzensystematik in der Homöopathie. Narayana Verlag, 2018

Roger van Zandvoort
- Complete Repertory Praxisausgabe. Similimum Verlag, 2007

Weiterführende Links:
- Dr. von Haunerschen-Kinderspital: www.klinikum.uni-muenchen.de/Kinderklinik-und-Kinderpoliklinik-im-Dr-von-Haunerschen-Kinderspital/de/
- Globulus e. V. – Verein zur Förderung der ärztlichen Homöopathie in den Kinderkliniken: www.globulus.org
- Deutscher Zentralverein homöopathischer Ärzte (DZVhÄ): www.dzvhae.de
- Wissenschaftliche Gesellschaft für Homöopathie (WissHom): www.wisshom.de
- WissHom – Forschungsreader. Bericht zum Stand der homöopathischen Forschung, Mai 2016: www.wisshom.de
- Deutsches Homöopathie-Forum: www.homoeopathie-forum.de
- Verband klassischer Homöopathen Deutschlands e. V. (VkHD): www.vkhd.de
- Institut für Komplementärmedizin (IKOM): www.ikom.unibe.ch
- Schweizerischer Verein homöopathischer Ärztinnen und Ärzte (SVHA): www.svha.ch
- Schweizerische Ärztegesellschaft für Homöopathie (SAHP): www.sahp.ch
- https://www.homoeopathie-online.info/schweiz-homoeopathie-ist-wirksam-zweckmaessig-und-wirtschaftlich/
- Österreichische Gesellschaft für homöopathische Medizin (ÖGHM): www.homoeopathie.at
- Ärztegesellschaft für Klassische Homöopathie (ÄKH): www.aekh.at

# Jan Scholten: Tabelle der Elemente

| | | | | | | | | | | | | | | | | | |
|---|---|---|---|---|---|---|---|---|---|---|---|---|---|---|---|---|---|
| 1<br>**H**<br>Hydrogenium | | | | | | | | | | | | | | | | | 2<br>**He**<br>Helium |
| 3<br>**Li**<br>Lithium | 4<br>**Be**<br>Berylium | 5<br>**B**<br>Boron | | | | | | | 6<br>**C**<br>Carbon | | | | | 7<br>**N**<br>Nitrogenium | 8<br>**O**<br>Oxygenium | 9<br>**F**<br>Fluor | 10<br>**N**<br>Neon |
| 11<br>**Na**<br>Natrium | 12<br>**Mg**<br>Magnesium | 13<br>**Al**<br>Aluminium | | | | | | | 14<br>**Si**<br>Silicium | | | | | 15<br>**P**<br>Phosphorus | 16<br>**S**<br>Sulphur | 17<br>**Cl**<br>Chlorum | 18<br>**A**<br>Argon |
| 19<br>**K**<br>Kalium | 20<br>**Ca**<br>Calcium | 21<br>**Sc**<br>Scandium | 22<br>**Ti**<br>Titanium | 23<br>**V**<br>Vanadium | 24<br>**Cr**<br>Chromium | 25<br>**Mn**<br>Manganum | 26<br>**Fe**<br>Ferrum | 27<br>**Co**<br>Cobaltum | 28<br>**Ni**<br>Niccolum | 29<br>**Cu**<br>Cuprum | 30<br>**Zn**<br>Zincum | 31<br>**Ga**<br>Gallium | 32<br>**Ge**<br>Germanium | 33<br>**As**<br>Arsenicum | 34<br>**Se**<br>Selenium | 35<br>**Br**<br>Bromium | 36<br>**Kr**<br>Krypton |
| 37<br>**Rb**<br>Rubidium | 38<br>**Sr**<br>Strontium | 39<br>**Y**<br>Yttrium | 40<br>**Zr**<br>Zirconium | 41<br>**Nb**<br>Niobium | 42<br>**Mo**<br>Molybdenum | 43<br>**Tc**<br>Technetium | 44<br>**Ru**<br>Ruthenium | 45<br>**Rh**<br>Rhodium | 46<br>**Pd**<br>Palladium | 47<br>**Ag**<br>Argentum | 48<br>**Cd**<br>Cadmium | 49<br>**In**<br>Indium | 50<br>**Sn**<br>Stannum | 51<br>**Sb**<br>Antimonium | 52<br>**Te**<br>Tellurium | 53<br>**I**<br>Iodium | 54<br>**Xe**<br>Xenon |
| 55<br>**Cs**<br>Caesium | 56<br>**Ba**<br>Barium | 57<br>**La***<br>Lanthanum | 72<br>**Hf**<br>Hafnium | 73<br>**Ta**<br>Tantalum | 74<br>**W**<br>Wolfraam | 75<br>**Re**<br>Rhenium | 76<br>**Os**<br>Osmium | 77<br>**Ir**<br>Iridium | 78<br>**Pt**<br>Platina | 79<br>**Au**<br>Aurum | 80<br>**Hg**<br>Mercurius | 81<br>**Tl**<br>Thallium | 82<br>**Pb**<br>Plumbum | 83<br>**Bi**<br>Bismuthum | 84<br>**Po**<br>Polonium | 85<br>**At**<br>Astatinum | 86<br>**Rn**<br>Radon |
| 87<br>**Fr**<br>Francium | 88<br>**Ra**<br>Radium | 89<br>**Ac****<br>Actinium | | | | | | | | | | | | | | | |
| | | 57<br>**La***<br>Lanthanum | 58<br>**Ce**<br>Cerium | 59<br>**Pr**<br>Praseodymium | 60<br>**Nd**<br>Neodymium | 61<br>**Pm**<br>Promethium | 62<br>**Sm**<br>Samarium | | 63<br>**Eu**<br>Europium | 64<br>**Gd**<br>Gadolinium | 65<br>**Tb**<br>Terbium | 66<br>**Dy**<br>Dysprosium | 67<br>**Ho**<br>Holonium | 68<br>**Er**<br>Erbium | 69<br>**Tm**<br>Thulium | 70<br>**Yb**<br>Ytterbium | 71<br>**Lu**<br>Lutetium |
| | | 89<br>**Ac****<br>Actinium | 90<br>**Th**<br>Thorium | 91<br>**Pa**<br>Protoactinium | 92<br>**U** | 93<br>**Np**<br>Uranium | 94<br>**Pu**<br>Neptunium | Plutonium | 95<br>**Am**<br>Americium | 96<br>**Cm**<br>Curium | 97<br>**Bk**<br>Berkelium | 98<br>**Cf**<br>Californium | 99<br>**Es**<br>Einsteinium | 100<br>**Fm**<br>Fermium | 101<br>**Md**<br>Mendelevium | 102<br>**No**<br>Nobelium | 103<br>**Lw**<br>Lawrencium |

# Die Autorinnen

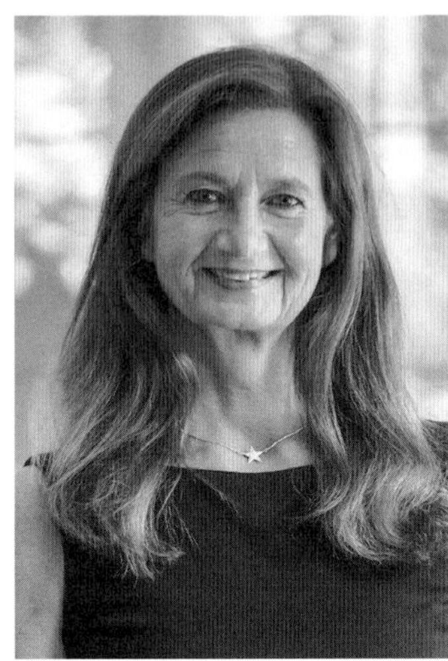

## Heidi Brand

Heidi Brand, 1960 geboren, Diplom Sozialpädagogin, Nebenfach Psychologie. Vierjähriges Training in Psychotherapie.

Examinierte Ausbildung in Körpertherapie und ganzheitlicher Medizin in den USA.

Homöopathie-Ausbildung an der „Akademie für Homöopathie„ in Gauting bei München. Wichtige Lehrer waren für sie Georgos Vithoulkas, Jan Scholten, Massimo Mangialavori, Resie Moonen, Mahesh Gandhi, Rajan Sankaran.

Seit 1989 ist Heidi Brand als Klassische Homöopathin in eigener Praxis niedergelassen. Sie ist bekannt durch ihre einfühlsamen Interviews mit allen führenden Homöopathen unserer Zeit. 2008 führte sie eine HAMSE der Chara intermedia zusammen mit Norbert Groeger durch. Das daraus resultierende Buch „Chara intermedia – Die reinigende Kraft der Armleuchtenalge“ gibt es bereits in der vierten Auflage.

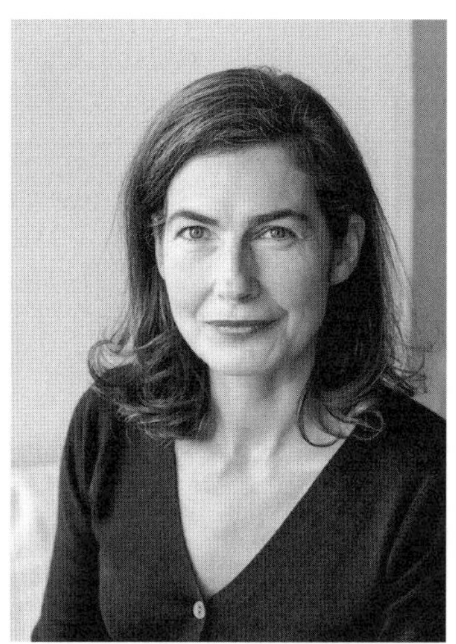

## Anne Devillard

Anne Devillard, 1955 geboren, in Paris aufgewachsen, Magister in Germanistik an der Pariser Sorbonne. Seit 1980 in München.

Sie war 30 Jahre lang Chefredakteurin des Gesundheitsmagazins „Natur & Heilen“ und Moderatorin auf internationalen Kongressen über ganzheitliche Medizin, Wissenschaft und Spiritualität. Fernsehinterviews und Veröffentlichungen in zahlreichen renommierten Zeitschriften.

Sie ist ausgebildet in klassischer Homöopathie und Autorin des Bestsellers „Heilung aus der Mitte – Werde der, der du bist“ mit Interviews mit hochkarätigen Persönlichkeiten zum Thema Ganzheitliche Heilung, wie unter anderem Wolf Büntig, Willigis Jäger, Ken Wilber, Rupert Sheldrake. Sie ist auch Autorin des Buches „Ein Leben voller Staunen. Im Gespräch mit dem Quantenphysiker Hans-Peter Dürr“.

# Impressum

Heidi Brand & Anne Devillard
DIE PIONIERE DER HOMÖOPATHIE
im 21. Jahrhundert
Gespräche mit Jan Scholten, Massimo Mangialavori, Heiner Frei, Alok Pareek, Frederik Schroyens, Rajan Sankaran, Resie Moonen, Farokh Master, Klaus von Ammon, Mahesh Gandhi, Ulrich Welte, Michal Yakir …

1. Auflage 2018
ISBN: 978-3-95582-198-2


Layout und Satz: Narayana Verlag
Fotos: © Heidi Brand; Foto Georgos Vithoulkas © Anne Schadde
Coverabbildung: Narayana Verlag
Coverlayout: Tamara Dubini

Herausgeber: Narayana Verlag,
Blumenplatz 2, 79400 Kandern, Tel.: +49 7626 974970-0
E-Mail: info@narayana-verlag.de, Homepage: www.narayana-verlag.de

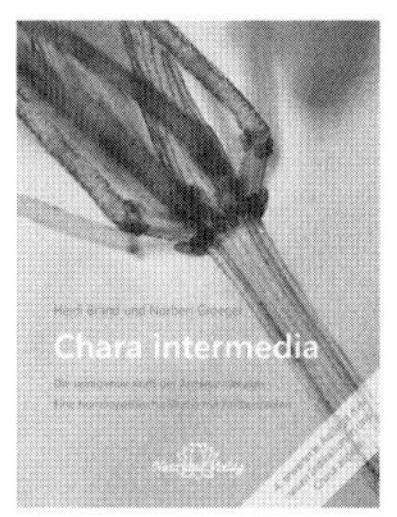

Heidi Brand / Norbert Groeger

## Chara intermedia

*Die reinigende Kraft der Armleuchteralge - Eine homöopathische Studie mit Fallbeispielen*

224 Seiten, geb., € 24,–

Allein die Tatsache, dass dieses Buch in die 4. Auflage geht, zeigt wie sehr die Uralge Chara intermedia sowohl praktizierende Homöopathen als auch Patienten seit der Arzneimittelstudie im Jahr 2012 durch die beiden erfahrenen Homöopathen Heidi Brand und Norbert Groeger in ihren Bann zieht.

Chara intermedia ist eine vielversprechende Arznei für die heutige Zeit, die mit diesem Buch auf einer eindeutigen und klaren Verschreibungsgrundlage steht.

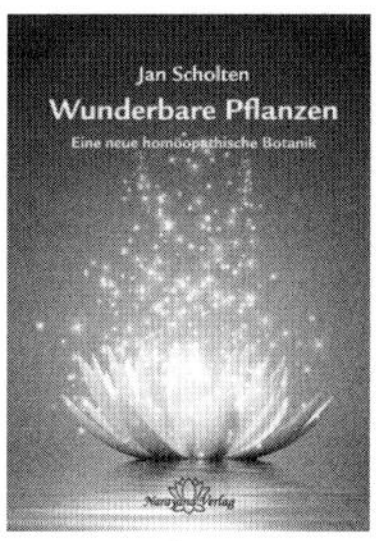


Jan Scholten

## Wunderbare Pflanzen

*Eine neue homöopathische Botanik*

952 Seiten, geb., € 180,–

Dieses Werk wird das große Standardwerk über Pflanzen in der Homöopathie werden. Es ist das erste, das nicht nur einzelne Familien, sondern auch die komplette übergeordnete Struktur der Ordnungen und Klassen beschreibt.

Jan Scholten gibt die Themen der großen Abteilungen wie der Blütenpflanzen, der Klassen und Ordnungen bis zu den einzelnen Familien und den zugehörigen Pflanzen. Diese wiederum teilt er einzelnen Stadien zu und formuliert deren Essenz und gibt kurze Beispielfälle.

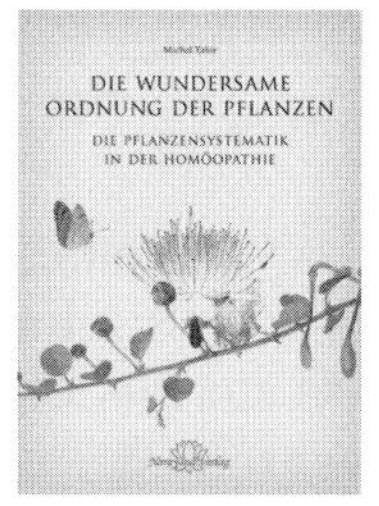


Michal Yakir

## Die wundersame Ordnung der Pflanzen

*Die Pflanzentabelle in der Homöopathie*

848 Seiten, geb., € 148,–

Michal Yakir ist eine homöopathische Pionierin und hat das Pflanzenreich für die Homöopathie erschlossen. Sie hat ihre eigene Systematik des Pflanzenreichs in Form eines einfachen Koordinatensystems von Spalten und Reihen entwickelt und zeigt, wie jede Spalte der Pflanzentabelle verschiedenen Typen mit unterschiedlichen psychischen Merkmalen und körperlichen Pathologien zugeordnet werden kann.

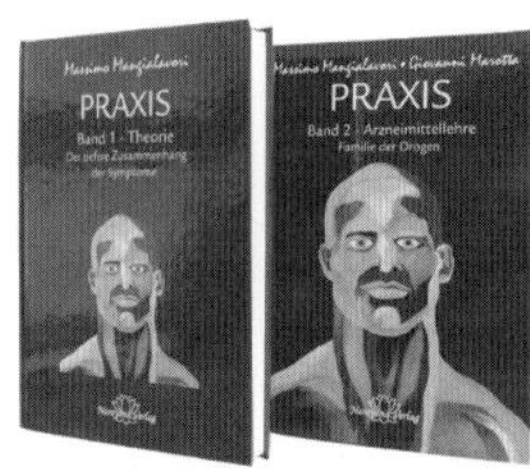


Massimo Mangialavori

## Praxis 1 & 2

*Band 1,Theorie: Der tiefere Zusammenhang der Symptome*
*Band 2, Arzneimittellehre: Familie der Drogen*

512 Seiten, kart., € 110,–

Der begnadete, liebenswürdige italienische Homöopath hat in diesen zwei Bänden zum ersten Mal seine theoretischen Grundlagen selbst niedergelegt. Seine Klassifizierung ordnet die Symptome in allgemeine und spezielle Zusammenhänge. Die Krankengeschichten seiner Patienten bekommen dadurch Sinn und Ordnung. Dieser Sinn spiegelt sich nach dem homöopathischen Prinzip auch in den Mittelbildern wider, die wie meisterhafte Gemälde eines großen Renaissancekünstlers wirken und jede emotionale Nuance des Patienten im Kontext seiner Geschichte plastisch und naturgetreu wiedergeben. Der Sinn der Symptome fügt nicht nur die Bruchstücke der Repertoriumssprache zusammen, sondern man erkennt damit auch übergreifende Themen ganzer Mittelgruppen. Am Beispiel der ‚Drogenmittel' schildert Mangialavori im zweiten Band, wie man aus dem Verständnis allgemeiner Themen zuerst auf eine ganze Gruppe ähnlicher Mittel stoßen kann, aus der man dann durch individuelle Differenzierung in der Anamnese das Simillimum herausfiltert.

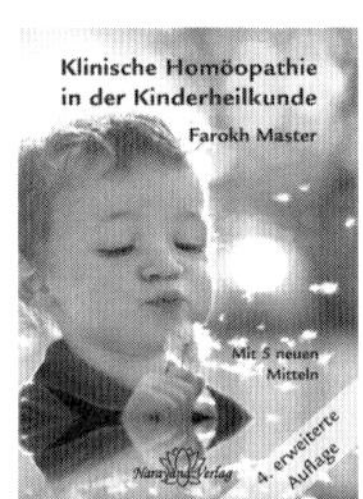


Farokh J. Master

## Klinische Homöopathie in der Kinderheilkunde

*4. erweiterte Auflage mit 5 neuen Mitteln*

848 Seiten, geb., € 85,–

Das Werk von Farokh Master erfreut sich seit seinem Erscheinen ungebrochener Beliebtheit.

Neben den „großen" Kindermitteln enthält es auch „kleinere", weniger bekannte Mittel, die sich in Farokh Masters Praxis bei Kindern besonders bewährt haben. So empfiehlt Farokh Master Equisetum als Hauptmittel bei nächtlichem Einnässen, Alcoholus bei ADHS, Jaborandi bei Mumpsepidemien, Magnetis poli ambo bei Phimose und Sambucus bei nächtlichem Asthma.

Mit insgesamt über 180 Arzneimitteldarstellungen ist das Werk eines der umfassendsten Werke der Kinderheilkunde. Die große pädiatrische Erfahrung des Autors schlägt sich in der Darstellung der Mittel nieder, denn er beschreibt sie so, wie er sie selbst klinisch beobachtet hat.

Detailliert schildert Farokh Master auch die Stadien der kindlichen Entwicklung und gibt wichtige Hilfestellung bei der Behandlung von Neugeborenen und Säuglingen, wo oft nur wenige Symptome zu erheben sind. Den abschließenden Teil bildet ein ausführliches klinisches Repertorium, das die Auffindung der Mittel erleichtert. Das Buch ist damit ein abgerundetes Werk und in seiner Art einzigartig.

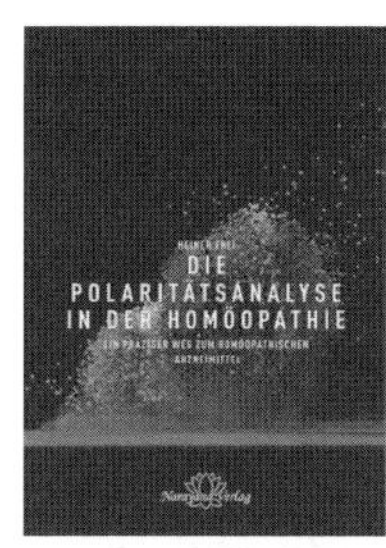

Heiner Frei

## Die Polaritätsanalyse in der Homöopathie

*Ein präziser Weg zum homöopathischen Arzneimittel*

328 Seiten, geb., € 58,–

Die Polaritätsanalyse ist eine schnelle und effiziente Methode, die den homöopathischen Praxisalltag erleichtert und die Mittelwahl präzisiert. Sie wurde von dem Schweizer Arzt Heiner Frei mit dem Ziel entwickelt, die Wirksamkeit der Homöopathie bei Kindern mit ADHS in einer 5-jährigen klinischen Studie zu zeigen. Heiner Frei konnte dabei signifikante Ergebnisse für die Homöopathie erzielen.

Die Polaritätsanalyse basiert auf Bönninghausens Therapeutischem Taschenbuch und hat die homöopathische Verschreibung revolutioniert. Polare Symptome wie Besserung oder Verschlimmerung durch Wärme oder Bewegung werden zu Eckdaten der Mittelsuche. Sie bilden die gestörte Lebenskraft unmittelbar ab. Die Polaritätsanalyse geht daher ohne Umschweife in die Tiefe des Falles. Gleichzeitig bietet sie eine klare Differenzierung der überschaubaren Zahl von 133 Mitteln.

Heiner Freis Methode ist leicht zu erlernen. Der Autor zeigt all ihre Facetten und Nuancen, indem er uns durch 40 spannende Fallstudien führt.

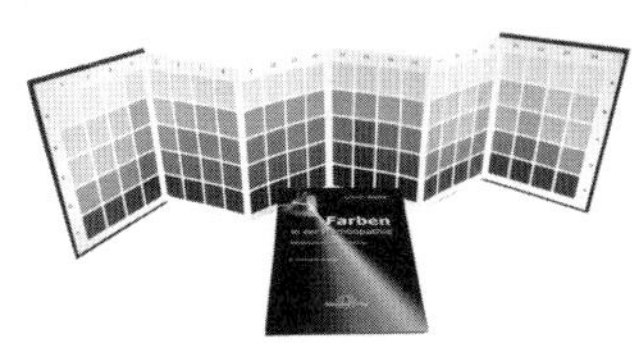

Ulrich Welte

## Farben in der Homöopathie

*Set Farbtafeln & Textteil*

112 Seiten, geb., € 48,–

„Farben in der Homöopathie" ist ein Farbrepertorium und enthält 120 brillante Farbtafeln zur genauen Bestimmung der Farbvorliebe. Das Farbsymptom dient der verfeinerten homöopathischen Diagnostik und hat weltweit in vielen Tausenden von Fällen zur korrekten Mittelwahl beigetragen. Die Farbtafeln und das Repertorium sind als vollständiges praktisches Werkzeug konzipiert. Sie erleichtern die Differenzierung bekannter Mittel und lassen uns auch an seltene Mittel denken, die man sonst leicht übersieht. Das Werk wird weltweit als homöopathischer Farbstandard verwendet und von verschiedenen Schulen eingesetzt.

*„Die Farbvorliebe ist ein Ausdruck der inneren Verfassung. Damit ist sie homöopathisch verwertbar. Sie ist ein individuelles und tiefes Symptom der Person. Meist ist sie einfach zu bestimmen. Als zusätzliche Information kann sie für jede homöopathische Richtung nützlich sein. Die Farbtafeln von Ulrich Welte sind die praktischsten, die ich bisher gesehen habe. Alle Farben sind klar und genau standardisiert, so dass sie als eindeutiger Standard verwendet werden können."* – Jan Scholten

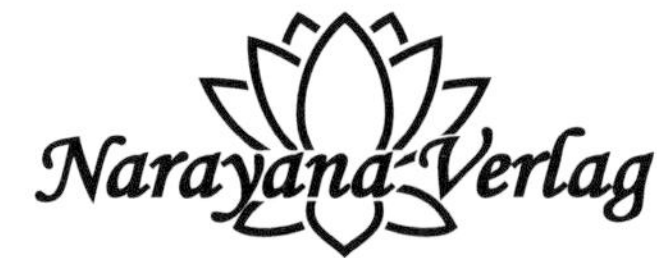


Blumenplatz 2, D-79400 Kandern
Tel: +49 7626-974970-0, Fax: +49 7626-974970-999
info@narayana-verlag.de

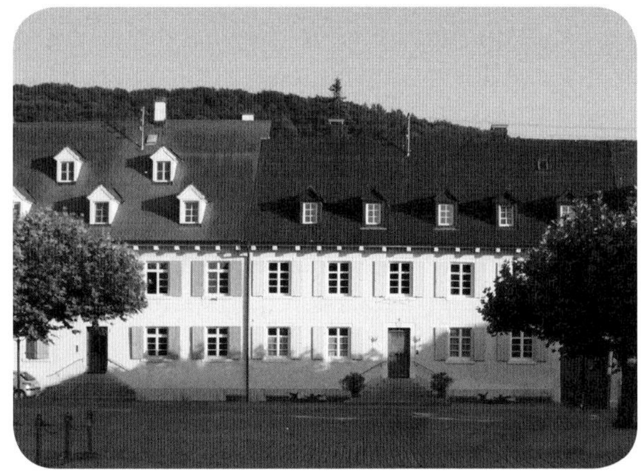